D1705621

Empfehlungen
und Vorgaben
in der Kardiologie

ROBERT HAÏAT

*Ehemaliger Leiter
der Kardiologieabteilung CH
in Saint-Germain-en-Laye
Außerordentlicher Professor
am Collège de Médecine
der Hôpitaux de Paris*

GÉRARD LEROY

*Ehemaliger Leiter
der Kardiologieabteilung CH
in Saint-Germain-en-Laye
Ehemaliger stellvertretender Leiter
der Hôpitaux de Paris*

Empfehlungen und Vorgaben in der Kardiologie

Vorwort von Professor Pierre Godeau

FRISON-ROCHE

Von den gleichen Autoren im gleichen Verlag in der Reihe „Médecine et preuves" erschienen:
a – Hypertension artérielle; 3. Ausgabe, 2004
b – Insuffisance cardiaque; 3. Ausgabe, 2004
c – Infarctus du myocarde aigu; 2. Ausgabe, 2003
d – Dyslipidémies; 2002
e – Accidents vasculaires cérébraux; 2002
f – Angor stable et Post-infarctus; 2. Ausgabe, 2003
g – Syndromes coronaires aigus sans sus-décalage persistant du segment ST; 2003
h – Phlébites, embolies pulmonaires, Artériopathie des membres inférieurs; 2003
i – Factures de risque cardiovasculaire; 2003
j – Troubles du rhythme; 2004
k – Cardiopathie ischémique; 2004

In der Reihe OPUS:
1. L'hypertension artérielle; 2. Ausgabe, 2009
2. La maladie coronaire; 2006
3. L'insuffisance cardique; 2006
4. Les facteurs de risque cardiovasculaire; 2007
5. Diabète de type 2 et risque cardiovasculaire; 2008

Weitere Titel:
– Les grands essais cliniques en thérapeutique cardiovasculaire (Bd. I [1991], II [1996], III [2001]).
– Thérapeutique cardiovasculaire. Lecture transversale des grands essais cliniques; 3. Ausgabe, 2004

Sämtliche Daten erhalten Sie auch auf der Seite: www.cardio-log.com

©Éditions Frison-Roche, 18 rue Dauphine, 75006 Paris, 2012
E-Mail: infos@editions-frison-roche.com
Internet: www.editions-frison-roche.com

ISBN 978-2-87671-555-4

Vorwort

Die Entwicklung der Medizin und vor allem die therapeutischen Fortschritte sind faszinierend. Die umfassende Verbreitung medizinischer Erkenntnisse durch die Medien hat jedoch oft fatale Folgen und lenkt die Aufmerksamkeit der Öffentlichkeit eher auf das Spektakuläre und nicht auf das, was die tägliche Medizin wirklich ausmacht.

Auch die Mediziner selbst sind zunehmend verwirrter. Sie stehen vor der Herausforderung, medizinische Entscheidungen vor dem Konflikt der oft illusorischen Strenge vermeintlich wissenschaftlicher Studien, des Vorsichtsprinzips, das das Irrationelle zu rationalisieren versucht, und der wirtschaftlichen Beschränkungen treffen zu müssen. So werden Mediziner wie Buridans Esel bald nicht mehr in der Lage sind, eine Entscheidung zu fällen! Die Entwicklung zugunsten Kollegiums- anstelle von Einzelentscheidungen kann durchaus von Vorteil sein. Sie kann jedoch die persönliche Reflexion verhindern und zu einer Verwässerung der Zuständigkeiten führen. So nimmt die Rolle des Hausarztes, der seinen Patienten im Sinne der hippokratischen Tradition am besten kennen sollte, eine zunehmend geringere Bedeutung ein.

Das ständig verfügbare Internet lässt an Äsop denken: „Die Zunge ist die beste und die schlimmste Sache der Welt". Die wachsende Informationsflut für Patienten sorgt eher dafür, dass sie schlechter informiert und nicht mehr in der Lage sind, die Spreu vom Weizen zu trennen. Selbst einem Mediziner fällt dies mittlerweile schwer. Aus diesem Grund muss er Maßnahmen implementieren, die ihn vor medizinischen Fehlern schützen und ihm als Entscheidungshilfe dienen.

Meiner Meinung nach verfolgt das vorliegende Buch genau dieses Ziel. Es dient gleichzeitig als Modell für andere Fachbereiche und als Sammlung von kontrollierten, ausgewerteten und aktuellen Informationen, die es jedem Mediziner, Kardiologen und anderen Fachärzten ermöglicht, ihre Kenntnisse der allgemeinen oder inneren Medizin oder anderer Fachbereiche schnell aufzufrischen. Es behandelt einen großen Themenkomplex, unter anderem Bluthochdruck, einen zu hohen Cholesterinspiegel, Diabetes, Venenkrankheiten und Schlaganfälle, und reicht über die Grenzen der Kardiologie hinaus in andere Fachbereiche hinein. Zudem stellt es objektive Informationen in den unterschiedlichen kardiologischen Spezialisierungen bereit und ermöglicht es auch Ärzten aus anderen Fachbereichen, sich über die Entwicklung dieses Fachbereichs zu informieren. So können sie aktiv an der Entscheidungsdebatte teilnehmen und besorgte Patienten mit konkreten Daten und nicht nur mit Mitgefühl beruhigen.

Sicherlich stellt eine solch rasante Entwicklung die Daten multizentrischer Studien in Frage, da sie oft noch vor ihrer Veröffentlichung schon wieder veraltet sind. Konsensus-Konferenzen sind eher ein Abbild des Kenntnisstands zum Zeitpunkt X als eine verpflichtende Vorgehensweise.

Ein weiterer Vorbehalt liegt in der Komplexität der Medizin begründet: Die Interaktion zwischen den unterschiedlichen Organen wird oft nicht berücksichtigt: hepatische Toxizitäten dieses Medikaments, muskuläre Nebenwirkungen des anderen Medikaments, unerwünschte hämatologische Ereignisse beim nächsten Medikament, Nierenfunktionsstörungen durch ein anderes Arzneimittel usw.

Die Beschränkung auf typische Fälle klinischer Studien und der vorherige Ausschluss von Spezialfällen sind sicherlich notwendige Kriterien jeder gut kontrollierten Studie, doch darf man nicht vergessen, dass fast 25 % der Patienten aus dieser Systematisierung herausfallen und dass genau dies die Patienten sind, die Ärzte vor schwer lösbare Probleme stellen.

Erfahrene Ärzte sind sich im Gegensatz zu jungen Ärzten dieser Problematik bewusst. Mit dem vorliegenden Werk stehen ihnen nun unersetzliche Daten zur Verfügung, die sie mangels Zeit selbst nicht in einer Datenbank hätten finden können.

Meine Bewunderung gilt dem Aufwand, den die beiden Autoren auf sich genommen haben, und der übersichtlichen Darstellung in diesem Buch. Die farbig gedruckten Titel erlauben eine schnelle Orientierung und die Beantwortung einer präzisen Frage. Bei der tiefergehenden Lektüre erhält man Informationen zu den Studien, auf die sich die angebotene Antwort bezieht. Die besonders Eifrigen und Perfektionisten können zusätzlich in den Veröffentlichungen nachlesen, auf die im Text verwiesen wird.

Diese präzise Darstellung in einem medizinischen Fachbuch ist außergewöhnlich. Um es mit den Worten des Gesetzgebers zu sagen: „Der den Ärzten erbrachte medizinische Dienst" stellt eine unbestreitbare Verbesserung dar. Ich empfehle jedem Arzt den Kauf dieses Buchs. Es wird ihm im Rahmen seiner medizinischen Weiterbildung dienen, die er „in Treu und Glauben" unabhängig oder in Ergänzung zu gesetzlichen Richtlinien verfolgen muss, welche ebenso mysteriös wie unergründlich sind und deren Aktualisierung wir seit Jahren erwarten!

Professor Pierre GODEAU
Professor Emeritus für Innere Medizin
Mitglied der Académie Nationale de Médecine

Inhaltsverzeichnis

Einleitung

Die großen, international veröffentlichten Studien haben den Weg für eine evidenzbasierte Medizin geebnet, haben ihr ihre Gesetze auferlegt und den Therapieansatz bei kardiovaskulären Krankheiten grundlegend verändert.

Sie sind unumgänglich geworden und nicht länger zu ignorieren. Wer sie nicht kennt, geht das Risiko ein, Patienten nicht gemäß den aktuellen wissenschaftlichen Erkenntnissen, wie es das medizinische Berufsethos vorsieht, zu behandeln.

Dennoch macht das die Aufgabe für den Arzt nicht leichter. Neben seiner Verantwortung, die er Tag für Tag in seiner Praxis trägt, muss er sich mit einer Fülle von sich teilweise widersprechenden Daten auseinandersetzen und den roten Faden für seine Therapieentscheidung finden.

Daher wäre es ideal, einen Leitfaden zu besitzen, der die wichtigsten Ergebnisse großer Studien zusammenstellt und sich auf das Wesentliche konzentriert.

So einen Leitfaden haben wir nun geschaffen, wohlwissend dass wir uns dieser Herausforderung nach mehr als 20 Jahren Erfahrung in diesem Fachbereich stellen können.

Wir konzentrieren uns auf das Wesentliche, zeigen praktische Anwendungen auf, beschreiben die Dosierungen und geben Ihnen somit ein präzises und kompaktes Handbuch mit aktuellen Empfehlungen von nationalen und internationalen Organisationen im Bereich der Kardiologie zur Hand.

Wir hoffen, damit ein nützliches Werk für Mediziner und Medizinstudenten mit dem Schwerpunkt auf die wichtigsten Aspekten der modernen kardiovaskulären Therapie geschaffen zu haben.

Robert Haïat, Gérard Leroy

Die wichtigsten Abkürzungen

ABDM: ambulante Blutdruckmessung; SBD: systolischer BD; DBD: diastolischer BD
ACE-H: Hemmer des Angiotensin-konvertierenden Enzyms
ACS: akutes Koronarsyndrom
AHA: American Heart Association
AHT: arterielle Hypertonie
AMP: Adenosinmonophosphat
ADA: American Diabetes Association
AT1-A: AT1-Antagonisten
AVK: Antivitamin K
BD: Blutdruck;   SBD: systolischer BD;   DBD: diastolischer BD
BHS: British Heart Society
BMI: Body Mass Index
BNP: Brain natriuretic peptide (natriuretisches Peptid Typ B)
CNAMTS: staatliche Krankenversicherung für Arbeiter und Angestellte
CRP: C-reaktives Protein (US), ultrasensibel
CVA: Schlaganfall
E: Einheit
EKV: Elektrische Kardioversion
ESC: Europäische Gesellschaft für Kardiologie
HbA1c: glykiertes Hämoglobin
HDL: Lipoprotein hoher Dichte   HDL-C: HDL-Cholesterin
HEP: Heparin
HF: Herzfrequenz
HR: Hazard Ratio
INR: International Normalized Ratio
i.v.: intravenös
KI: Konfidenzintervall
KV: kardiovaskulär
LDL: Lipoprotein geringer Dichte
LDL-C: LDL-Cholesterin
LVEF: linksventrikuläre Ejektionsfraktion
LV: linksventrikulär; Linksventrikel
mäq: Milliäquivalent
mmHg: Millimeter Quecksilbersäule
NICE: Nationale Institute for Health and Clinical Excellence
NS: nicht signifikant
NT pro-BNP: N-terminales pro-BNP
NYHA: New York Heart Association
OR: Odds Ratio
RR: relatives Risiko
s.c.: subkutan
TEE: transösophageale Echografie
TIA: transitorische ischämische Attacke
UHEP: unfraktioniertes Heparin
VF: ventrikuläre Fibrillation
VKA: Vitamin K Antagonisten
Vfli: Vorhofflimmern
vs.: versus
VT: ventrikuläre Tachykardie

Eine statistische Signifikanz liegt bei p ≤ 0,05 vor.

Kardiovaskuläre Risikofaktoren

A – Arterielle Hypertonie (AHT)

■ **Die AHT stellt ein kardio- und zerebrovaskuläres Risiko dar.**

■ Sie erhöht das Risiko für einen Schlaganfall (und das Risiko für einen ischämischen mehr als für einen hämorrhagischen Hirninfarkt) stärker als für einen Myokardinfarkt.

■ Diese Erkenntnis, die keine Erwähnung in den alten Meta-analysen von **Mac Mahon** und **Collins** (1990) findet, vermutlich weil die Kriterien mehrerer, berücksichtigter vorheriger Studien nicht präzise genug waren, wurde bei der Analyse von **Kjeldsen** und durch die Studie **LIFE** gewonnen.

■ **Der Anstieg des kardiovaskulären Morbimortalitäts-risikos steht ohne Schwellenwert und kontinuierlich im direkten Zusammenhang mit dem BD-Wert.**

■ Dies hat die Studie **PSC** in Bezug auf 61 prospektive Beobach-tungsstudien mit mehr als 1 Million erwachsener Probanden gezeigt, die zu Beginn an einer kardiovaskulären Erkrankung litten. Die Studie beinhaltete eine Nachkontrolle von 12,7 Milli-onen Probanden/Jahre und bestätigt, dass ein Zusammenhang zwischen dem kardiovaskulären Risiko und den BD-Werten, insbesondere ab 115/75 mmHg besteht. Eine Abweichung des systolischen BD (SBD) um 20 mmHg hat die gleichen Auswirkungen wie eine Abweichung des diastolischen BD (DBD) von 10 mmHg.

■ Diese kontinuierliche Korrelation zwischen BD-Wert und kardiovaskulärem Risiko lässt die Festlegung eines genauen Schwellenwerts zur Definition der AHT nicht zu.

■ Ab 50 Jahren und vor allem bei älteren Patienten ist der SBD ein besserer Indikator für das kardiovaskuläre Risiko als der DBD.

■ Der DBD behält einen gewissen prognostischen Wert bei Patienten unter 50 Jahren, weil er ab einem Alter von 50-55 Jahren physiologisch tendenziell sinkt.

■ Die Behandlung der AHT verbessert die kardiovaskuläre Prognostik.

■ Wir wissen seit der Studie von **Framingham**, dass die Behandlung der AHT die Prognostik aller Formen der AHT, d.h. einer malignen AHT (DBD > 140 mmHg in Verbindung mit neurologischen und/oder kardialen und/oder renalen Schädigungen und/oder Läsionen im Augenhintergrund), einer schweren AHT (SBD ≥ 180 mmHg oder DBD ≤ 110 mmHg), einer leichten bis mittelschweren AHT (SBD zwischen 140 und 149 mmHg oder DBD zwischen 90 und 109 mmHg) verbessert.

■ Bei der Primärprävention reduziert eine Senkung des SBD/DBD das Risiko eines Schlaganfalls deutlicher als das koronare Risiko.

■ Gemäß der Metaanalyse von **Collins** (1990) könnte jede Behandlung des Bluthochdrucks, die den DBD um 5 bis 6 mmHg senkt, das Risiko eines Schlaganfalls um 50 % und das Risiko eines kardiovaskulären Ereignisses um 20 % (bzw. 30 % nach dem 5. Jahr) senken.

■ Die Behandlung des Bluthochdrucks reduziert genauso das kardiovaskuläre Risiko, wie es den BD senkt.

■ Das haben die Studien **HDFP**, **HOT** und **BBB** gezeigt.
■ Das hat ebenfalls die Metaanalyse des **BPLTTC** (2003) ergeben. Im 1. Zyklus dieser Metaanalyse von 15 großen Studien mit 74.696 hypertonischen Probanden hat im Vergleich zu

einer gemäßigteren Behandlung eine intensive antihypertonische Therapie das Risiko für eine Schlaganfall signifikant um 20 % (RR 0,80 [0,65-0,98], das Risiko für eine Herzkrankheit um 19 % (RR 0,81 [0,67-0,98] und das Risiko eines schweren kardiovaskulären Ereignisses um 15 % (RR 0,85 [0,78-0,96]) gesenkt, ohne das Risiko für kardiovaskuläre Todesfälle oder Todesfälle aufgrund beliebiger Ursachen zu verändern. Im zweiten Zyklus dieser Metaanalyse von 14 großen Studien mit 87.669 hypertonischen Probanden hat eine strengere Kontrolle der Blutdruckwerte die Anzahl der Schlaganfälle und kardiovaskulären Ereignisse noch weiter gesenkt.

Definitionen und Diagnostik

Systolisch-diastolische arterielle Hypertonie

■ Diese wird in der Praxis durch einen SBD ≥ 140 mmHg und einen DBD ≥ 90 mmHg definiert.

■ Diese Zahlen müssen durch zwei Messungen bei der gleichen Konsultation und im Verlauf von 3 folgenden Konsultationen über einen Zeitraum von 3 Monaten oder einen kürzeren Zeitraum (Tage oder Wochen) bestätigt werden, wenn der BD bei ≥ 180/110 mmHg liegt.

Isolierte systolische arterielle Hypertonie

■ Diese wird durch einen SBD ≥ 140 mmHg und einen DBD von ≤ 90 mmHg definiert.

■ Sie tritt vor allem bei älteren Patienten (siehe S. 40) auf und stellt wie die systolisch-diastolische arterielle Hypertonie nicht nur ein erhöhtes kardiovaskuläres Risiko, sondern auch ein höheres Demenzrisiko dar.

Pulsdruck

■ Dieser wird über die Differenz zwischen SBD und DBD definiert.

■ Jede Erhöhung des Pulsdrucks ≥ 60 mmHg (oft in Verbindung mit einem erhöhten SBD und einem normalen oder niedrigen DBD) ist ein unabhängiger Prädiktor der kardiovaskulären, vor allem koronaren Mortalität und des Auftretens eines Schlaganfalls.

Zentraler Arteriendruck

■ Dies ist der Druck, der im Bereich der Aorta, d.h. direkt im Bereich der Organe ausgeübt wird: Herz, Gehirn, Nieren...

■ Der zentrale systolische Arteriendruck oder der Aortenpulsdruck wird im Bereich der zentralen Arterien wie der Aorta (zentraler Aortendruck) oder der Arteria carotis primi (zentraler Carotis-Druck) gemessen. Der zentrale Aortendruck kann nicht invasiv anhand der im Bereich einer peripheren Arterie registrierten Druckwelle geschätzt werden.

■ Er weicht manchmal von dem am Arm gemessenen BD ab. So senken einige Antihypertonika bei gleicher Senkung des humeralen Arteriendrucks den zentralen Arteriendruck, während andere keine Auswirkung darauf haben.

■ Dies hat zum ersten Mal **CAFE**, eine Zusatzstudie der Studie **ASCOT-BPLA** (siehe S. 33) mit 2.199 Patienten gezeigt, bei denen der zentrale Aortendruck nicht-invasiv anhand einer Tonometrie der A. radialis und einer Analyse der Pulswelle gemessen wurde.

■ Der Anstieg des zentralen Aortendrucks ist ein wichtiger Faktor für die Remodellierung der großen Hirnarterien, die ebenso das Risiko eines Schlaganfalls erhöht. Die Erhöhung der linksventrikulären Belastung geht mit einer gleichzeitigen Zunahme der linksventrikulären Masse und einer ähnlichen Reduzierung der Myokardperfusion einher. Jeder Anstieg des zentralen Pulsdrucks wird von einer Nierenfunktionsstörung begleitet. Demzufolge besteht eine signifikante Korrelation zwischen zentralem Druck und dem Risiko für kardiovaskuläre Ereignisse (**Laurent** und **Cockroft**).

Weißkittelhypertonie (oder isolierte AHT bei Konsultation)

■ Sie wird durch einen BD definiert, der bei der Konsultation im Gegensatz zu den normalen Werten bei der ambulanten Blutdruckmessung oder der Selbstmessung immer erhöht ist (siehe S. 15).

■ Sie stellt ein geringeres kardiovaskuläres Risiko als die dauerhafte AHT dar und ihre Behandlung erfordert lediglich hygienisch-diätische Maßnahmen und eine regelmäßige Kontrolle.

Verdeckte AHT (oder isolierte ambulante AHT)

■ Sie wird durch einen normalen BD bei der Konsultation definiert, der im Gegensatz zu den erhöhten Werten bei der ambulanten Blutdruckmessung oder der Selbstmessung liegt.

■ Sie geht mit einer erhöhten Prävalenz für Zielorganschäden und metabolischen Risikofaktoren einher; sie stellt ein ähnliches kardiovaskuläres Risiko wie die dauerhafte AHT dar.

Belastungshypertonie

■ Sie wird durch einen starken Anstieg des BD bei einem Belastungstest oder bei körperlichem oder psychischem Stress definiert (Kältedrucktest).

■ Ihr prognostischer Wert bleibt noch ungewiss und es ist nicht formell nachgewiesen, dass sie mit einem Auftreten einer dauerhaften AHT oder mit schweren kardiovaskulären Ereignissen in Zusammenhang steht.

■ **Dagegen ist eine Nichterhöhung oder sogar eine Senkung des Belastungsblutdrucks immer pathologisch und muss eine Überprüfung des koronaren Zustands nach sich ziehen.**

Variabilität des BD

■ Dieses neue Konzept haben die Studien von **Rothwell** mit mehreren Patientenkohorten, die eine transitorische ischämische Attacke erlitten haben, und die Studie **ASCOT-BPLA** mit hypertonischen Patienten hervorgebracht.

■ Während der Nachkontrolle war die Variabilität der SBD von einer Visite zur nächsten mit einem erhöhten Risiko für kardiovaskuläre Ereignisse verbunden und war insbesondere prädiktiv für das Auftreten eines Schlaganfalls (HR 6,22; $p < 0,0001$) unabhängig vom durchschnittlichen SBD-Wert.

■ Die Verringerung der SBD-Variabilität von einer Konsultation zur nächsten, d.h. seine Stabilität, wäre der Hauptindikator für eine optimale Prävention des Schlaganfalls und koronarer Ereignisse.

■ Gemäß der Metaanalyse von **Webb** in Bezug auf 389 Studien kann sich die unterschiedliche Wirksamkeit der Antihypertonika-Klassen auf das Schlaganfallrisiko mit ihrer unterschiedlichen Wirkung auf die individuelle Variabilität des BD erklären lassen. Kalziumkanalhemmer senken den Blutdruck am stärksten ($p < 0,0001$).

■ **Die Selbstmessung und/oder ambulante Blutdruckmessung werden empfohlen, um vor jeder Behandlung den dauerhaften Charakter einer leichten bis mittelschweren AHT (BD: 140-179 mmHg/90-109 mmHg) zu bewerten.**

■ Die Selbstmessung des BD erfolgt in sitzender Position gemäß der „3er-Regel": 3 Messungen am Morgen in der Stunde nach dem Aufstehen; 3 Messungen am Abend in der Stunde vor dem Schlafengehen an mindestens 3 aufeinanderfolgenden Tagen. Aus diesen Messungen wird jedes Mal der Durchschnitt berechnet (www.afssaps.sante.fr).

■ Der englische Vorschlag (**NICE**, 2011) ist noch einfacher: 2 Messungen in Folge, morgens und abends, an 4-7 Tagen. Anschließend wird der Durchschnitt sämtlicher Messungen ohne Berücksichtigung der Messungen vom 1. Tag berechnet.

■ Die Selbstmessung und ambulante Blutdruckmessung ermöglichen unter anderem:

– die Definition des normalen SBD und DBD, die nicht höher als 135/85 mmHg bei der Selbstmessung und 130/80 mmHg bei der ambulanten Messung in 24 Std. sein dürfen;

– der Berücksichtigung der Weißkittelhypertonie und der verdeckten AHT (siehe S. 15).

■ Diese Techniken haben die Beobachtung hypertonischer Patienten grundlegend verändert. Genauso hat in der in Großbritannien von Allgemeinärzten an 480 hypertonischen Patienten durchgeführten randomisierten Studie **TASMINH 2** mit einer Nachkontrolle von 6 bis 12 Monaten die Selbstmessung in Verbindung mit der Fernüberwachung der übermittelten Messungen die Blutdruckkontrolle signifikant verbessert.

■ Der prognostische Wert dieser Verfahren ist derm Wert der in der Praxis durchgeführten Messung überlegen.

■ **Nach gestellter AHT-Diagnose müssen die allgemeine Situation und das allgemeine kardiovaskuläre Risiko bewertet werden.**

■ Dieses Risiko bezeichnet die Wahrscheinlichkeit für das Auftreten eines kardiovaskulären Ereignisses innerhalb von 10 Jahren.

■ Es kann anhand der amerikanischen Gleichung von **Framingham** (*JAMA* 2001; *285*: 2486-2497) geschätzt werden.

Diese Gleichung bewertet das Risiko für das Auftreten eines kardiovaskulären, tödlichen oder nicht tödlichen Ereignisses. Auch die europäische **SCORE**-Tabelle (*Eur Heart J* 2003; 24: 1601-1610) kann für die Bewertung des Risikos für einen kardiovaskulären Todesfall herangezogen werden (siehe S. 57).

■ Ein Risiko nach 10 Jahren von ≥ 20 % gemä0 der amerikanischen Gleichung von **Framingham** oder von ≥ 5 % nach der europäischen **SCORE**-Tabelle steht für ein erhöhtes Risiko.

■ Die Behandlung der AHT muss sämtliche kardiovaskuläre Risikofaktoren berücksichtigen.

Nicht pharmakologische Behandlung

■ Die nicht pharmakologische Behandlung der AHT senkt signifikant den BD.

■ Bei Übergewicht senkt eine Reduzierung des Ausgangsgewichts um mindestens 10 % den BD.

■ Dies haben die Studien **TAIM, TOHP I, TONE** und **TOHP II** gezeigt.

■ Eine verringerte Natriumaufnahme reduziert den BD um ungefähr 3,5/1,5 mmHg.

■ Das haben die Studien **TOHP I, DASH-Sodium** und die Metaanalysen von **Midgley** in Bezug auf 28 Studien mit 1.131 Hypertonikern und von **Graudal** in Bezug auf 58 Studien mit 2.161 Hypertonikern gezeigt.

■ In der Praxis wird empfohlen, den Salzverzehr (NaCl) auf 6 g/Tag zu beschränken.

■ Bezüglich der öffentlichen Gesundheit reduziert eine selbst geringe Reduzierung des täglichen Salzverzehrs den BD und kardiovaskuläre Ereignisse signifikant.

■ **Bibbins-Domingo** haben gezeigt, dass eine Reduzierung der täglichen Salzaufnahme um 3 g (1200 mg Natrium) in der

Bevölkerung jedes Jahr 60.000-120.000 neue Fälle von Herzkrankheiten, 32.000-60.000 Fälle von Schlaganfällen, 54.000-99.000 Fälle von Myokardinfarkten und 44.000-92.000 Fälle der Gesamtmortalität verringern würde.

■ **Eine obst- und gemüsereiche Ernährung erhöht die Kaliumaufnahme und verbessert die Blutdruckwerte.**

■ Das hat die Studie **DASH** mit 459 Patienten gezeigt, die eine leichte AHT aufwiesen und über einen Zeitraum von 3 Wochen beobachtet wurden.

■ Auch die Metaanalyse von **Whelton** in Bezug auf 33 randomisierte Studien mit 2.609 Hypertonikern hat gezeigt, dass eine zusätzliche orale Kaliumaufnahme von 60 bis 75 mmol/Tag die Blutdruckwerte signifikant reduziert.

■ **Die multifaktorielle Behandlung der Risikofaktoren verbessert noch weiter den BD bei Hypertonikern, die eine Monotherapie erhalten.**

■ Das hat die Studie **DEW-IT** mit 44 Patienten gezeigt, die übergewichtig waren und deren AHT in Monotherapie behandelt wurde. Die Studie beinhaltete eine 9-wöchige Nachkontrolle und eine Kontrollgruppe. Die hygienisch-diätischen Messungen in Verbindung mit einem gemäßigten körperlichen Bewegungsprogramm, das dreimal pro Woche durchgeführt wurde, sowie eine kalorien- und natriumreduzierte Ernährung mit viel Obst und Gemüse (DASH-Diät) haben es ermöglicht, einen durchschnittlichen Gewichtsverlust von 4,9 kg und eine signifikante Reduzierung des SBD ($-9,5$ mmHg; $p < 0,001$) und des DBD ($-5,3$ mmHg; $p < 0,002$), ambulant gemessen, zu erzielen.

■ Dies hat auch die Studie **Premier** mit 810 Probanden im Alter von $50 \pm 8,9$ Jahren und einem über dem optimalen Wert liegenden BD bzw. einer leichten nicht kontrollierten AHT (SBD: 120-159 mmHg und DBD: 80-95 mmHg) gezeigt, die 6 Monate lang beobachtet wurden. Ein Gewichtsverlust von mindestens 6,8 kg (bei einem BMI von ≥ 25 kg/m^2) in Verbindung mit einer reduzierten Natriumaufnahme bei 100 mEq/Tag und einer gemäßigten körperlichen Bewegung von mindestens 180 Minuten/Woche in Verbindung mit einer DASH-Diät hat zu einem optimalen BD-Wert (< 120/80 mmHg) in 35 % der Fälle geführt (*vs.* 30 % bei der einzigen Veränderung der Lebensweise [p = 0,024] und *vs.* 19 % in der Kontrollgruppe, die lediglich Empfehlungen erhalten haben [p < 0,001]).

■ Die Einhaltung der nicht pharmakologischen Behandlung nimmt mit der Zeit ab und zeigt langfristig gesehen nur einen mittelmäßigen Erfolg.

> ■ Dies war der Fall am Ende eines Jahres in der Studie **TOMHS** und am Ende von 3 Jahren in der Studie **TOHP II**.

Pharmakologische Behandlung

■ Fünf Klassen wichtiger Antihypertonika (Diuretika, Betablocker, Kalziumkanalhemmer, ACE-H, AT_1-Antagonisten) und ihre festen Kombinationen werden für die Erstlinienbehandlung empfohlen.

> ■ In der Tat senken diese 5 therapeutischen Klassen nachweislich die kardiovaskuläre Morbimortalität.
> ■ Das gilt nicht für Alphablocker und zentrale Antihypertonika. Diese beiden therapeutischen Klassen werden daher nicht als Erstlinienbehandlung empfohlen, können aber helfen, den Blutdruck bei unerwünschten Ereignissen oder ab dem Stadium einer Tritherapie zu senken.

Diuretika und Betablocker

■ Seit mehr als 30 Jahren werden schwachdosierte Diuretika und Betablocker in der Erstlinienbehandlung eingesetzt.

> ■ Bei der Primärprävention sind seit langem Diuretika und Betablocker die einzigen therapeutischen Klassen, die nachweislich und auf vergleichbare Weise die kardiovaskuläre Morbimortalität senken.
> ■ Dies haben vor allem die Studien **MRC** und **HAPPHY** gezeigt und von der Metaanalyse von **Psaty** bestätigt.

Diuretika

■ Thiaziddiuretika können in Diuretika vom Thiazid-Typ (*thiazide-type*, charakterisiert durch eine Benzothiazid-Struktur [Hydrochlorothiazid]) und in thiazidähnliche Diuretika (*thiazide-like*, [Chlortalidon, Indapamid]) unterteilt werden.

■ Zahlreiche kontrollierte, randomisierte Studien haben gezeigt, dass Chlortalidon 12,5-25,0 mg/Tag die kardiovaskuläre Morbimortalität reduziert.

■ Indapamid, ein mit Thiaziden verwandtes Sulfonamid, in seiner Form LP 1,5 mg hat eine nachgewiesene antihypertonische Wirkung und erfüllt die internationalen Empfehlungen, die die Verwendung eines schwachdosierten Diuretikums bei der Erstbehandlung der AHT befürworten.

■ Thiaziddiuretika sind bei der Primärprävention der kardiovaskulären Morbimortalität wirksam.

■ Das geht aus der Metaanalyse von **Psaty** in Bezug auf 42 Studien mit insgesamt 592.478 Patienten hervor, die 7 Monotherapien, darunter Placebo, bewertete: Im direkten Vergleich hat sich keine therapeutische Klasse (Betablocker, Kalziumkanalhemmer, ACE-H, AT_1-Antagonisten) als signifikant wirksamer als schwachdosierte Thiaziddiuretika erwiesen.

■ Es wurde dennoch niemals nachgewiesen, dass schwachdosiertes Hydrochlorothiazid die kardiovaskuläre Morbimortalität genauso reduziert, wie sie die Wirksamkeit der Antihypertonika, mit denen sie kombiniert werden können, erhöht.

■ In der Metaanalyse von **Mourad** (siehe S. 31) mit insgesamt 210.432 Patienten, die an großen klinischen Studien teilgenommen haben, haben nur drei Behandlungsansätze (Perindopril wurde in drei Studien verschrieben, Indapamid in zwei Studien [ADVANCE und HYVET], Amlodipin in einer Studie [ASCOT-BPLA]) eine signifikante Verringerung der allgemeinen Mortalität um 13 % (p = 0,001) hervorgerufen.

■ Thiaziddiuretika können in Verbindung mit kaliumsparenden Diuretika von Nutzen sein.

- Diese Verbindung verhindert den mit Thiaziden verbundenen Kaliumverlust; sie könnte das Auftreten des plötzlichen Tods reduzieren und die durch die Hypokaliämie induzierte Glukoseunverträglichkeit senken.

♦ *Die Verwendung von Diuretika in der Erstlinienbehandlung erfolgt nicht mehr systematisch.*

- Gemäß den Empfehlungen von **JNC-VII** müssen Diuretika zur Behandlung der meisten Fälle der unkomplizierten AHT gehören. Man kann nicht von einer resistenten AHT sprechen, wenn die antihypertonische Behandlung kein Diuretikum beinhaltet.
- Nach den **Empfehlungen der BHS/NICE** jedoch (siehe S. 34) dürfen Diuretika nicht in der Erstlinientherapie bei Hypertonikern verschrieben werden, die jünger als 55 Jahre sind, weil sie den Stoffwechsel von Kohlenhydraten beeinträchtigen.

Betablocker

- **Bei der Primärprävention wird die Wirksamkeit von Betablockern in Frage gestellt.**

- In der Metaanalyse von **Lindholm** (2005) in Bezug auf 13 Studien mit insgesamt 105.951 Patienten geht mit der Beta-blocker-Therapie im Vergleich zu anderen Antihypertonika ein signifikanter Anstieg von 16 % (p = 0,009) des Schlaganfallrisikos, eines nicht signifikanten Anstiegs von 3 % (p=0,14) der Gesamtmortalität ohne Unterschied bezüglich des Myokardinfarktrisikos einher. Wir fassen zwecks Erklärung dieser Ergebnisse zusammen: Je geringer der zentrale SBD gesenkt wird, desto höher ist das Risiko für schädliche metabolische Effekte, z.B. für das Auftreten neuer Diabetesfälle, vor allem wenn der Betablocker mit einem Diuretika kombiniert wird.

- Es ist dennoch möglich, dass diese auf Studien beruhenden Feststellungen, von denen die Hälfte mit Atenolol durchgeführt wurde, nicht-gefäßerweiternde Betablocker betreffen (Carvedilol, Nebivolol). Der Nachweis steht jedoch noch aus.

Kalziumkanalhemmer

■ Kalziumkanalhemmer haben heute wieder den Platz bei der Behandlung der AHT eingenommen, von dem sie aufgrund einer langen Kontroverse verdrängt worden waren.

■ Die Kontroverse entstand aus dem Widerspruch zwischen den positiven Ergebnissen der meisten klinischen Studien und den eher verhaltenen Ergebnissen aus bestimmten Metaanalysen.

◆ *Die vergangenen Bedenken betrafen vor allem Dihydropyridine der ersten Generation.*

■ Der Vorwurf bestand darin, dass die Myokardischämie durch das so genannte Koronar-Steal-Syndrom und den Anstieg der Sympathikusaktivität, die für eine Erhöhung der Herzfrequenz und des myokardialen Sauerstoffverbrauchs verantwortlich ist, begünstigt wird.

◆ *Gemäß den **Empfehlungen der JNC-VI** (1997) können Verapamil, Diltiazem und Dihydropyrodine der 3. Generation für die Erstlinienbehandlung eingesetzt werden.*

■ In der in China durchgeführten Studie **FEVER** mit 9.711 Hypertonikern im Alter von 50 bis 79 Jahren, die eine schlecht kontrollierte mit Hydrochlorothiazid 12,5 mg/Tag behandelte AHT (SBD: 140-180 mmHg oder DBD: 90-100 mmHg) sowie 1 oder 2 weitere kardiovaskuläre Risikofaktoren aufwiesen und über einen Zeitraum von 40 Monaten beobachtet wurden, hat die Zugabe von Felodipin 5 mg/Tag den BD im Vergleich zum Placebo leicht reduziert (−3,5/−1,5 mmHg), aber das Risiko für einen tödlichen oder nicht tödlichen Schlaganfall (primärer Endpunkt) um 27 % (p = 0,001) und das Risiko für kardiovaskuläre Ereignisse um 27 % (p < 0,001) signifikant reduziert.

■ In der Studie **VALUE** mit 15.245 Hypertonikern im Alter von durchschnittlich 67,2 Jahren, die ein hohes kardiovaskuläres Risiko aufwiesen und über einen Zeitraum von 4,2 Jahren beobachtet wurden, erwies sich eine Behandlung mit Amlodipin 5 mg/Tag bei der Prävention von kardiovaskulären Ereignissen (primärer Endpunkt) als genauso wirksam wie eine

Behandlung mit Valsartan 80 mg/Tag, war jedoch signifikant effektiver in Bezug auf die Prävention eines Myokardinfarkts (sekundärer Endpunkt) (-19 %; p=0,02).

Hemmer des Angiotensin-konvertierenden Enzyms (ACE-H)

■ ACE-H scheinen die kardiovaskuläre Prognostik noch mehr zu verbessern als andere Antihypertonika-Klassen.

■ In der Studie **CAPPP**, die quasi als Primärprävention (nur 8,5 % der aufgenommenen Patienten hatten eine kardiovaskuläre Vorgeschichte) mit 10.985 behandelten und nicht behandelten Hypertonikern mit einem durchschnittlichen Alter von 52,4 Jahren durchgeführt wurde, erhielten die Probanden entweder eine offene Behandlung mit Captopril 50-100 mg/Tag bei Bedarf in Verbindung mit einem Diuretikum oder einen Betablocker oder ein Diuretikum (bei Bedarf in Kombination), um einen SBD von < 90 mmHg zu erzielen. Die Probanden wurden über einen Zeitraum von 6,1 Jahren beobachtet. Captopril zeigte die gleiche Wirkung wie die anderen Antihypertonika in Bezug auf den BD und den primären Endpunkt (tödlicher oder nicht tödlicher Myokardinfarkt), hat das Risiko für nicht tödliche Schlaganfälle jedoch um das 1,25-fache (p=0,044) multipliziert.

■ In der Studie **HOPE** , die als Primär- und Sekundärprävention mit 9.297 Patienten, die durchschnittlich 66 Jahre alt waren und ein hohes kardiovaskuläres Risiko (46,8 % der aufgenommenen Probanden waren Hypertoniker), aber keine linksventrikuläre Funktionsstörung oder Herzinsuffizienz aufwiesen und über einen Zeitraum von 5 Jahren beobachtet wurden, hat die Zugabe von Ramipril 10 mg/Tag zur herkömmlichen Behandlung im Vergleich zu einem Placebo das in Verbindung mit dem primären Endpunkt (Myokardinfarkt, Schlaganfall oder kardiovaskulärer Tod) stehende Risiko um 22 % (p < 0,001) und das Risiko für jede Komponente des primären Endpunkts signifikant gesenkt.

■ In der Studie **ANBP-2**, die quasi als Primärprävention (nur 13 % der aufgenommenen Probanden hatten eine kardiozerebrovaskuläre Vorgeschichte) an 6.083 Hypertonikern im

Alter von durchschnittlich 71,9 Jahren mit einer Nachkontrolle von 4,1 Jahren durchgeführt wurde, hat die Behandlung mit Enalapril im Vergleich zur Behandlung mit Hydrochlorothiazid das Risiko für ein kardiovaskuläres Ereignis oder Tod um 11 % (p = 0,05) und das Risiko für einen nicht tödlich verlaufenden Myokardinfarkt um 32 % (p = 0,04) signifikant gesenkt, ohne die Gesamtzahl der Schlaganfälle zu verändern, die in beiden Behandlungsgruppen ähnlich war.

■ In der Studie **EUROPA** (siehe S. 47) mit 12.218 Probanden mit koronarem Risiko, davon 57 % Hypertoniker, hat im Vergleich zu einem Placebo die einmalige Zugabe von Perindopril 8 mg/Tag zur herkömmlichen Behandlung das Auftreten des primären zusammengenommenen Endpunkts (kardiovaskulärer Tod, nicht tödlicher Myokardinfarkt, Wiederbelebung nach Herzstillstand) um 20 % (p = 0,0003) signifikant reduziert und das Auftreten eines nicht tödlichen Myokardinfarkts um 22 % (p = 0,001) gesenkt.

■ In der Metaanalyse von **Brugts** in Bezug auf 3 Studien mit insgesamt 29.463 Patienten, die über einen Zeitraum von durchschnittlich ungefähr 4 Jahren beobachtet wurden, war die Behandlung mit Perindopril im Vergleich zu einem Placebo mit einer Reduzierung von 11 % (p = 0,006) der Gesamtmortalität, von 15 % (p = 0,004) der kardiovaskulären Mortalität, von 20 % (p = 0,001) des Auftretens eines nicht tödlichen Myokardinfarkts, von 18 % (p = 0,002) des Schlaganfallrisikos und von 16 % (p = 0,015) des Risiko der Herzinsuffizienz verbunden. Diese Ergebnisse wurden in allen Teilgruppen unabhängig von den klinischen Eigenschaften, dem arteriellen Blutdruckwert und den Begleitmedikamenten beobachtet.

■ **ACE-H beschleunigen die Progression einer Niereninsuffizienz.**

■ In der Metanalyse von **Jafar** in Bezug auf 11 Studien mit insgesamt 1.860 nicht diabetischen Hypertonikern im Alter von durchschnittlich 47,5 Jahren, die über einen Zeitraum von 2,2 Jahren beobachtet wurden, hat im Vergleich zu einer nicht ACE-H-basierten Behandlung eine ACE-basierte Behandlung die Proteinurie noch weiter reduziert, die täglich durchschnittlich um 0,46 g zusätzlich abgenommen hat. Die Behandlung hat darüber hinaus das Risiko für eine terminale Niereninsuffizienz um 31 % (RR 0,69 [0,51-0,94]) gesenkt. Die Patienten, deren Proteinurie bei Baseline bedeutend war, profitierten signifikant am stärksten von der ACE-H-Behandlung.

■ Diese Ergebnisse werden von der Studie **AASK** mit 1.094 afroafrikanischen Patienten im Alter von 18 bis 70 Jahren, die eine AHT als Komplikation einer Nierenschädigung aufwiesen, bestätigt.

■ In der Studie **ASCOT-BPLA** (siehe S. 33) ging eine Behandlung, basierend auf der Kombination Perindopril-Amlodipin mit einer signifikanten Reduzierung von 15 % (p=0,018) des Risikos für eine Niereninsuffizienz einher.

■ Die nierenschützende Wirkung der ACE-H zeigt sich ebenso bei Hypertonikern mit Diabetes Typ 2 (siehe S. 91).

■ ACE-H reduzieren das Diabetesrisiko.

■ In der Studie **CAPPP** (siehe S. 23) mit 10.985 Hypertonikern, die über einen Zeitraum von 6,1 Jahren beobachtet wurden, hat im Vergleich zu der Behandlung mit Betablockern (Atenolol oder Metoprolol 50-100 mg/Tag) oder Diuretika (Hydrochlorothiazid 25 mg/Tag oder Bendrofluazid 2,5 mg/Tag) und bei Bedarf anschließend in Kombination, die Behandlung mit Captopril 50-100 mg/Tag das Risiko für neue Diabetesfälle um 14 % (p=0,039) reduziert.

■ In der Studie **HOPE** (siehe S. 23) mit Patienten, die ein hohes kardiovaskuläres Risiko aufwiesen, hat Ramipril 10 mg/Tag im Vergleich zum Placebo den Prozentsatz an Patienten, die Diabetes entwickelten, um 32 % (p < 0,001) reduziert.

■ In der Studie **ALLHAT** mit Hypertonikern, die ein hohes kardiovaskuläres Risiko aufwiesen, hat Lisinopril 10-40 mg/Tag im Vergleich zu Amlodipin 2,5-10 mg/Tag das Risiko für neue Diabetesfälle um 13 % (p < 0,05) reduziert.

■ In der Studie **ANPB-2** (siehe S. 23) mit Hypertonikern im Alter von durchschnittlich 71,9 Jahren hat die Behandlung mit Enalapril im Vergleich zur herkömmlichen Behandlung das Auftreten neuer Diabetesfälle um 31 % (p < 0,0005) reduziert.

■ In der Studie **INVEST** mit 22.576 Hypertonikern mit koronarem Risiko im Alter von durchschnittlich 66 Jahren, die über einen Zeitraum von 2,7 Jahren beobachtet wurden, hat die Behandlung mit Trandolapril 2 mg/Tag und Verapamil LP 240 mg/Tag im Vergleich zur Behandlung mit Atenolol 50 mg/Tag und Hydrochlorothiazid 12,5-25 mg/Tag das Auftreten neuer Diabetesfälle signifikant um 15 % (RR 0,85 [0,77-0,95]) gesenkt.

■ In der Studie **ASCOT-BPLA** mit 19.257 Hypertonikern im Alter von durchschnittlich 63 Jahren, die mindestens 3 weitere kardiovaskuläre Risikofaktoren aufwiesen und über einen Zeitraum von 5,4 Jahren beobachtet wurden, hat die Kombination von Perindopril 4-8 mg/Tag und Amplodipin 5-10 mg/Tag im Vergleich zu der Kombination von Atenolol 50-100 mg/Tag und Bendroflumethiazid 1,5-2,5 mg/Tag das Auftreten neuer Diabetesfälle um 30 % (p < 0,0001) gesenkt.

– Gemäß **Gupta**, der sich auf vorherige Studienergebnisse beruft, ist es möglich, dass die Wirkungsunterschiede beider Therapieansätze bezüglich des Diabetesrisikos das Ergebnis der schädlichen Wirkung des Atenolols und des Thiaziddiuretikums sowie des Schutzmechanismus von Perindopril ist. Amlodipin hat in Bezug auf Parameter einen neutralen Effekt.

■ Es bleibt zu erwähnen, ohne dass dies vermutlich die Stichhaltigkeit dieser Erkenntnisse in Frage stellte, dass in der Studie **DREAM**, die speziell zur Bestätigung dieser Ergebnisse entwickelt und mit 5.269 Probanden im Alter von durchschnittlich 54,7 Jahren durchgeführt wurde, die keine kardiovaskuläre Vorgeschichte (43,3 % litten jedoch an einer AHT), aber eine Glukoseintoleranz aufwiesen, die anhand der Messung der Glykämie im nüchternen Zustand und/oder nach einem oralen Glukose-Toleranztest (75 g) gemessen wurde, und die über einen Zeitraum von 3 Jahren beobachtet wurden, Ramipril im Vergleich zum Placebo das Auftreten des primären Endpunkts (Tod oder Progression hin zu einer bestätigten Diabetes) nicht signifikant reduzierte, jedoch die Zahl der Rückgänge zu einer normalen Glykämie signifikant erhöht hat.

◆ *Es ist schwierig zu sagen, ob ACE-H tatsächlich eine antidiabetogene Wirkung oder einfache keine diabetogene Wirkung wie Betablocker und Diuretika haben.*

◆ *Gemäß der **Task Force der Europäischen Kardiologie-Gesellschaft** stellen ACE-H die Erstlinienbehandlung der AHT bei Patienten dar, die eine Herzinsuffizienz, reduzierte LVEF, Diabetes oder eine erhöhtes Herzrisiko aufweisen.*

AT$_1$-Antagonisten (AT$_1$-A)

■ AT$_1$-A verbessern die kardiovaskuläre Prognostik.

■ In der Studie **LIFE** mit 9.193 Hypertonikern im Alter von durchschnittlich 66,9 Jahren, die beim EKG eine linksventrikuläre Hypertrophie aufwiesen und über einen Zeitraum von 4,8 Jahren beobachtet wurden, hat im Vergleich zu einer Behandlung mit Losartan 50-100 mg/Tag eine Behandlung mit Atenolol 50-100 mg/Tag und anschließend in beiden Fällen in Kombination mit Hydrochlorothiazid 12,5-25 mg/Tag oder anderen Antihypertonika das Auftreten des primären Endpunkts in Verbindung mit kardiovaskulären Tod, Myokardinfarkt oder Schlaganfall signifikant um 13 % (p=0,021) reduziert.

Die Behandlung mit Losartan hat die Schlaganfallrate (tödlich und nicht tödlich) signifikant um 25 % (p=0,001) reduziert, aber weder das Auftreten der kardiovaskulären Mortalität noch das Risiko für einen Myokardinfarkt verändert.

Darüber hinaus hat Losartan in einer retrospektiven Analyse (*J Am Coll Cardiol* 2005; *45*: 705-711) das Auftreten neuer Fälle einer aurikulären Fibrillation um 33 % (p < 0,001) und damit bei diesen Patienten das Schlaganfallrisiko um 45 % (p = 0,039) reduziert. Dieses Ergebnis wurde erzielt, während der BD auf ähnliche Weise in den beiden Behandlungsgruppen gesenkt wurde.

■ In der Studie **VALUE**, die als Primär- und Sekundärprävention mit 15.245 Hypertonikern durchgeführt wurde, die ein hohes kardiovaskuläres Risiko aufwiesen, durchschnittlich 67,2 Jahre alt waren und über einen Zeitraum von 4,2 Jahren beobachtet wurden, hat sich eine Behandlung mit Valsartan 80 mg/Tag als genauso wirksam erwiesen wie eine Behandlung mit Amlodipin 5 mg/Tag bei der Prävention von tödlich oder nicht tödlich verlaufenden kardiovaskulären Ereignissen (mit Ausnahme des Myokardinfarkts).

■ In der Studie **Jikei Heart** in Japan mit 3.081 Patienten im Alter von durchschnittlich 65 ± 10 Jahren, die eine AHT, eine Herzkrankheit, eine Herzinsuffizienz oder eine Kombination dieser Krankheiten aufwiesen und über einen Zeitraum von 3,1 Jahren beobachtet wurden, hat die Zugabe von Valsartan 40-160 mg/Tag (durchschnittliche Dosis: 76 mg/Tag) zur herkömmlichen Behandlung den zusammengenommenen primären Endpunkt (kardiovaskuläre Morbidität und Mortalität) um 39 % (p = 0,0002) vor allem aufgrund einer signifikanten Reduzierung des Risikos für einen Schlaganfall und einer TIA von 40 % (p = 0,028), des Risikos einer Angina um 65 % (p < 0,0001) und des Risikos für eine Herzinsuffizienz um 47 % (p = 0,029) gesenkt ohne Unterschied zwischen den beiden Gruppen bezüglich der Gesamtmortalität (1,8 % *vs.* 1,8 %; p = 0,75; NS) und der kardiovaskulären Mortalität (0,6 % *vs.* 0,6 %; p = 0,95; NS).

■ In der Studie **ONTARGET** mit 25.620 Patienten im Alter von durchschnittlich 66,4 ± 7,2 Jahren, die ein hohes kardiovaskuläres Risiko (Vorgeschichte einer Herzkrankheit, Schlaganfall oder TIA, Arteriopathie der unteren Extremitäten) oder Diabetes mit Zielorganschädigung (jedoch in den meisten Fällen keine Herzinsuffizienz) aufwiesen, bereits eine optimale Behandlung erhielten und über einen Zeitraum von durchschnittlich 56 Monaten beobachtet wurden, hat sich die Zugabe von Telmisartan 80 mg/Tag nicht als unterlegen im Vergleich zur Zugabe von Ramipril 10 mg/Tag bei der Prävention von Ereignissen des primären Endpunkts erwiesen (kardiovaskulärer Tod, Myokardinfarkt, Schlaganfall, Hospitalisierung aufgrund einer Herzinsuffizienz), die in 16,7 % bzw. 16,5 % der Fälle bei der Behandlung mit Ramipril aufgetreten sind (Nichtunterlegenheit: p = 0,0038).

■ In der Studie **MOSES** (siehe S. 279) mit Patienten, die eine Vorgeschichte eines Schlaganfalls oder einer TIA aufwiesen, hat Eprosartan das kardio-zerebrovaskuläre Risiko gesenkt.

■ In der Metaanalyse von **Strauss** und **Hall** (2010) in Bezug auf 42 randomisierte, doppelblind durchgeführte Studien haben AT_1-A im Vergleich zur Wirkstoffbehandlung das Risiko eines Myokardinfarkts signifikant um 8 % (HR 1,08; p = 0,02) erhöht und die Gesamtmortalität und das Schlaganfallrisiko nicht gesenkt. Im Vergleich zum Placebo haben AT_1-Antagonisten die Gesamtmortalität und das Risiko für einen Myokardinfarkt nicht gesenkt, jedoch das Schlaganfallrisiko signifikant um 19 % (HR 0,81; p = 0,01) reduziert.

■ AT_1-Antagonisten beschleunigen die Progression der Niereninsuffizienz.

■ Dies haben die Studien **IRMA II, IDNT** und **RENAAL** gezeigt, die mit diabetischen Patienten durchgeführt wurden (siehe S. 100).

■ AT$_1$-Antagonisten verringern das Diabetesrisiko, aber dieser Nutzen wurde nicht in allen Studien beobachtet.

■ In der Metaanalyse von **Elliott** und **Meyer** in Bezug auf 22 klinische Studien mit insgesamt 143.153 Patienten, von denen der Großteil Hypertoniker waren (17 Studien), war das Diabetesrisiko am geringsten unter AT$_1$-Antagonisten und ACE-H, direkt gefolgt von Kalziumkanalhemmern vor Betablockern und Diuretika.

■ In der Studie **LIFE** (siehe S. 27), die eine Nachkontrolle von 4,8 Jahren beinhaltete, hat die Behandlung mit Losartan im Vergleich zur Behandlung mit Atenolol das Auftreten neuer Diabetesfälle um 25 % (p = 0,001) gesenkt.

■ In der Studie **VALUE** (siehe S. 27), die eine Nachkontrolle von 4,2 Jahren beinhaltete, hat eine Behandlung mit Valsartan 80 mg/Tag im Vergleich zur Behandlung mit Amlodipin 5 mg/Tag das Auftreten neuer Diabetesfälle um 23 % (p < 0,0001) gesenkt.

■ In der Studie **ONTARGET** (s. Seite 28) war das Auftreten neuer Diabetesfälle unter der einmaligen Einnahme von Telmisartan 80 mg/Tag etwas höher als unter Ramipril 10 mg/Tag, der Unterschied war jedoch statistisch nicht signifikant (RR 1,12 [0,97-1,29]).

■ In der Studie **PRoFESS** (siehe S. 280 und 284) hat die einmalige Zugabe von Telmisartan 80 mg/Tag zur optimalen Basisbehandlung im Vergleich zum Placebo das Auftreten von Stoffwechsel- und Ernährungsstörungen nicht verändert (2 % *vs.* 2 %; NS).

■ In der Studie **TRANSCEND** (siehe S. 31) ging die einmalige Zugabe von Telmisartan 80 mg/Tag im Vergleich zum Placebo tendenziell mit weniger neuen Diabetesfällen einher (11,0 % *vs.* 12,8 %; p = 0,081; NS).

◆ *Es ist schwierig zu sagen, ob ACE tatsächlich eine antidiabetogene Wirkung oder einfache keine diabetogene Wirkung wie Betablocker und Diuretika haben.*

ACE-H *vs.* AT$_1$-Antagonisten

■ Die Wirksamkeit von ACE-H und AT$_1$-Antagonisten bei der Prävention des kardiovaskulären Risikos wurde in verschiedenen Studien verglichen.

■ In der Metaanalyse **BPLTTC** (2005) von **Turnbull** wurde kein Unterschied zwischen ACE-H und AT$_1$-A in Bezug auf eine Verringerung des Schlaganfall- oder Herzinsuffizienzrisikos beobachtet. Dagegen haben sich ACE-H gegenüber AT$_1$-Antagonisten bei der Prävention eines Myokardinfarkts oder des kardiovaskulären Tods als signifikant (p = 0,001) überlegen erwiesen.

■ Die Metaanalyse von **Strauss** und **Hall** (2006) ist zu den gleichen Ergebnissen gekommen.

■ Die Metaanalyse von **Reboldi** in Bezug auf 6 Studien (darunter die Studie **ONTARGET**) mit insgesamt 49.924 Patienten hat keinen Unterschied zwischen ACE-H und AT$_1$-Antagonisten in Bezug auf die Prävention des Risikos für einen Myokardinfarkt (OR 1,01; p = 0,75; NS), des kardiovaskulären Tods (OR 1,03; p = 0,23; NS) und des Tods durch beliebige Ursache (OR 1,03; p = 0,20; NS) ergeben. AT$_1$-A haben das Schlaganfallrisiko mit einer Verringerung um 8 % (OR 0,92; p = 0,037) tendenziell besser verhindert.

■ In der Studie **ONTARGET** (siehe S. 28) hat sich die einmalige Zugabe von Telmisartan 80 mg/Tag bei der Behandlung von Patienten mit einem hohen kardiovaskulären Risiko nicht als unterlegen gegenüber der Zugabe von Ramipril 10 mg/Tag bezüglich der Prävention der Ereignisse des primären Endpunkts (kardiovaskulärer Tod, Myokardinfarkt, Schlaganfall, Hospitalisierung aufgrund von Herzinsuffizienz) erwiesen (16,7 % *vs.* 16,5 %; RR 1,01 [0,94-1,09]; NS). Im Vergleich zu Ramipril ging die Zugabe von Telmisartan signifikant mit weniger Fällen von Husten (1,1 % *vs.* 4,2 %; p < 0,0001), angioneurotischen Ödemen (0,1 % *vs.* 0,3 %; p < 0,0115), jedoch mit mehr Fällen einer arteriellen Hypertonie (2,6 % *vs.* 1,7 %; p = 0,0001) einher.

■ Die jeweilige Wirksamkeit von ACE-H und AT$_1$-Antagonisten bei der Verringerung der Gesamtmortalität wurde bewertet.

■ In der Metaanalyse von **Mourad** (siehe S. 20) waren nur 3 Therapieansätze (Perindopril, Indapamid und Amlodipin) mit einer signifikanten Verringerung der Gesamtmortalität verbunden. Das *Pooling* der Ergebnisse dieser 3 Studien (ASCOT-BPLA, ADVANCE und HYVET) haben eine signifikante Verringerung von 13 % (p = 0,001) der Gesamtmortalität gezeigt. Dagegen hat das *Pooling* der Ergebnisse von Studien, die kein Perindopril enthielten (d.h. mehr als 176.000 Patienten) keine Auswirkung auf die Mortalität gezeigt.

■ AT_1-Antagonisten sind nützlich im Fall von ACE-H-Unverträglichkeiten, weil sie weniger Fälle von Husten und angioneurotischen Ödemen verursachen, das Risiko für eine arterielle Hypertonie jedoch erhöhen.

■ In der Studie **TRANSCEND** mit 5.926 Patienten, die eine ACE-H-Unverträglichkeit und ein kardiovaskuläres Risiko oder Diabetes mit Zielorganschädigung aufwiesen und die über einen Zeitraum von 56 Monaten beobachtet wurden, hat die Zugabe von Telmisartan 80 mg/Tag zur Basisbehandlung im Vergleich zum Placebo den BD leicht um 4,0/2,2 mmHg gesenkt, aber das Auftreten des primären Endpunkts (kardiovaskulärer Tod, Myokardinfarkt, Schlaganfall oder Hospitalisierung aufgrund einer Herzinsuffizienz) nicht verändert, die in 15,7 % bzw. 17,0 % (p = 0,216; NS) der Fälle auftraten. Telmisartan hat einen der sekundären Endpunkte der Studie (kardiovaskulärer Tod, Myokardinfarkt oder Schlaganfall), der der primäre Endpunkt der Studie **HOPE** war, um 13 % (p nicht angepasst = 0,048; p angepasst = 0,068; NS) gesenkt.

◆ *So hat die Studie* ***TRANSCEND*** *die gute Verträglichkeit von AT_1-Antagonisten bei ACE-H-intoleranten Patienten gezeigt, jedoch nicht ihre Wirksamkeit nachgewiesen.*

■ Bei einer Verschreibung von ACE-H oder AT_1-Antagonisten wird eine Überwachung der Nierenfunktion empfohlen.

■ Kreatininämie und Kaliämie müssen alle ein bis zwei Wochen nach Behandlungsbeginn untersucht werden (muss bei ≤ 5,5 mEq/L liegen).

■ Bei einem Anstieg der Kreatininämie von mehr als 20-30 % muss die Medikation abgesetzt und ein Facharzt hinzugezogen werden.

■ ACE-H und AT_1-Antagonisten sind in allen Stadien der Schwangerschaft aufgrund der schädigenden Wirkung auf den Fötus ausdrücklich kontraindiziert.

■ Wenn bei einer mit ACE-H oder AT_1-Antagonisten behandelten Patientin eine Schwangerschaft festgestellt wird, muss die Medikation unabhängig vom Trimester sofort abgesetzt und durch ein Antihypertonikum einer anderen Klasse ersetzt werden.

Direkte Reninhemmer

(siehe Studien ALLAY, ALTITUDE und AVOID)

Alphablocker und zentrale Antihypertonika

■ Alphablocker und zentrale Antihypertonika werden nicht als Erstlinienbehandlung empfohlen.

■ Ihre Wirksamkeit bezüglich der Prävention der kardiovaskulären Morbimortalität ist nicht nachgewiesen.

■ Sie können sekundär ab dem Stadium der Tritherapie unterstützend eingesetzt werden, um den Zielblutdruck zu erreichen.

Kombinationen von Antihypertonika

■ Im Großteil der Fälle kann die effektive Blutdruckkontrolle nur durch mindestens 2 Antihypertonika erzielt werden.

■ Es kann von Vorteil sein, eine AHT zu Beginn mit einer Kombination aus 2 Antihypertonika zu behandeln, wenn der Anfangsblutdruck den Grad 2 oder 3 gemäß den **ESH-/ESC-Leitlinien** von 2009 aufweist und/oder wenn ein hohes kardiovaskuläres Risiko vorliegt, das das Erreichen einer frühzeitigen Blutdruckkontrolle erforderlich macht.

■ Eine Bitherapie muss bei der Zweitlinientherapie spätestens nach 4 Wochen begonnen werden, wenn der Zielblutdruck nicht mit der Monotherapie erreicht werden kann (siehe S. 52).

■ Die Bitherapie kann eher begonnen werden, wenn der BD über 180/110 mmHg unabhängig von den Risikofaktoren liegt oder wenn der BD bei einem Patienten mit hohem kardiovaskulären Risiko zwischen 140-179 mmHg/90-109 mmHg liegt.

■ Bezüglich aller eingesetzten Bitherapien haben zahlreiche klinische Studien (**ACCOMPLISH, ADVANCE, ASCOT-BPLA, HYVET, INVEST, LIFE, ONTARGET**) gezeigt, dass die prognostische Verbesserung vor allem durch die Kombination von einem Diuretikum mit einem ACE-H oder AT$_1$-Antagonisten oder einem Kalziumkanalhemmer oder aber durch die Kombination ACE-H und Kalziumkanalhemmer (**ACCOMPLISH, ASCOT-BPLA**) erzielt wurde.

Kalziumkanalhemmer-ACE-H

◆ *Im **ASCOT-BPLA**-Arm der Studie **ASCOT** hat sich die Kombination aus Kalziumkanalhemmer und ACE-H gegenüber der Kombination aus Betablocker und Diuretikum bei der Prävention der kardiovaskulären und allgemeinen Mortalität als überlegen erwiesen.*

■ In dieser Studie mit 19.257 Hypertonikern im Alter von 40 bis 79 Jahren, die mindestens 3 weitere kardiovaskuläre Risikofaktoren aufwiesen und über einen Zeitraum von 5,4 Jahren beobachtet wurden, hat die Kombination Amlodipin 5-10 mg/Tag und Perindopril 4-8 mg/Tag im Vergleich zur Kombination Atenolol 50-100 mg/Tag und Bendroflumethiazid 1,25-2,5 mg/Tag das Mortalitätsrisiko um 14 % (p = 0,005), den zusammengenommenen primären Endpunkt (Herztod, nicht tödlich verlaufender Myokardinfarkt, De-novo-Angina und Herzinsuffizienz) um 14 % (p = 0,0048), den kardiovaskulären Tod um 24 % (p = 0,0017) das Schlaganfallrisiko um 23 % (p = 0,0007) und das Auftreten neuer Diabetesfälle um 32 % (p < 0,0001) gesenkt. Die Überlegenheit dieser Therapiekombination wäre unabhängig von der einzelnen antihypertonischen Behandlung. Diese Studie hat die Beteiligung der Antihypertonika-Kombination bei der derzeitigen Behandlung der AHT hervorgehoben und war Auslöser für eine Veränderung der Leitlinien gemäß **BHS/NICE** (siehe S. 21).

■ In der Studie **ACCOMPLISH** hat sich die Kombination aus ACE-H und Kalziumkanalhemmer gegenüber der Kombination aus ACE-H und Diuretikum bei der Prävention des kardiovaskulären Risikos als überlegen erwiesen.

■ In dieser Studie mit 11.506 Patienten im Alter von durchschnittlich 68,3 Jahren, die eine isolierte systolische AHT (SBD > 160 mmHg) aufwiesen, die bereits in 97 % der Fälle behandelt (Bitherapie in 74 % der Fälle), aber nur in 37,5 % der Fälle kontrolliert wurde (SBD < 140/90 mmHg), beinhaltete eine Nachkontrolle von 39 Monaten. Die Kombination aus Benazepril 20 mg/Tag und Amlodipin 5 mg/Tag (die ACE-H-Dosis konnte bei Bedarf nach einem Monat und die Dosis des Diuretikums und des Kalziumkanalhemmers nach 2 Monaten verdoppelt werden) hat im Vergleich zur Kombination Benazepril 20 mg/Tag und Hydrochlorothiazid 12,5 mg/Tag den SBD noch weiter reduziert (129,3 mmHg *vs.* 130 mmHg; p = 0,05), den Prozentsatz der Patienten, deren BD kontrolliert war, erhöht (81,7 % *vs.* 78,5 %; p < 0,001) und das Risiko für das Auftreten einer der Komponenten des primären Endpunkts (kardiovaskulärer Tod, Myokardinfarkt und nicht tödlicher Schlaganfall, Hospitalisierung aufgrund einer instabilen Angina, koronare Revaskularisierung, Wiederbelebung nach plötzlichem Herzstillstand) um 19,6 % (p = 0,001) gesenkt. Darüber hinaus hat die Kombination aus Benazepril und Amlodipin das Auftreten des sekundären Endpunkts (kardiovaskuläre Mortalität, Myokardinfarkt und nicht tödlicher Schlaganfall) um 21 % (p = 0,002) reduziert.

Kalziumkanalhemmer-AT₁-Antagonisten

■ Bezüglich der AHT hat bisher keine Studie die Wirkung der Kombination aus AT₁-A und Kalziumkanalhemmer auf die Prognostik bewertet (**ESH/ESC-Leitlinien 2009**).

ACE-H-AT$_1$-Antagonisten I

■ Bei Abwesenheit einer linksventrikulären Funktionsstörung und/oder Herzinsuffizienz hat die Kombination
eines AT$_1$-Antagonisten mit einem ACE-H die Wirksamkeit
des ACE-H bezüglich der Prävention von kardiovaskulären Ereignissen nicht verbessert, sondern für ein erhöhtes
Risiko einer arteriellen, teils synkopischen Hypertonie und
einer Niereninsuffizienz gesorgt.

■ In der Studie **ONTARGET** (siehe S. 28) hat die Zugabe der
Kombination aus Telmisartan 80 mg/Tag und Ramipril 10 mg/
Tag im Vergleich zur Zugabe von Ramipril 10 mg/Tag zur Basisbehandlung das Auftreten kardiovaskulärer Ereignisse des primären Endpunkts nicht reduziert. Diese traten in 16,5 % *vs.*
16,3 % der Fälle auf (RR 0,99 [0,92-1,07]; NS). Auch wurden
Ereignisse des sekundären Endpunkts (kardiovaskulärer Tod,
Myokardinfarkt, Schlaganfall) nicht verringert, die in 14,11 %
vs. 14,1 % der Fälle auftraten (RR 1,0 [0,93-1,09]; NS). Sie hat
jedoch um das 2,75-fache das Risiko einer arteriellen Hypertonie (p < 0,00001), das Risiko von Synkopen um das 1,95-fache
(p < 0,032) und das Risiko einer Niereninsuffizienz um das 1,58-
fache (p = 0,005) erhöht.

Kalziumkanalhemmer-Reninhemmer

■ Die Kombination aus Aliskiren und Amlodipin kontrolliert den BD wirksamer als jedes der beiden Medikamente
in Monotherapie.

■ Das hat die Studie **ACCELERATE** mit 1.400 Hypertonikern
gezeigt, die nach der Randomisierung entweder ein Placebo,
Aliskiren (direkte Antirenin-Medikation) 150 mg/Tag, Amlodipin 5 mg/Tag oder die Kombination aus Aliskiren 150 mg und
Amlodipin 5 mg/Tag erhalten haben. Diese wurde als einzige
allen Patienten zwischen der 16. und 32. Woche bei doppelter
Dosis verabreicht.

– In der 8. Woche (1. primärer Endpunkt) hat die Kombination
aus Aliskiren 150 mg und Amlodipin 5 mg den durchschnittlichen SBD weiter gesenkt (in Bezug auf den Anfangswert) als
die 2 Monotherapien (-6,5 mmHg zusätzlich; p < 0,0001). In

der 24. Woche (2. sekundärer Endpunkt), in der alle Patienten die Kombination Aliskiren 300 mg und Amlodipin 10 mg/Tag erhielten, war der durchschnittliche BD der Patienten, die zu Beginn in die Kombinationsbehandlung randomisiert wurden, tendenziell niedriger als bei den Patienten, die anfangs eine Monotherapie erhielten (-1,4 mmHg; p = 0,059; NS).

Zugabe von Statinen

■ Bei Hypertonikern mit einem hohen kardiovaskulären Risiko wird die Zugabe eines Statins zur antihypertonischen Behandlung unabhängig von ihrem Anfangswert des Gesamtcholesterins empfohlen (siehe S. 41).

Zugabe von Aspirin

■ Bei der Primärprävention wird die systematische Zugabe von Aspirin zur antihypertonischen Behandlung nicht empfohlen, weil sein Nutzen durch die Erhöhung des Blutungsrisikos aufgehoben wird.

■ In der Studie **HOT** (siehe S. 96) mit 18.790 Hypertonikern (DBD: 110-115 mmHg), die über einen Zeitraum von 3,8 Jahren beobachtet wurden, hat die Zugabe von Aspirin 75 mg/Tag zur antihypertonischen Behandlung im Vergleich mit einem Placebo das Auftreten schwerer kardiovaskulärer Ereignisse um 15 % (p = 0,03) und das Risiko eines Myokardinfarkts um 36 % (p = 0,003) reduziert, ohne das Schlaganfallrisiko zu senken. Jedoch steht diesem positiven Effekt eine Beinahe-Verdopplung des Risikos einer schweren, nicht tödlich verlaufenden Blutung (RR 1,8; p < 0,001) entgegen.

■ In der Metaanalyse **ATT** in Bezug auf 6 Studien zur Primärprävention mit insgesamt 95.000 Probanden, die ein leichtes kardiovaskuläres Risiko aufwiesen, und einer Nachkontrolle von 660.000 Personen/Jahre ging die Aspirin-Einnahme im Vergleich zur Kontrollgruppe mit einer signifikanten Verringerung um 12 % (p = 0,0001) des Risikos für schwere kardiovaskuläre Ereignisse (Myokardinfarkt, Schlaganfall, kardiovaskulärer Tod) vor allem aufgrund der Reduzierung der nicht tödlich verlaufenden Myokardinfarkte um 20 % (p < 0,0001) einher. Aspirin hatte keine signifikante Auswirkung auf das allgemeine Schlaganfallrisiko (p = 0,4) und auf die kardiovaskuläre Mortalität (p = 0,7). Dagegen hat sie das jährliche Auftreten von schweren gastrointestinalen und extrakraniellen Blutungen signifikant erhöht (0,10 % vs. 0,07 %; p < 0,0001).

■ Bei der sekundären Prävention muss die Zugabe von schwach dosiertem Aspirin (75 mg/Tag) zur antihypertonischen Behandlung systematisch erfolgen.

■ Die Behandlung mit Thrombozytenaggregationshemmern ist Bestandteil der Behandlung, die nach einem akuten Koronarsyndrom oder einem Myokardinfarkt (vor allem wenn sie mit einem Stent behandelt wird), nach einem Schlaganfall oder einer Arteriopathie der unteren Extremitäten begonnen wird. In den meisten Fällen wird sie mit einem Betablocker, einem Statin und mit einem ACE-H oder einem AT_1-Antagonisten kombiniert.

■ Die Behandlung mit Thrombozytenaggregationshemmern impliziert, dass die AHT mit dem Medikament behandelt wird und dass das Fehlen von Kontraindikationen bei ihrer Verwendung überprüft wurde.

Renale sympathische Denervation

■ Im Fall einer resistenten AHT erweist sich eine endovaskulär durchgeführte renale sympathische Denervation als sicher und wirksam.

■ Das hat die Studie **Simplicity HTN-2** mit 106 Hypertonikern gezeigt, deren SBD unter mindestens 3 Antihypertonika bei ≥ 160 mmHg (oder ≥ 150 mmHg im Fall von Diabetes Typ 2) blieb.

■ Nach der Randomisierung wurden die Probanden entweder in die weitere laufende Behandlung oder in eine renale Denervation randomisiert (Zerstörung mittels Radiofrequenz der Nervenfasern, die sich am Eingang der Nierenarterien befinden). Diese Denervation erfolgt mit einem Katheter, die über die A. femoralis in den Stamm jeder Nierenarterie geführt wird. Im 6. Monat war der BD nach der renalen Denervation um 32/12 mmHg gesenkt (in Bezug zum anfänglichen BD von 178/96 mmHg; p < 0,0001), während er sich mit der medikamentösen Behandlung nicht signifikant verändert hat. Der SBD (primärer Endpunkt) hat sich um mindestens 10 mmHg bei 84 % der mit Denervation behandelten Patienten gesenkt (*vs.* 35 % der medikamentös behandelten Patienten; p < 0,0001). Das Verfahren hat zu keinen schweren Komplikationen geführt. Das Auftreten von unerwünschten Ereignissen war in beiden Behandlungsgruppen vergleichbar.

AHT und linksventrikuläre Hypertrophie (LVH)

■ Die AHT geht oft mit einer schädlichen linksventrikulären Hypertrophie (LVH) einher.

■ Die Häufigkeit einer LVH variiert abhängig vom Grad der aHT. Bei der Bewertung mi Echokardiografie liegt sie bei 15-20 % bei einer leichten AHT und bei ≥ 50 % bei einer schweren AHT (*N Engl J Med* 1990; *322*:1561-1566).

■ Die LVH erhöht die linksventrikuläre Masse (LVM), was wiederum zu einer Veränderung der Herzfunktion führt.

■ Sie erhöht das Auftreten von aurikulären und ventrikulären Rhythmusstörungen, begünstigt eine Myokardischämie und verringert die Entspannung und die linksventrikuläre Compliance.

■ Die Zunahme der LVM erfolgt unabhängig vom kardiovaskulären Risiko.

■ In der Studie von **Levy** mit den 3.220 Probanden, die an der Studie von **Framingham** teilgenommen haben und über einen Zeitraum von 4 Jahren beobachtet wurden, hat das Vorhandensein einer bei der Echokardiografie ermittelten LVH das Risiko einer kardiovaskulären Krankheit bei beiden Geschlechtern um den Faktor 2 und das Risiko der kardiovaskulären Mortalität bei Männern um den Faktor 5 und bei Frauen um den Faktor 3 erhöht.

■ **Die Behandlung der AHT führt zu einem Rückgang der LVM.**

■ Dies haben sämtliche Antihypertonika bei unterschiedlichen Graden, mit Ausnahme von Minoxidil und Hydralazin, gezeigt.

■ **Der Rückgang der LVM während der Behandlung erfolgt teilweise unabhängig von der Senkung der Blutdruckwerte.**

■ Dies hat eine Zusatzstudie der Studie **HOPE** gezeigt, bei der Ramipril 10 mg/Tag die anhand einer Echokardiografie gemessenen LVH gesenkt hat.

■ Dies hat die Studie **LIVE** mit 411 Hypertonikern gezeigt, die bei der Echokardiografie eine LVH aufwiesen und über einen Zeitraum von 48 Wochen beobachtet wurden. Bei gleichmäßiger antihypertonischer Behandlung hat Indapamid LP 1,5 mg/Tag im Vergleich zu Enalapril 20 mg/Tag den LVH-Index signifikant (p < 0,001) gesenkt, während Enalapril diesen nicht verändert hat.

■ Dies hat die Studie **LIFE** (siehe S. 27) mit Hypertonikern gezeigt, die bei der Echokardiografie eine LVH aufwiesen. Losartan 50-100 mg/Tag hat im Vergleich zu Atenolol 50-100 mg/Tag zu einer größeren Reduktion (p < 0,0001) der LVH geführt, die anhand der üblichen echokardiografischen Kriterien bewertet wurde.

■ Dies hat auch die Studie **PICXEL** mit 679 Hypertonikern gezeigt, die eine LVH > 120 mg/m^2 bei Männern und > 100 g/m^2 bei Frauen aufwiesen. Die Studie beinhaltete eine Nachkontrolle von einem Jahr. Die Kombination aus Perindopril 2 mg/Tag und Indapamid 0,625 mg /Tag (die Dosen konnten zweimal verdoppelt werden) hat im Vergleich zu Enalapril 10 mg/Tag die LVH signifikant reduziert, vor allem wenn sie konzentrisch war (-13,6 *vs.* -3,9 g/m^2; p < 0,001).

■ **Aliskiren ist zur LVH-Reduktion bei Hypertonikern ebenso wirksam wie Losartan oder ihre Kombination.**

■ Dies hat die Studie **ALLAY** mit 465 Hypertonikern gezeigt, die eine LVH (Wanddicke ≥ 13 mm bei der Echokardiografie) [eine MRT wurde darüber hinaus systematisch zu Beginn und Ende der Studie durchgeführt] und einen BMI von > 25 Kg/m^2 aufwiesen und über einen Zeitraum von durchschnittlich 9 Monaten in Bezug auf ihren Ausgangszustand beobachtet wurden. Aliskiren (1. direkter oraler Reninhemmer) 300 mg/Tag, Losartan 100 mg/Tag oder ihre Kombination haben signifikant (p < 0,001) auf ähnliche Weise (p = 0,81 für die unterschiedliche Wirksamkeit) den BD und LVH-Index reduziert (um jeweils 4,9, 4,8 und 5,8 g/m²) (primärer Endpunkt). Die Reduktion des LVH-Indexes, die über die Kombination Aliskiren und Losartan erzielt wurde, unterschied sich nicht von der Reduktion, die mit Losartan allein erreicht wurde (p = 0,52). Die Anwendungssicherheit und Verträglichkeit der drei Medikamente waren vergleichbar.

◆ Gemäß den Empfehlungen der **Afssaps** (2012) ist die Kombination Aliskiren-ACE-H oder AT_1-A bei Diabetikern Typ I und II und bei Patienten mit Niereninsuffizienz kontraindiziert (siehe S. 93). Diese Kombination wird nicht für alle anderen Patienten empfohlen.

■ Die klinischen Folgen der LVH-Abnahme sind bisher noch nicht in einer großen klinischen Studie bewertet worden.

■ Zahlreiche Daten lassen dennoch annehmen, dass sie die Morbimortalität signifikant reduzieren sollte.

AHT und Dyslipidämie

■ Die Kombination aus einer AHT und einer Fettstoffwechselstörung ist verbreitet und schwerwiegend.

■ In deiner Studie von **Perreault** mit 7.814 Probanden im Alter von 35 bis 74 Jahren, die an einer kardiovaskulären Krankheit litten, war bei den Hypertonikern beider Geschlechter das Verhältnis von Gesamtcholesterin und HDL-C tendenziell höher als bei den nicht hypertonischen Probanden gleichen Alters.

■ In der schwedischen Studie von **Sundström**, die zwischen 1970 und 1973 mit einer Population von männlichen Hypertonikern durchgeführt wurde und die eine Nachkontrolle von 20 Jahren beinhaltete, hat eine bei 475 Probanden durchgeführte Echokardiografie gezeigt, dass unter anderem das Vorhandensein einer Fettstoffwechselstörung im Alter von 50 Jahren das Risiko für das Auftreten einer LVH im Alter von 70 Jahren signifikant um 27 bis 41 % (p < 0,05) erhöht hat.

■ Bei Hypertonikern mit einem hohen kardiovaskulären Risiko (Risiko eines kardiovaskulären Ereignisses nach 10 Jahren ≥ 20 % gemäß der Gleichung nach **Framingham** oder ≥ 5 % gemäß der **SCORE**-Tabelle [siehe Abbildung auf S. 57]) senkt die Zugabe eines Statins zur antihypertonischen Behandlung signifikant das kardiovaskuläre Risiko und vor allem das Schlaganfallrisiko unabhängig vom Ausgangswert des Gesamtcholesterins.

◆ *Dies wurde bei Hypertonikern mit zu hohen Cholesterinwerten und hohem kardiovaskulären Risiko nachgewiesen.*

■ In der Studie **ASCOT-LLA**, einem lipidsenkenden Behandlungsarm der Studie ASCOT, die doppelblind mit einem 2 × 2-Faktormodell an 19.342 hypertonischen Patienten im Alter von 40 bis 79 Jahren durchgeführt wurde und eine Nachkontrolle von 3,3 Jahren beinhaltete, hat die Zugabe von Atorvastatin 10 mg/Tag zur antihypertonischen Behandlung im Vergleich zum Placebo bei einem Gesamtcholesterinwert von ≥ 2,51 g/l, d.h. 6,5 mmol/l ab dem 1. Jahr das Risiko für das Auftreten des Endpunkts (nicht tödlich verlaufender Myokardinfarkt und tödlich verlaufendes koronares Ereignis) signifikant um 36 % (p = 0,0005) gesenkt.
– In der Studie **ASCOT-LLA** war der klinische Nutzen von Atorvastatin unter der Kombination von Amlodipin und Perindopril stärker als unter der Kombination von Atenolol und Bendroflumethiazid (**Sever**, 2009).

◆ *Dies wurde auch bei Hypertonikern mit normalen Cholesterinwerten und einem hohen kardiovaskulären Risiko nachgewiesen.*

■ In der Studie **HPS** mit 20.636 Patienten beider Geschlechter im Alter von durchschnittlich 64 Jahren, die ein hohes kardiovaskuläres Risiko (aufgrund einer behandelten AHT bei

Männern im Alter von ≥ 70 Jahren, einer Vorgeschichte eines Myokardinfarkts, einer stabilen oder instabilen Angina, einer myokardialen Revaskularisierung, eines nicht hämorrhagischen Schlaganfalls, eines insulinabhängigen oder -unabhängigen Diabetes) und einen Gesamtcholesterinwert von > 1,35 g/l (3,5 mmol/l) aufwiesen und über einen Zeitraum von 5 Jahren beobachtet wurden, hat eine einmalige Dosis Simvastatin 40 mg/Tag im Vergleich zum Placebo die Gesamtmortalität aufgrund einer höchst signifikanten Reduktion von 18 % (p = 0,0005) der koronaren Mortalität und um ungefähr 25 % das Risiko eines nicht tödlichen Myokardinfarkts oder des Herztods (p < 0,0001), das Risiko eines tödlichen oder nicht tödlichen Schlaganfalls (p < 0,0001) sowie die Notwendigkeit einer koronaren oder nicht koronaren Revaskularisierung (p < 0,0001) gesenkt.

– Die Verringerung des Risikos wurde in allen zuvor festgelegten Teilgruppen unabhängig vom Geschlecht, Alter, anfänglichen Cholesterinwert (< 1,93 g/l, d.h. 5,0 mmol/l oder ≥ 2,32 g/l, d.h. 6,0 mmol/l) und des LDL-C (< 1,16 g/l, d.h. 3,0 mmol/L oder ≥ 1,35 g/l, d.h. 3,5 mmol/l) beobachtet.

♦ *Entgegen jeder Erwartung konnte diese positive Wirkung nicht in der Studie **ALLHAT-LLT** reproduziert werden. Die Ergebnisse dieser Studie jedoch stellen den klinischen Nutzen von Statinen, der umfassend nachgewiesen wurde, nicht in Frage.*

■ Darüber hinaus zeigt bei Hinzufügen der Patienten der Studie **ALLHAT-LLT** zu jenen der vorherigen Studien (d.h. insgesamt 64.736 Patienten), dass Statine den Gesamtcholesterinwert um ungefähr 20 %, die koronaren Ereignisse um 27 % und die Mortalität um 14 % senken.

■ **Die angestrebten LDL-C-Werte (Zielwerte) hängen von der Anzahl der kardiovaskulären Risikofaktoren in Verbindung mit der AHT ab.**

■ Bei der Primärprävention muss ein LDL-C-Wert von < 1,6 g/l (4,1 mmol/l) erzielt werden, wenn die AHT mit einem anderen kardiovaskulären Risikofaktor verbunden ist, und ein LDL-C-Wert < 1,3 g/l (2,6 mmol/l), wenn die AHT mit zwei weiteren kardiovaskulären Risikofaktoren einhergeht.

■ Bei der Sekundärprävention (Herzkrankheit oder vaskuläre Vorerkrankungen, vor allem Schlaganfall) muss ein LDL-C-Wert von ≤ 1,0 g/l (2,58 mmol/l) erzielt werden.

AHT bei älteren Patienten

■ Lange Zeit vernachlässigt und/oder nicht respektiert wird die Singularität der AHT bei älteren Patienten nun anerkannt.

■ In der Tat wurde noch vor einigen Jahren die AHT bei älteren Patienten als Garant für eine effektive Perfusion der edlen Organe (Herz, Hirn, Nieren...) angesehen, die durch die Verringerung der arteriellen Elastizität bedroht war. Heute weiß man, dass ihre Behandlung gut vertragen wird und die Prognostik signifikant verbessert.

■ Die systolische AHT ist die häufigste AHT ab einem Alter von 65 Jahren.

◆ *Gemäß den Kriterien nach* **JNC-VI** *(1997) und* **ISH/WHO** *(1999) wird sie durch einen SBD ≥ 140 mmHg und einen DBD ≤ 90 mmHg definiert und umfasst drei Grade, d.h. Grad 1: SBD < 160 mmHg; Grad 2: SBD < 180 mmHg; Grad 3: SBD ≥ 180 mmHg. In dieser Situation stellt jeder Anstieg des Pulsdrucks > 60-70 mmHg einen Hauptdeterminanten für das kardiovaskuläre Risiko dar.*

■ Die Diagnostik der systolischen AHT bei älteren Patienten nutzt die Selbstmessung und/oder ambulante Blutdruckmessung, weil der bei der Konsultation gemessene BD den BD in ungefähr 20 % der Fälle übersteigt.

■ In der Studie **SHEAF** haben die bei der Konsultation gemessenen Blutdruckwerte den BD in 17 % der Fälle in Bezug auf die bei der Selbstmessung erzielten Werte überstiegen.

■ In der Studie **Fagard** war die ambulante Blutdruckmessung bei 24 % der Patienten normal, während der Durchschnitt von

6 bei der Konsultation durchgeführten Blutdruckmessungen bei 695 der 4.695 in der Studie **SYST-Eur** aufgenommenen Patienten bei 174 ± 11/86 ± 6 mmHg lag. Dies stellt die Diagnostik der systolischen AHT in Frage.

■ **Bei älteren Patienten reduziert die Behandlung der AHT das kardiovaskuläre und das Demenzrisiko.**

■ Der absolute Nutzen der antihypertonischen Behandlung ist bei älteren Patienten deutlich höher als bei jüngeren Probanden, weil das absolute kardiovaskuläre Risiko sich mit dem Alter erhöht. Um also einen Schlaganfall zu verhindern, müssen über fünf Jahre 17 Hypertoniker im Alter von über 75 Jahren behandelt werden, während 150 Hypertoniker im Alter von 50 Jahren über den gleichen Zeitraum behandelt werden müssen, um das gleiche Ergebnis zu erzielen.

♦ *Bei älteren Patienten reduziert die systolisch-diastolische wie auch die systolische Behandlung der AHT das kardiovaskuläre Risiko.*

■ Dies haben die Studien **EWPHE, STOP-Hypertension-1, MRC-Older, CASTEL, STONE, STOP-Hypertension-2, SCOPE, ANBP-2, SHEP, SYST-Eur, SYST-China** gezeigt und wurde von 5 Metaanalysen von **Mac Mahon und Rodgers, Insua, Mulrow, Pearce** und **Gueyffier** bestätigt.

♦ *Bei älteren Patienten reduziert oder verhindert die systolisch-diastolische wie auch die systolische Behandlung der AHT das Demenzrisiko.*

■ Dies hat eine Zusatzstudie der Studie **SYST-Eur** mit Hypertonikern im Alter von ≥ 60 Jahren gezeigt, die eine isolierte systolische AHT aufwiesen und über einen Zeitraum von 2 Jahren beobachtet wurden. Die antihypertonische Behandlung (Nitrendipin 10-40 mg/Tag und anschließend in Kombination mit Enalapril 5-20 mg/Tag und/oder Hydrochlorothiazid 12,5-25 mg/Tag) hat im Vergleich zum Placebo das Auftreten einer Demenz um 50 % (p = 0,05) reduziert.

■ Dies hat auch die Analyse von 257 Hypertonikern der Studie **SCOPE** gezeigt. Die Probanden besaßen ein durchschnittliches Alter von 76 Jahren und wurden über einen Zeitraum von 44 Monaten beobachtet. Die Behandlung mit Candesartan

8-16 mg/Tag hat im Vergleich zur Kontrollgruppe die Verschlechterung bestimmter kognitiver Funktionen (Aufmerksamkeit, episodisches Gedächtnis) verringert (p = 0,04).

■ Dies hat vor allem die Studie **PROGRESS** mit 6.105 Patienten im Alter von durchschnittlich 64 Jahren gezeigt, die eine Vorgeschichte von Schlaganfällen oder TIA aufwiesen und von denen 48 % Hypertoniker waren. Die Probanden wurden über einen Zeitraum von 3,9 Jahren beobachtet. Perindopril 4 mg/Tag und anschließend in Kombination mit Indapamid 2,5 mg/Tag hat im Vergleich zum Placebo das Risiko der kognitiven Verschlechterung um 19 % (p = 0,01) signifikant verringert.

■ Auch im Alter von über 80 Jahren ist eine Behandlung der AHT gerechtfertigt, weil sie das kardiovaskuläre Risiko reduziert.

■ Dies hat eine Metaanalyse von **Gueyffier** für die isolierte systolische AHT nahegelegt, die ausgehend von Daten bezüglich 1.132 Patienten im Alter von ≥ 80 Jahren, die in 5 Studien aufgenommen wurden, durchgeführt wurde. Im Vergleich zur Kontrollgruppe hatte die antihypertonische Behandlung das Risiko für einen tödlich oder nicht tödlich verlaufenden Schlaganfall um 34 % (p = 0,014), das Risiko für schwere kardiovaskuläre Ereignisse um 22 % (p = 0,01) und das Risiko für eine Herzinsuffizienz um 39 % (p = 0,001) reduziert. Dagegen ergaben die Daten über die Mortalität kein Ergebnis.

■ Dies hat auch die Studie **HYVET** für die isolierte systolische AHT und die systolisch-diastolische AHT gezeigt. Sie umfasste 3.845 Hypertoniker (SBD: 160-199 mmHg; DBD < 110 mmHg; durchschnittlich: 172,0/90,8 mmHg) im Alter von durchschnittlich 83,5 Jahren, von denen 65 % bereits eine antihypertonische Behandlung erhielten. Die Patienten wurden über einen Zeitraum von durchschnittlich 1,8 Jahren beobachtet. Im Vergleich zum Placebo hat die Zugabe von Indapamid SR 1,5 mg/Tag und anschließend in Kombination mit Perindopril 2-4 mg/Tag, falls der Zielblutdruck (150/80 mmHg) nicht erreicht werden konnte, zur einer zusätzlichen Senkung des Blutdrucks um 15/6 mmHg geführt. Sie reduzierte tendenziell das Risiko eines tödlichen oder nicht tödlichen Schlaganfalls (primärer Endpunkt) um 30 % (p = 0,06; NS) und hat eine ganze Reihe sekundärer Endpunkten signifikant reduziert, d.h. um 21 %

(p = 0,0019) die allgemeine Mortalität, um 39 % (p = 0,046) die Mortalität durch Schlaganfall, um 64 % (p < 0,0001) das Auftreten einer Herzinsuffizienz und um 34 % (p < 0,001) das Risiko sämtlicher tödlicher oder nicht tödlicher kardiovaskulärer Ereignisse. Indapamid SR in anschließender Kombination mit Perindopril hat die kardiovaskuläre Mortalität (sekundärer Endpunkt) tendenziell um 23 % (p = 0,06; NS) reduziert.

◆ In der Zusatzstudie **HYVET-COG** jedoch hat die Wirkstoffbehandlung das Auftreten einer Demenz, die in 36 Fällen *vs.* 38 mit einem Placebo behandelten Fällen auf 1000 Patienten/Jahre beobachtet wurde, nicht signifikant verändert.

– Indapamid SR und Perindopril wurden gut vertragen. Es wurde kein statistisch signifikanter Unterschied zwischen den beiden Behandlungsgruppen in Bezug auf die Kaliämie, Urikämie, Kreatininämie und Glykämie beobachtet. Zudem hatten am Ende der Studie 73,4 % der Patienten in der Wirkstoffgruppe diese weiterhin erhalten.

■ Die Behandlung der AHT muss 3 Regeln beachten: 1. einen SBD < 150 mmHg bei abwesender orthostatischer Hypotonie erzielen; 2. eine Behandlung mit schwach dosierter Monotherapie ohne Salzreduzierung beginnen; 3. nicht mehr als 3 Antihypertonika kombinieren.

AHT und Diabetes (siehe S. 95)

AHT und Herzkrankheit

■ Nach einem akuten Koronarinfarkt verringert die Kontrolle einer möglichen AHT das Rezidivrisiko und die koronare Mortalität um 20 %.

■ Dies ist das Ergebnis der retrospektiven Analyse der Untergruppe von Hypertoniepatienten, die im Rahmen der **AIRE**-Studie untersucht wurden.

■ Eine antihypertonische Therapie ist bei Hypertoniepatienten mit koronarer Herzerkrankung indiziert, wobei ein BD von $\leq 130/80$ mmHg aufrechterhalten und in der Erstlinienbehandlung folgende Medikation verordnet werden sollte:

■ Bei Hypertoniepatienten mit stabiler koronarer Herzerkrankung ein Betablocker oder ein Kalziumkanalhemmer mit langer Wirkdauer bzw. beides.

■ Bei Hypertoniepatienten nach einem Myokardinfarkt ein Betablocker oder ein ACE-Hemmer bzw. beides.

■ Bei Koronarpatienten mit Hypertonie zeigen Ramipril und Perindopril eine besonders gute Wirkung, während Verapamil als Alternative zu Atenolol in Frage kommen kann.

■ In der **HOPE**-Studie, die als Primär- und Sekundärpräventionsstudie über einen mittelfristigen Beobachtungszeitraum von 5 Jahren an 9.297 Patienten durchgeführt wurde, die im Durchschnitt 66 Jahre alt waren und ein hohes Risiko für das Auftreten eines kardiovaskulären Ereignisses aufwiesen (46,8 % der Teilnehmer waren Hypertoniepatienten), aber weder an linksventrikulärer Dysfunktion noch an Herzinsuffizienz litten, reduzierte die zusätzlich zur konventionellen Behandlung erfolgte Gabe von 10 mg Ramipril/Tag das relative Risiko des Auftretens des primären Endpunktes (Myokardinfarkt, Schlaganfall oder kardiovaskulärer Tod) und der einzelnen Komponenten dieses primären Endpunktes im Vergleich zum Placebo signifikant um 22 % (p < 0,001).

■ In der **EUROPA**-Studie, die über einen Beobachtungszeitraum von 4,2 Jahren an 13.655 Koronarpatienten im Durchschnittsalter von 60 ± 9 Jahren durchgeführt wurde, von denen einige bereits einen Myokardinfarkt hinter sich hatten und 54,2 % an Hypertonie litten, reduzierte die zusätzlich zur konventionellen Behandlung verordnete Gabe einer Einmaldosis von 8 mg Perindopril/Tag das relative Risiko des Auftretens des primären Endpunktes aus kardiovaskulärem Tod, nicht tödlichem Myokardinfarkt und Wiederbelebung nach Herzstillstand im Vergleich zum Placebo um 20 % (p = 0,0003). Diese positive Wirkung wurde unabhängig von dem Risikoniveau des Patienten (d. h. unabhängig von Geschlecht oder Alter oder einem

Myokardinfarkt, einer Diabeteserkrankung, AHT oder einer peripheren Arteriopathie in der Anamnese) und der gleichzeitigen sonstigen Behandlung (insbesondere der Gabe bzw. Nichtgabe von Betablockern) erreicht.

■ In der **INVEST**-Studie, die über einen Beobachtungszeitraum von 2,7 Jahren an 22.576 hypertonischen Koronarpatienten im Durchschnittsalter von 66 Jahren durchgeführt wurde, erwies sich die Gabe von 240 mg Verapamil LP/Tag (gegebenenfalls in Verbindung mit 2 mg Trandolapril/Tag) als ebenso wirksam wie die Verabreichung von 50 mg Atenolol/Tag (gegebenenfalls in Verbindung mit 25 mg Hydrochlorothiazid/Tag), was die Behandlung von Hypertonie und die Prävention von schweren kardiovaskulären Ereignissen betrifft.

AHT und Schlaganfall (CVA)

■ Nach der Akutphase eines Infarkts reduziert die Kontrolle des BD signifikant das Rezidivrisiko und das Risiko schwerer kardiovaskulärer Ereignisse (siehe S. 279).

■ Dies bestätigte die **PROGRESS**-Studie, die im Doppelblindverfahren an 6.105 hypertonischen (48 %) oder nicht hypertonischen (52 %) Patienten durchgeführt wurde, die 64 ± 10 Jahre alt waren und in den 5 Jahren davor eine TIA oder einen Schlaganfall ohne schwerwiegende invalidisierende Folgen erlitten hatten. In dieser Studie mit einem Beobachtungszeitraum von 4 Jahren bewirkte die zusätzlich zur konventionellen Behandlung erfolgte Gabe von 4 mg/Perindopril/Tag (gegebenenfalls in Verbindung mit 2-2,5 mg Indapamid/Tag) im Vergleich zum Placebo eine signifikante Verringerung des Risikos eines erneuten Schlaganfalls (primärer Endpunkt) um 28 % (p < 0,0001) sowie eine Reduzierung der Häufigkeit schwerer kardiovaskulärer Ereignisse (vaskuläre Todesfälle, Myokardinfarkte und nicht tödliche Schlaganfälle) um 26 % (p < 0,001). Darüber hinaus reduzierten sich die sekundären Demenzen und kognitiven Störungen nach einem erneuten Schlaganfall (sekundärer Endpunkt) durch die Verabreichung von Perindopril um 34 % (p = 0,03) bzw. 45 % (p < 0,001) (*Arch Intern Med* 2003; *163*: 1069-1075).

◆ Nach Angaben der **Task Force der Europäischen Gesellschaft für Kardiologie** sind ACE-Hemmer die Methode erster Wahl zur Behandlung von AHT bei Patienten mit Myokardinfarkt- oder Schlaganfall-Anamnese.

◆ Nach einem Schlaganfall und bei einer AHT befürworten die **AHA/ASA-Empfehlungen (2011)** mit dem höchsten Nachweisniveau, auf Diuretika oder eine Kombination aus Diuretikum-ACE-H zurückzugreifen, auch wenn die Rolle der ACE-H nach einem Schlaganfall nicht bestätigt ist.

AHT und Niereninsuffizienz

■ AHT beeinträchtigt die Nierenfunktion und erhöht das KV-Risiko.

■ In einer solchen Situation ist es daher ratsam, den BD auf 120-80 mmHg zu senken, insbesondere bei Vorliegen einer Proteinurie.

■ Hierzu sind in der Regel mehrere Antihypertonika erforderlich, zu denen bei strenger Überwachung der Kaliämie und der Kreatininämie ein ACE-H oder einen AT_1-Antagonisten bzw. eine Kombination aus beiden Substanzen gehören sollten, da diese das Fortschreiten der Niereninsuffizienz verlangsamen und eine Verringerung der Mikroalbuminurie und der Proteinurie bewirken.

AHT und Schwangerschaft

■ Bei Schwangeren ist AHT definiert als ein SBD ≥ 140 mmHg oder ein DBD ≥ 90 mmHg.

■ Diese Werte sind durch mindestens 2 Messungen bei mindestens 2 verschiedenen Untersuchungen oder durch eine ambulante Blutdruckmessung, die eine bessere Aussage über die allgemeine Schwangerschaftsprognose zulässt, zu überprüfen.

■ **In der Schwangerschaft unterscheidet man zwischen 3 Typen von AHT:**

■ Präexistente AHT (1 bis 5 % aller Schwangerschaften)

– Der BD liegt bei ≥ 140/90 mmHg und ist bereits vor der Schwangerschaft bekannt oder wird vor der 20. Schwangerschaftswoche entdeckt. Er kann mit einer Proteinurie einhergehen und besteht über die 6. Woche nach der Entbindung hinaus fort.

■ Schwangerschaftsbedingte AHT

– Dieser Typ der AHT wird durch die Schwangerschaft verursacht und geht nicht mit einer Proteinurie einher. Er ist durch eine gestörte viszerale Perfusion gekennzeichnet, tritt nach der 20. Schwangerschaftswoche auf und bildet sich in der Regel in den ersten 6 Wochen nach der Entbindung wieder zurück. Wenn er mit einer signifikanten Proteinurie (> 300 mg/L oder > 500 mg/24 Stunden oder ≥ 2 + auf dem Urinteststreifen) einhergeht, wird er als Präeklampsie bezeichnet.

■ Präexistente AHT mit zusätzlicher schwangerschaftsbedingter AHT

– Die präexistente AHT verschlimmert sich, während nach der 20. Schwangerschaftswoche eine hochgradige Proteinurie (3 g/24 Stunden) auftritt.

■ **Bei Schwangeren macht ein BD von 140-149/90-95 mmHg mit oder ohne Proteinurie eine konsequente Behandlung erforderlich.**

■ Ratsam sind vor allem eine Einschränkung der körperlichen Tätigkeit und eine normale Ernährung ohne Natriumeinschränkung.

■ Zusätzlich können Methyldopa, Labetalol und Kalziumantagonisten verabreicht werden. ACE-H und AT$_1$-Antagonisten sind aufgrund schwerwiegender fetotoxischer und neonataler Wirkungen unabhängig vom Schwangerschaftsstadium während der gesamten Schwangerschaft ausdrücklich kontraindiziert.

■ Die Wirksamkeit einer zusätzlichen Kalziumeinnahme (2 g/Tag) und der Einnahme von mehrfach ungesättigten Omega-3-Fettsäuren (Fischöl) konnte nicht nachgewiesen werden.

■ Aspirin in niedriger Dosierung kommt als vorbeugende Maßnahme nur bei Frauen in Frage, bei denen bereits eine frühe Präeklampsie (vor der 25. Schwangerschaftswoche) aufgetreten ist.

■ Bei Schwangeren ist ein SBD ≥ 170 oder ein DBD ≥ 110 mmHg ein Notfall, der eine stationäre Behandlung erfordert.

■ Die Senkung des BD wird durch orale Gabe von Labetalol IV, Methyldopa oder Nifedipin *per os* erreicht. Eine kurzzeitige i. v. Infusion von Natrium-Nitroprussid oder Nitropräparaten kommt nur bei hypertensiven Krisen bzw. Lungenödemen in Betracht. Diuretika sind in dieser Situation nicht indiziert, da das Plasmavolumen bereits verringert ist. Die Injektion von Magnesiumsulfat wiederum hat sich bei der Eklampsieprävention und der Krampfbehandlung als wirksam erwiesen.

■ Alle Antihypertonika werden mit der Muttermilch ausgeschieden.

■ Mit Ausnahme von Propranolol und Nifedipin sind sie dort jedoch nur in sehr geringer Konzentration vorhanden.

AHT und ethnische Zugehörigkeit

■ Dunkelhäutige Menschen mit AHT sprechen vor allem auf Thiaziddiuretika und Kalziumkanalhemmern an.

■ Der Grund hierfür liegt darin, dass diese Patienten einen „Niedrigrenin"-Phänotyp aufweisen und somit kaum auf das Renin-Angiotensin-Aldosteron-System blockierende Medikamente, d. h. Betablocker, ACE-H und AT_1-Antagonisten, ansprechen.

Bilanz der Blutdruckkontrolle

■ Die 50:50-Regel, die in den 60er-Jahren in den USA aufkam, ist vielfach auch heute noch gültig.

■ Nach dieser Regel wissen lediglich 50 % aller hypertensiven Patienten, dass sie an Hypertonie leiden. Von diesen wiederum werden lediglich 50 % behandelt, und nur die Hälfte der behandelten Patients, d. h. 25 % der ursprünglichen Population, hat einen normalen BD.

■ Nach der in dem **7. Bericht des JNC** zitierten Studie **NHANES III** (1999-2000) haben in den USA lediglich 34 % aller Menschen im Alter zwischen 18 und 74 Jahren eine kontrollierte AHT, und im Rest der Welt sieht es nicht viel besser aus.

■ In Frankreich ergab die im Zeitraum 1994-1995 von 235 Allgemeinmedizinern unter 12.351 Personen durchgeführte Untersuchung **PHARE 1**, dass lediglich 24 % der behandelten hypertonischen Patienten einen normalen BD hatten. 5 Jahre später lag dieser Anteil in der Studie **PHARE 2** bei 31,5 %.

■ Die Blutdruckkontrolle von Hypertonikern hat sich im Verlauf der letzten Jahre verbessert.

■ Nach den Ergebnissen der **NHANES**-Studie (2010) ist die Blutdruckkontrolle von 27,3 % in den Jahren 1988-1994 auf 50,1 % in den Jahren 2007-2008 gestiegen (p für die Tendenz = 0,006).

■ In der Sekundärprävention ist die AHT-Kontrolle dennoch nach wie vor alles andere als befriedigend.

■ Dies geht aus den Studien **EUROASPIRE I**, **II** und **III** hervor, die in Europa zwischen 1995 und 2007 an 8.547 Patienten durchgeführt wurden, die sich wegen eines akuten Koronarsyndroms und/oder einer Myokardrevaskularisierung durch aortokoronaren Bypass oder koronare Angioplastie in stationärer Behandlung befanden. Im Laufe der Zeit verringerte sich der Prozentsatz an hypertonischen Probanden (SBD ≥ 140 und/oder DBD ≥ mmHg) nicht. Vielmehr blieb der Anteil in allen 3 Studien mit 54,6 %, 54 % und 54,2 % konstant.

■ Selbst nach einer Normalisierung des BD liegen die Gesamtmortalität und die kardiovaskuläre Mortalität bei hypertonischen Patienten beider Geschlechter nach wie vor über denen der normotensiven Bevölkerung (Restrisiko).

■ Dies hatte bereits die Studie der **Glasgow Blood Pressure Clinic** ergeben.

■ Zu demselben Ergebnis gelangte auch die an 7.495 männlichen Personen durchgeführte **MPPT**-Studie. Über einen Beobachtungszeitraum von 15 Jahren wiesen die 686 hypertonischen Probanden, die zu Beginn 52 Jahre alt waren, trotz

einer therapeutischen Normalisierung ihres BD eine signifikant höhere Gesamtmortalität auf als die 6.810 nicht hypertonischen Studienteilnehmer (37,4 % *vs.* 29,2 %; p < 0,001).

BHS-/NICE-Empfehlungen (2006)*

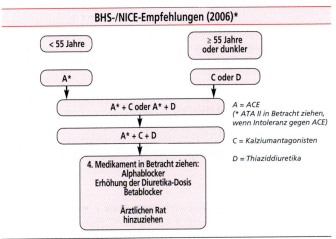

A = ACE
(* ATA II in Betracht ziehen,
wenn Intoleranz gegen ACE)

C = Kalziumantagonisten

D = Thiaziddiuretika

*Abrufbar unter: http://www.nice.org.uk/page.aspc?o=cg34

Formel von Cockroft und Gault
(Nephron 1976; 16: 31-41)

Die Formel misst die Kreatinin-Clearance (clcr).

$$\text{Clcr (in ml/min)} = 140 - \text{Alter} \times \frac{\text{Gewicht}}{\text{Kreatininämie}} \times K$$

Alter in Jahren; Gewicht in kg; Kreatininämie in µmol/l;
K: 1,23 bei Männern und 1,04 bei Frauen.

Diese Formel unterschätzt die Nierenfunktion, insbesondere
wenn Alter > 65 Jahre, was zu einer unnötigen Behandlung von
nicht bestehenden Niereninsuffizienzen führt.

Ursachen für therapieresistente AHT
(JAMA 2003; 289: 2560-2572)

- übermäßige Natriumaufnahme
- Nichtbefolgung von Therapieempfehlungen
- unangemessene Behandlung oder Dosierung
- gleichzeitige Einnahme von:
  - nicht steroidalen Antiphlogistika
  - Sympathomimetika
  - Kortikosteroiden
  - oralen Kontrazeptiva
  - Ciclosporin und Tacrolimus
  - Erythropoietin
  - Kokain, Amphetaminen
  - Lakritze
- Adipositas, Alkoholismus
- Vorliegen einer sekundären AHT

MDRD-Formel von Levey
(Ann Intern Med 1999; 130: 461-470)

$$GFR^* = 186 \times (Kreatininämie)^{-1,154} \times (Alter)^{-0,203} \times k$$

*: Glomeruläre Filtrationsrate in ml/min/1,73 m²
Kreatininämie in mg/l (geteilt durch 88,4 wenn in µmol/l)
k = 0,742 bei Frauen und 1,210 bei dunkelhäutigen Männern

Der Vorteil der MDRD-Formel von Levey besteht darin, dass sie das Gewicht
des Patienten nicht berücksichtigt. Sie ist bei älteren Personen vorzuziehen.

> 90	GFR normal oder erhöht
60 bis 90	GFR leicht verringert
30 bis 59	mäßige chronische Niereninsuffizienz
15 bis 29	schwere chronische Niereninsuffizienz
< 15	terminale chronische Niereninsuffizienz

Ab 40 Jahren beträgt der physiologische Rückgang 1 ml/min/Jahr.

Gründe für feste Antihypertonika-Kombinationen

- **Wirksamkeit**
- Nur ca. 30 % aller Fälle von Hypertonie sind monotherapeutisch behandelbar. In ca. 70 % Prozent aller Fälle ist daher eine Polytherapie erforderlich.
- Aufgrund des multifaktoriellen Charakters der AHT bietet eine feste Kombination aus 2 Antihypertonika verschiedener Wirkstoffklassen die Möglichkeit, gleichzeitig auf mehrere Einflussfaktoren des BD einzuwirken. Dies steigert die Wirksamkeit jedes einzelnen der beiden Medikamente, wodurch sich in einigen Fällen ein ausgeprägter Synergieeffekt einstellt.
- Eine feste Kombination von zwei Antihypertonika hat eine stärker blutdrucksenkende Wirkung und erhöht die Zahl der Patienten mit einem normalisierten BD.

- **Verträglichkeit**
- Eine feste Antihypertonikakombination bietet darüber hinaus die Möglichkeit, den von jedem einzelnen Medikament ausgelösten Gegenregulierungsmechanismen zumindest teilweise entgegenzuwirken, was die Inzidenz von Nebenwirkungen verringert.

- **Konsequente Durchführung der Behandlung**
- Feste Antihypertonika-Kombinationen werden in der Regel als tägliche Einmalgabe verabreicht, was eine konsequente Durchführung der BD-Behandlung erleichtert und somit deren langfristigen Nutzen erhöht. Gleichzeitig reduzieren sich die Behandlungskosten, die unter den Kosten für eine separate Verordnung der beiden Medikamente liegen.

Sekundäre AHT
Die wichtigsten Ätiologien

- Parenchymatöse Nephropathien
- Stenose der Nierenarterie
- Pheochromocytom
- Primärer Hyperaldosteronismus
- Cushing-Syndrom
- Schlafapnoe-Syndrom
- Aortenisthmusstenose
- Produkte und Medikamente: Lakritze, orale Kontrazeptiva, Kortikosteroide, nicht steroidale Antiphlogistika, Kokain, Amphetamine, Erythromycin, Cyclosporin, Tacrolimus

Beurteilung des kardiovaskulären Risikos nach 10 Jahren
Die Framingham-Formel
(JAMA 2001; 285: 2486-2497)

Männer

Alter (Jahre)	Punkte
20-34	−9
35-39	−4
40-44	0
45-49	3
50-54	6
55-59	8
60-64	10
65-69	11
70-74	12
75-79	13

Cholesterin Gesamt g/L	Punkte				
	Alter 20-39	Alter 40-49	Alter 50-59	Alter 60-69	Alter 70-79
< 1,60	0	0	0	0	0
1,60-1,99	4	3	2	1	0
2,00-2,39	7	5	3	1	0
2,40-2,79	9	6	4	2	1
≥ 2,80	11	8	2	3	1

	Punkte				
	Alter 20-39	Alter 40-49	Alter 50-59	Alter 60-69	Alter 70-79
Nichtraucher	0	0	0	0	0
Raucher	8	5	3	1	1

HDL-C (g/L)	Punkte
≥ 0,60	−1
0,50-0,59	0
0,40-0,49	1
< 0,40	2

SAD (mmHg)	Nicht behandelt	Behandelt
< 120	0	0
120-129	0	1
130-139	1	2
140-159	1	2
≥ 160	2	3

Gesamtpunktzahl	Risiko nach 10 Jahren (%)
< 0	< 1
0	1
1	1
2	1
3	1
4	1
5	2
6	2
7	3
8	4
9	5
10	6
11	8
12	10
13	12
14	16
15	20
16	25
≥ 17	≥ 30

Frauen

Alter (Jahre)	Punkte
20-34	−7
35-39	−3
40-44	0
45-49	3
50-54	6
55-59	8
60-64	10
65-69	12
70-74	14
75-79	16

Cholesterin Gesamt g/L	Punkte				
	Alter 20-39	Alter 40-49	Alter 50-59	Alter 60-69	Alter 70-79
< 1,60	0	0	0	0	0
1,60-1,99	4	3	2	1	1
2,00-2,39	8	6	4	2	1
2,40-2,79	11	8	5	3	2
≥ 2,80	13	10	7	4	2

	Punkte				
	Alter 20-39	Alter 40-49	Alter 50-59	Alter 60-69	Alter 70-79
Raucherin	0	0	0	0	0
Nichtraucherin	9	7	4	2	1

HDL-C (g/L)	Punkte
≥ 0,60	−1
0,50-0,59	0
0,40-0,49	1
< 0,40	2

SAD (mmHg)	Nicht behandelt	Behandelt
< 120	0	0
120-129	1	3
130-139	2	4
140-159	3	5
≥ 160	4	6

Gesamtpunktzahl	Risiko nach 10 Jahren (%)
< 9	< 1
9	1
10	1
11	1
12	1
13	2
14	2
15	3
16	4
17	5
18	6
19	8
20	11
21	14
22	17
23	22
24	27
≥ 25	≥ 30

**Beurteilung des kardiovaskulären Risikos nach 10 Jahren
Das SCORE-Schema**
(Eur Heart J 2003; *24:* 1601-1610)

- Das absolute kardiovaskuläre Risiko ist die Wahrscheinlichkeit, innerhalb eines bestimmten Zeitraums in der Zukunft ein klinisches Ereignis zu erleiden.

- Das aus der Framingham-Gleichung (siehe S. 56) abgeleitete Beurteilungsschema ist das am häufigsten verwendete Modell. Es neigt jedoch dazu, das Risiko der Menschen in Südeuropa überzubewerten.

- Das SCORE-Schema ist ein detailliertes Risikobewertungsschema, das von der Europäischen Gesellschaft für Kardiologie entwickelt wurde.

- Es basiert auf prospektiven Kohortenstudien aus 12 europäischen Ländern mit insgesamt 205178 Teilnehmern und ist an die Anforderungen der Primärprävention angepasst.

- Es berücksichtigt ausschließlich die kardiovaskuläre Mortalität nach 10 Jahren und nicht die Gesamtheit der tödlichen bzw. nicht tödlichen kardiovaskulären Ereignisse.

- Nach dem SCORE-Schema ist ein kardiovaskulärer Hochrisikopatient ein Patient mit einem Todesrisiko von > 5 % in den kommenden 10 Jahren.

- Die Risikoeinschätzung wird anhand zweier Lipidparameter (Gesamtcholesterin und Verhältnis von Gesamtcholesterin zu HDL-Cholesterin) und anderer Faktoren (Geschlecht, Rauchgewohnheiten, SBD-Wert) ermittelt.

- Das Risiko des Patienten ist in einem der kleinen farbigen Kästchen des Schemas abzulesen, das anschließend unter Bezugnahme auf die Farbskala quantifiziert werden muss.

- Diabetes wurde als Beurteilungskriterium nicht berücksichtigt. Eine Diabeteserkrankung hat bei Männern jedoch eine Verdoppelung und bei Frauen eine Vervierfachung des mithilfe des Schemas errechneten Risikos zur Folge.

Kardiovaskuläre Risikofaktoren

B – Dyslipidämie

Fakten

■ Eine Hypercholesterinämie erhöht das KV-Risiko.

■ Dagegen führt die Behandlung einer Hypercholesterinämie zu einer signifikanten Verbesserung der kardiovaskulären Prognose, wie die **MRFIT**-Studie gezeigt hat.

■ Die Behandlung dyslipidämischer Patienten muss die Bekämpfung aller KV-Risikofaktoren einschließen, um das Auftreten von KV-Ereignissen hinauszuzögern (Primärprävention) oder Rückfälle zu vermeiden (Sekundärprävention).

■ Der Nutzen einer kardiovaskulären Prävention zeigt sich bei allen Untergruppen von Dyslipidämiepatienten, d. h. bei Personen im Alter von 70 bis 80 Jahren, Frauen nach den Wechseljahren, Hypertoniepatienten, Typ-2-Diabetespatienten und Patienten, die bereits kardiovaskuläre Ereignisse hinter sich haben.

- Die Intensität der Behandlung einer Hypercholesterinämie hängt vom Ausmaß des kardiovaskulären Gesamtrisikos ab.
- Das Vorliegen einer Dyslipidämie bei gleichzeitiger AHT verschlechtert die KV-Prognose (siehe S. 40).

- Die Reduzierung des KV-Risikos korreliert mit der Senkung des LDL-Cholesterinspiegels, dem besten Indikator für die Wirksamkeit einer lipidsenkenden Behandlung.

- In der Primär- oder Sekundärprävention müssen sich Auswahl und Dosis des Lipidsenkers an den Medikationen und Dosierungen orientieren, die sich in groß angelegten klinischen Studien bewährt haben.

  - Üblicherweise wird zum frühestmöglichen Zeitpunkt mit einer niedrigen Dosis begonnen, um die Dosierung später entsprechend der Wirksamkeit und der Verträglichkeit zu steigern.

- Die maximale Wirksamkeit der Behandlung stellt sich nach ca. 4 Wochen ein.

- Bei normolipidämischen Personen, die äußerlich gesund sind, aber einen erhöhten us-CRP-Spiegel aufweisen, bewirkt Rosuvastatin eine signifikante Verringerung der Inzidenz von schweren KV-Ereignissen und der Gesamtmortalität.

  - Dies belegte die **JUPITER**-Studie, die an 17.802 äußerlich gesunden Patienten mit einem LDL-Cholesterinspiegel von < 1,30 g/l (3,4 mmol/l), einem us-CRP-Spiegel von ≥ 2,0 mg/l und einem Triglyzeridspiegel von < 5 g/l (5,6 mmol/l) durchgeführt wurde. Verglichen mit dem Placebo bewirkte die Einnahme von 20 mg Rosuvastatin/Tag über einen durchschnittlichen Beobachtungszeitraum von 1,9 Jahren (die Studie wurde vorzeitig abgebrochen) eine Reduzierung des LDL-Cholesterinspiegels um 50 % und eine Verringerung des us-CRP-Spiegels um 37 %. Sie verringerte die Inzidenz des primären Endpunktes (Myokardinfarkt, Schlaganfall, arterielle Revaskularisierung, stationäre Behandlung wegen instabiler Angina Pectoris oder kardiovaskulärer Tod) und jedes seiner Komponenten signifikant um 44 % (p < 0,00001). Die positive Wirkung von Rosuvastatin erwies sich als unabhängig von Alter, Geschlecht und Ausmaß der KV-Risikofaktoren. Verglichen mit dem Placebo war bei Rosuvastatin ein ähnlich hoher Prozentsatz an schweren Nebenwirkungen zu beobachten (1.377 vs. 1.352 Fälle; p = 0,60).

■ **Die positive vaskuläre Wirkung von Statinen ist unabhängig vom Basalwert des CRP-Spiegels.**

■ Dies zeigt eine Analyse der Daten der randomisierten multizentrischen **HPS-CRP**-Studie, die mit 20.536 männlichen und weiblichen Probanden mit hohem KV-Risiko durchgeführt wurde (siehe Seite **HPS**, 41). Basierend auf dem Basalwert ihres CRP-Spiegels (von < 1,25 bis ≥ 8,00 mg/l) wurden die Patienten in 6 Kategorien eingeteilt.

– Verglichen mit dem Placebo war bei einer Einnahme von 40 mg Simvastatin/Tag über einen durchschnittlichen Beobachtungszeitraum von 5,0 Jahren ein signifikanter Rückgang der Häufigkeitsrate des 1. Ereignisses des primären Endpunktes (koronarer Tod, Myokardinfarkt, Schlaganfall, Myokardrevaskularisierung) um 24 % (RR 0,76 [0,72-0,81]) zu beobachten. Die positive Wirkung von Simvastatin korrelierte nicht mit dem Basalwert des CRP-Spiegels (p = 0,41 als Tendenz): Selbst in der Gruppe der Patienten, die im Basalzustand einen niedrigen CRP-Spiegel (< 1,25 mg/l) oder niedrige CRP-Werte und LDL-Cholesterinwerte hatten, reduzierte Simvastatin die Inzidenz von schweren CV-Ereignissen um 29 % (p < 0,0001).

– Die **HPS-CRP**-Studie ergänzt die **JUPITER**-Studie, die gezeigt hatte, dass die Gabe von 20 mg Rosuvastatin/Tag bei äußerlich gesunden, normolipidämischen Personen (LDL-C < 1,30 g/l) mit einem dennoch hohen us-CRP-Spiegel (≥ 2,0 mg/l) die Inzidenz von schweren KV-Ereignissen um 44 % (p < 0,00001) verringerte.

■ **Die regelmäßige Einnahme einer Polypille über einen längeren Zeitraum könnte das KV-Risiko verringern.**

■ Dies zeigte die **TIPS**-Studie, die in Indien an 2.053 Personen mit nur einem KV-Risikofaktor (1/3 war diabeteskrank und der Rest litt nicht an Hypertonie) durchgeführt wurde. Die Studie verglich die Wirksamkeit und die Verträglichkeit der täglichen oralen Einnahme einer Polypille mit geringen Dosen an Hydrochlorothiazid (12,5 mg), Atenolol (50 mg), Ramipril (5 mg), Simvastatin (20 mg) und Aspirin (100 mg) mit der Wirksamkeit und der Verträglichkeit der täglichen oralen Gabe eines oder mehrerer Bestandteile dieser Pille in derselben Dosierung. Über einen Beobachtungszeitraum von 3 Monaten senkte die Polypille den SBD und den DBD (um 7,4 und 5,6 mmHg *vs.* ohne Antihypertonika), den LDL-Cholesterinspiegel (um 0,70 mmol/l; p <0,0001 *vs.* ohne Simvastatin) und die HF (um 7,0 Schläge/Minute; p < 0,0001 *vs.* ohne Atenolol). Die Verträglichkeit der Polypille entsprach in etwa der Verträglichkeit ihrer Bestandteile, die als Vergleich dienten.

Nicht pharmakologische Behandlung

■ Diätetische Maßnahmen spielen in der Primär- und Sekundärprävention eine wichtige Rolle. Für sich allein sind sie jedoch meist unzureichend, da sie den LDL-Cholesterinspiegel bestenfalls um 10 bis 15 % senken und keine Auswirkungen auf die Gesamtmortalität haben.

■ Zu diesem Ergebnis gelangte die von **Hooper** durchgeführte Metaanalyse von 27 Studien mit insgesamt 30.902 Teilnehmern. Über einen Beobachtungszeitraum von mindestens 2 Jahren hatten diätetische Maßnahmen für sich allein keine Auswirkungen auf die Gesamtmortalität. Sie reduzierten die Häufigkeit kardiovaskulärer Ereignisse um 16 % (RR 0,84 [0,72-0,99]) und verringerten die kardiovaskuläre Mortalität tendenziell lediglich um 9 % (RR 0,91 [0,77-1,07]; NS).

■ Eine Änderung der Ernährungsweise umfasst 4 Kategorien von Maßnahmen:

– eine Einschränkung des Nahrungscholesterins und des Konsums von mit pflanzlichen Sterolen angereicherten Nahrungsmitteln;

– eine Einschränkung des Verzehrs von gesättigten Fettsäuren (tierische Fette);

– eine Erhöhung des Konsums von mehrfach ungesättigten Omega-3-Fettsäuren (Fischöl), die das Risiko eines koronaren

Ereignisses und eines Schlaganfalls verringert, wie die **Bucher**-Metaanalyse zeigte;

– eine Erhöhung des Verzehrs von Obst, Gemüse und Getreide.

Pharmakologische Behandlung

Reduzierung des LDL-C

Primärprävention

Statine

■ Statine senken den LDL-Cholesterinspiegel um ca. 30 % und reduzieren die KV-Morbimortalität.

◆ *Dies belegten die Studien WOSCOPS, AFCAPS/TexCAPS und HPS.*

■ In der **WOSCOPS**-Studie, an der 6.595 männliche Schotten mit einem durchschnittlichen LDL-Cholesterinspiegel von 1,92 g/l (4,95 mmol/l) teilnahmen und die sich über einen Beobachtungszeitraum von 4,9 Jahren erstreckte, reduzierte eine Dosis von 40 mg Pravastatin/Tag verglichen mit dem Placebo die Inzidenz koronarer Ereignisse um 31 % (p < 0,001), die KV-Mortalität um 32 % (p = 0,033) und die Gesamtmortalität tendenziell um 22 % (p = 0,051; NS).

■ In der **AFCAPS/TexCAPS**-Studie, die über einen Beobachtungszeitraum von 5,2 Jahren an 6.605 Personen mit einem durchschnittlichen LDL-Cholesterinspiegel von 1,50 g/l (3,87 mmol/l) durchgeführt wurde, reduzierte die Gabe von 20-40 mg Lovastatin/Tag das Risiko des Auftretens eines schweren koronaren Ereignisses verglichen mit dem Placebo um 37 % (p < 0,001), ohne einen Einfluss auf die Gesamtmortalität zu haben.

■ In der **HPS**-Studie, die in Primär- und Sekundärprävention an 20.536 Patienten durchgeführt wurde und sich über einen Beobachtungszeitraum von 5 Jahren erstreckte, verringerte eine Dosis von 40 mg Simvastatin/Tag verglichen mit dem Placebo die Inzidenz des Auftretens eines schweren vaskulären Ereignisses um 24 % (p < 0,0001), das Schlaganfallrisiko um 25 % (p < 0,0001; im Wesentlichen durch eine Reduzierung des Risikos eines ischämischen Schlaganfalls um 30 % [p < 0,0001] bedingt), die vaskuläre Mortalität um 17 % (p < 0,0001) und die Gesamtmortalität um 13 % (p = 0,0003).

■ **Statine sind die Behandlung erster Wahl bei reinen oder gemischten Hypercholesterinämien.**

Fibrate

■ **Die Verordnung eines Fibrats als Monotherapie ist besonderen Situationen vorbehalten.**

■ Nach den Empfehlungen der **Neuen Französischen Gesellschaft für Arteriosklerose (NSFA)** handelt es sich dabei in erster Linie um schwere isolierte Hypertriglyceridämien mit einem Triglyceridspiegel von ≥ 4 g/l (4,56 mmol/l) oder um Hypertriglyceridämien mit einem Triglyceridspiegel von > 2,5 g/l (2,85 mmol/l) in Verbindung mit einem niedrigen LDL-Cholesterinspiegel (< 1 g/l [2,58 mmol/l]) und einem niedrigen HDL-Cholesterinspiegel (< 0,35 g/l [0,9 mmol/l] bei Männern und < 0,40 g/l [1,03 mmol/l] bei Frauen).

■ Bei Patienten mit Statinunverträglichkeit kann ein Fibrat monotherapeutisch auch als Medikament zweiter Wahl verabreicht werden.

■ Wenn das Therapieziel mit dem in der üblichen Dosis verabreichten Fibrat nicht erreicht wird, ist eine Erhöhung der verordneten Dosierung nicht zu empfehlen, da dies nur zu einem geringfügigen zusätzlichen Vorteil führen würde.

■ **Bei Patienten mit hohem KV-Risiko bewirken Fibrate eine leichte Reduzierung des KV-Risikos, insbesondere des Risikos koronarer Ereignisse.**

■ Dies ergab die von **Jun** durchgeführte Metaanalyse von 18 Studien, an denen 45.058 Patienten mit hohem KV-Risiko (Vorliegen von Risikofaktoren oder einer bekannten KV-Erkrankung) teilgenommen hatten. Die Fibrate reduzierten das Risiko des Auftretens schwerer KV-Ereignisse um 10 % (p = 0,048) und das Risiko koronarer Ereignisse um 13 % (p < 0,0001). Sie hatten keine Auswirkungen auf die Schlaganfallprävention (p = 0,69), die Prävention des Sekundenherztodes (p = 0,19) und die Prävention der KV-Mortalität (p = 0,59) oder der nicht vaskulären Mortalität (p = 0,063) und veränderten nicht die Gesamtmortalität (p = 0,92). Die Fibrate wurden insgesamt gut vertragen und haben die Inzidenz der schweren Nebenwirkungen nicht signifikant erhöht (p = 0,19). Dagegen war in nahezu doppelt so vielen Fällen eine Erhöhung der Kreatininämie zu beobachten (p < 0,0001), während sich die Progressionsrate der Albuminurie um 14 % verringerte (p = 0,028).

Colestyramin und Gemfibrozil

■ Colestyramin und Gemfibrozil senken den LDL-Cholesterinspiegel um 10 bis 15 % und verringern die koronare Morbimortalität.

■ Dies zeigten die an 3.806 Männern mit Colestyramin durchgeführte **LRC-CPPT**-Studie und die **HHS**-Studie, die an 4.081 Männern mit Gemfibrozil durchgeführt wurde.

■ In der von **Muldoon** vorgenommenen Metaanalyse von 6 Studien an insgesamt 24.847 Männern verringerte die Behandlung die koronar bedingte Mortalität um 14,4 % (p = 0,04), ohne sich jedoch signifikant auf die Gesamtmortalität auszuwirken.

Ezetimib

■ Wenn der LDL-Cholesterinspiegel über dem Sollwert liegt, bewirkt die kombinierte Verabreichung von Ezetimib und Statin eine zusätzliche Senkung des LDL-Cholesterins um bis zu 25 %.

■ Dies ergaben die Studie von **Ballantyne** und die **EASE**-Studie.

■ Zu demselben Ergebnis kam auch die **INCROSS**-Studie, die an 618 hypercholesterinämischen Hochrisikopatienten durchgeführt wurde, deren LDL-Cholesterinspiegel über dem mit der Statinbehandlung angestrebten Wert lag. Verglichen mit der Einnahme von 10 mg Rosuvastatin/Tag führte die in einer Gabe verabreichte Kombination von 10 mg Ezetimib und 20 mg Simvastatin pro Tag über einen Beobachtungszeitraum von 6 Wochen bei mehr Patienten zu einem LDL-Cholesterin-spiegel von < 1 g/l (2,58 mmol/l) (72 % vs. 56 % der Fälle) und sogar von < 0,7 g/l (1,80 mmol/l) (p < 0,001).

■ Die Kombination Simvastatin-Ezetimib ist eine wirk-same Medikation zur Behandlung von schwerer chroni-scher Niereninsuffizienz.

■ Dies zeigte die **SHARP**-Studie, die an 9.270 Patienten mit chronischer Niereninsuffizienz (3.023 davon waren dialyse-pflichtig), aber ohne Anzeichen einer koronaren Herzerkran-kung durchgeführt wurde. Über einen durchschnittlichen Beobachtungszeitraum von 4,9 Jahren hat die Kombination von 20 mg Simvastatin und 10 mg Ezetimib pro Tag verglichen mit dem Placebo den durchschnittlichen LDL-Cholesterinspie-gel um 0,85 mmol/l gesenkt und die Inzidenz des Auftretens des 1. Ereignisses des primären Endpunktes aus nicht tödli-chem Myokardinfarkt, koronarem Tod, nicht hämorrhagi-schem Schlaganfall und arterieller Revaskularisierung um 17 % (11,3 % vs.13,4 %; p = 0,0021) reduziert. Sie hat die Inzidenz von nicht hämorrhagischen Schlaganfalls um 25 % (2,8 % vs.13,8 %; p = 0,01) und die Inzidenz von arteriellen Revasku-larisierungen um 21 % (6,1 % vs. 7,6 %; p = 0,0036) gesenkt.

Sekundärprävention

Statine

■ Statine bewirken einen signifikanten Rückgang der KV-Morbimortalität und der Gesamtmortalität.

◆ *Dies ergaben die Studien 4S, CARE, LIPID und HPS.*

■ In der **4S**-Studie, an der 4.444 Koronarpatienten mit einem Gesamtcholesterinspiegel zwischen 2,1 und 3,1 g/l (5,4 und 8 mmol/l) teilnahmen, verringerte eine Dosis von 20-40 mg Simvastatin/Tag über einen Beobachtungszeitraum von 5,4 Jahren verglichen mit dem Placebo die koronar bedingte Mortalität um 42 % (RR 0,58 [0,46-0,73]), das Risiko des Auf-tretens eines schweren kardiovaskulären Ereignisses um 34 % (p < 0,00001) und die Gesamtmortalität um 30 % (p = 0,0003).

■ In der **CARE**-Studie, die an 4.159 Patienten durchgeführt wurde, die bereits einen Myokardinfarkt erlitten hatten und deren LDL-Cholesterinspiegel sich zwischen 1,15 und 1,74 g/l (2,9 und 4,4 mmol/l) bewegte, reduzierte eine Dosis von 40 mg Pravastatin/Tag über einen Beobachtungszeitraum von 5 Jahren verglichen mit dem Placebo das Risiko eines koronaren Todes oder eines nicht tödlichen Myokardinfarktes um 24 % (p = 0,003), das Schlaganfallrisiko um 31 % (p = 0,03) und die Gesamtmortalität tendenziell um 9 % (p = 0,37; NS).

■ In der **LIPID**-Studie, an der 9.014 Koronarpatienten mit einem Gesamtcholesterinspiegel zwischen 1,55 und 2,71 g/l (4 und 7 mmol/l) teilnahmen, verringerte eine Dosis von 40 mg Pravastatin/Tag über einen Beobachtungszeitraum von 6,1 Jahren verglichen mit dem Placebo die koronar bedingte Mortalität um 24 % (p < 0,001), das Risiko eines Myokardinfarkts um 29 % (p < 0,001) und die Gesamtmortalität um 22 % (p < 0,001).

■ In der **HPS**-Studie (siehe S. 41), die in Sekundärprävention an 20.536 Patienten (ausgeprägte ischämische Kardiopathie, Anamnese mit ischämischem Schlaganfall, Arteriopathie der unteren Gliedmaße) und in Primärprävention an Hochrisikopersonen (Diabetes oder AHT bei Männern im Alter von > 70 Jahren) durchgeführt wurde, reduzierte eine Dosis von 40 mg Simvastatin/Tag über einen Beobachtungszeitraum von 5 Jahren verglichen mit dem Placebo das Risiko des Auftretens des ersten schweren vaskulären Ereignisses um 24 % (p < 0,0001), das Risiko eines ersten Schlaganfalls um 25 % (p < 0,0001) und die Gesamtmortalität um 13 % (p = 0,0003), was insbesondere einer signifikanten Verringerung der koronaren Mortalität um 18 % (p = 0,0005) zu verdanken war.

◆ *In der Sekundärprävention muss ein LDL-Cholesterinspiegel von ≤ 1 g/l (2,58 mmol/l) erreicht werden.*

■ **Die positive Wirkung von Statinen ist unabhängig von Geschlecht und Alter und vom Ausgangswert des Cholesterinspiegels.**

■ Was das Geschlecht betrifft, so wurde die Tatsache, dass zwischen Männern und Frauen kein Unterschied besteht, von den Studien **HPS** und **LIPID** nachgewiesen.

■ Bezüglich des Alters war die positive Auswirkung von Statinen auf die Morbimortalität in der **HPS**-Studie bei den Personen im Alter von > 75 Jahren verglichen mit den jüngeren Patienten identisch.

– Dies bestätigte die **PROSPER**-Studie, die an 5.804 Patienten im Durchschnittsalter von 75,3 Jahren durchgeführt wurde, die bereits einen koronaren Vorfall hinter sich hatten oder als Risikofaktor Diabetes, AHT oder Rauchen aufwiesen und deren durchschnittlicher LDL-Cholesterinspiegel bei 1,47 g/l (3,8 mmol/l) lag. Verglichen mit dem Placebo verringerte eine Dosis von 40 mg Pravastatin/Tag über einen Beobachtungszeitraum von 3,2 Jahren das Risiko eines Todes, eines Myokardinfarkts oder eines Schlaganfalls um 15 % (p = 0,014).

■ Die positive Wirkung ist unabhängig von dem Ausgangswert des Gesamtcholesterinspiegels und des LDL-Cholesterinspiegels, wie die Studien **4S, LIPID** und **CARE** und vor allem die **HPS**-Studie gezeigt haben. In letzterer Studie war der unter Simvastatin beobachtete Rückgang der Morbimortalität auch bei im Basalzustand normalen Cholesterinwerten festzustellen, was für eine von der Cholesterinsenkung unabhängige pleiotrope Wirkung der Statine spricht.

◆ *Statine verringern das Risiko des Auftretens schwerer kardiovaskulärer Ereignisse (koronarer Vorfall, Myokardrevaskularisierung, Schlaganfall).*

■ Dies zeigte die prospektive Metaanalyse der **CTT**, in der 14 Studien mit insgesamt 90.056 Teilnehmern untersucht wurden.

■ Der absolute Nutzen korreliert im Wesentlichen mit dem Risikoniveau des jeweiligen Probanden und dem Ausmaß der unter Statinen erreichten Senkung des LDL-Cholesterinspiegels.

■ Bei hohen Statindosierungen besteht ein annähernd lineares Verhältnis zwischen der Reduzierung des KV-Risikos und der erreichten Senkung des LDL-Cholesterinspiegels.

◆ *Dies belegten die Studien **MIRACL** und **PROVE-IT** in Bezug auf schwere Koronarsyndrome. Dagegen war das Ergebnis der **A-to-Z**-Studie weniger eindeutig.*

■ In der **MIRACL**-Studie, an der 3.086 Patienten teilnahmen, die wegen eines akuten Koronarsyndroms ohne persistente ST-Hebung stationär behandelt wurden, führte die 24 bis 96 Stunden nach der Aufnahme begonnene Verabreichung von 80 mg Atorvastatin/Tag verglichen mit dem Placebo in der 16. Woche zu einer signifikanten Senkung des durchschnittlichen LDL-Cholesterinspiegels von 1,24 g/l (3,20 mmol/l) im Basalzustand auf 0,72 g/l (1,85 mmol/l) und zu einer Verringerung der kombinierten Rate von Tod, nicht tödlichem Myokardinfarkt, Wiederbelebung nach Herzstillstand oder schwerer rekurrenter Myokardischämie um 17,5 % (14,8 % *vs.* 17,4 %, p = 0,048), wobei der Unterschied einzig und allein mit der Reduzierung der schweren anginösen Rezidive zusammenhing.

■ In der **PROVE-IT**-Studie, an der 4.162 Patienten teilnahmen, bei denen am 30. Tag ein kürzlich zurückliegendes akutes Koronarsyndrom zu verzeichnen war (< 10 Tage) und deren Gesamtcholesterinspiegel bei ≤ 2,4 g/l (6,19 mmol/l) lag (mittlerer LDL-Cholesterinspiegel: 1,06 g/l [2,73 mmol/l]), zeigte eine Dosis von 80 mg Atorvastatin/Tag eine bessere Wirkung als eine Tagesdosis von 40 mg Pravastatin, in dem sie den LDL-Cholesterinspiegel, der anfänglich in beiden Gruppen 1,3 g/l (3,35 mmol/l) betrug, auf 0,62 g/l (1,60 mmol/l) *vs.* 0,95 g/l (2,45 mmol/l) senkte. Über einen Beobachtungszeitraum von 2 Jahren reduzierte die Gabe von 80 mg Atorvastatin/Tag den kombinierten Endpunkt aus Gesamtmortalität, Myokardinfarkt, akutem Koronarsyndrom, Myokardrevaskularisierung und Schlaganfall um 16 % (22,4 % *vs.* 26,3 %; p = 0,005). Diese positive Wirkung zeigte sich ab dem 30. Tag. Hinsichtlich der Verträglichkeit war die Einnahme von 80 mg Atorvastatin/Tag mit einer dreimal stärkeren Zunahme der hepatischen Transaminasen verbunden.

■ In der **A-to-Z**-Studie, die an 4.497 wegen eines akuten Koronarsyndroms stationär behandelten Patienten durchgeführt wurde, verringerte Simvastatin (40 mg/Tag im ersten Monat und danach 80 mg/Tag) verglichen mit dem 4 Monate lang eingenommenen und anschließend durch 20 g Simvastatin/Tag ersetzten Placebo die Inzidenz des primären Endpunktes aus Tod, Myokardinfarkt, Rezidiv des Koronarsyndroms oder Schlaganfall über einen Beobachtungszeitraum von 2 Jahren lediglich um 16 % (14,4 % *vs.* 16,7 %; p = 0,14; NS).

■ Die von **Murphy** (siehe S. 153) vorgenommene Metaanalyse der Studien **PROVE-IT** und **A-to-Z** empfiehlt die Verabreichung von Statinen in hohen Dosen.

◆ *Bei chronischer Koronarinsuffizienz ist ein solcher Behandlungsansatz wirksam, wie die Studien ALLIANCE, TNT und IDEAL gezeigt haben.*

■ In der **ALLIANCE**-Studie, die an 2.442 stabilen Koronarpatienten durchgeführt wurde, verringerte eine Intensivtherapie mit moduliertem Atorvastatin zur Senkung des LDL-Cholesterinspiegels unter 0,8 g/l (2,06 mmol/l) verglichen mit einer klassischen Behandlung die Inzidenz von schweren Herzereignissen über einen Beobachtungszeitraum von 4 Jahren um 17 % (p = 0,02).

■ In der **TNT**-Studie, an der 10.001 stabile Koronarpatienten mit einem LDL-Cholesterinspiegel von < 1,30 g/l (3,35 mmol/l) teilnahmen, hat eine Dosis von 80 mg Atorvastatin/Tag verglichen mit einer Tagesdosis von 10 mg Atorvastatin über einen Beobachtungszeitraum von 4,9 Jahren den LDL-Cholesterinspiegel stärker gesenkt (auf 0,77 *vs.* 1,01 g/l [1,98 *vs.* 2,60 mmol/l]) und die kombinierte Rate von koronarer Mortalität, nicht tödlichem Myokardinfarkt, Wiederbelebung nach Herzstillstand und Schlaganfall um 22 % (p < 0,001) verringert, ohne sich auf die Gesamtmortalität auszuwirken. Dabei war häufiger ein übermäßiger Anstieg des Transaminasenwertes zu beobachten (1,2 % *vs.* 0,2 %; p < 0,001).

■ In der **IDEAL**-Studie, an der 8.888 stabile Koronarpatienten teilnahmen, deren durchschnittlicher LDL-Cholesterinspiegel bei 1,24 g/l (3,20 mmol/l) lag und die bereits einen Myokardinfarkt hinter sich hatten, hat eine Dosis von 80 mg Atorvastatin/Tag verglichen mit einer Tagesdosis von 20 mg Simvastatin über einen mittleren Beobachtungszeitraum von 4,8 Jahren die Inzidenz des primären Endpunktes aus koronar bedingtem Tod, nicht tödlichem Myokardinfarkt und Wiederbelebung nach Herzstillstand tendenziell um 11 % (9,3 % *vs.* 10,4 %; p = 0,07; NS) verringert, das Risiko eines nicht tödlichen Myokardinfarkts aber signifikant um 17 % (6,0 % *vs.* 7,2 %; p = 0,02), die Gesamtzahl der kardiovaskulären Ereignisse um 13 % (p = 0,02) und die Gesamtzahl der koronaren Ereignisse um 16 % (p < 0,001) reduziert.

◆ All diese Studien, die sich insgesamt auf einen Beobachtungszeitraum von 100.000 Patientenjahren belaufen, haben gezeigt, dass eine Intensivtherapie mit einer hohen Statindosierung die Zahl der kardiovaskulären Ereignisse signifikant reduzierte und insbesondere die koronare Mortalität oder das Risiko eines Myokardinfarkts um 16 % (p = 0,0001) verringerte.

◆ *Für Schlaganfälle (CVA) wird dieses Ergebnis von der* **SPARCL**-*Studie bestätigt.*

■ In der **SPARCL**-Studie, die an 4.731 Patienten durchgeführt wurde, die nicht an einer Koronarerkrankung litten, in den 6 Monaten vor der Teilnahme an der Studie aber einen CVA oder eine TIA erlitten hatten, und deren LDL-Cholesterinspiegel sich zwischen 1,0 und 1,9 g/l (2,6 und 4,9 mmol/l) bewegte, hat die Ergänzung der konventionellen Behandlung durch eine Dosis von 80 mg Atorvastatin/Tag über einen durchschnittlichen Beobachtungszeitraum von 4,9 Jahren verglichen mit dem Placebo den LDL-Cholesterinspiegel signifikant gesenkt (auf 0,73 g/l [1,9 mmol/l] *vs.* 1,29 g/l [3,3 mmol/l]) und das Risiko des Auftretens eines tödlichen oder nicht tödlichen CVA um 16 % (p = 0,03) reduziert. Darüber hinaus hat die intensive Behandlung mit einer Tagesdosis von 80 mg Atorvastatin ungeachtet der Tatsache, dass die teilnehmenden Patienten nicht an einer bekannten Koronarerkrankung litten, das Risiko eines schweren Koronarereignisses (kardial bedingter Tod, Myokardinfarkt, Wiederbelebung nach Herzstillstand) um 35 % (p = 0,002) und das Risiko eines schweren kardiovaskulären Ereignisses (schweres Koronarereignis und CVA) um 20 % (p = 0,002) verringert, ohne sich jedoch auf die Gesamtmortalität auszuwirken.

– Diesem Ergebnis steht eine geringfügige (5 %) und nicht signifikante Zunahme der Häufigkeit hämorrhagischer CVAs gegenüber (55 Fälle unter Atorvastatin *vs.* 33 unter Placebo, ohne Unterschied zwischen den 2 Gruppen hinsichtlich der tödlichen hämorrhagischen CVAs). Gleiches trifft auch auf die Metaanalyse von **Amarenco** (siehe S. 276) zu. Wenngleich dieses Risiko in der **JUPITER**-Studie (siehe S. 60) nicht nachzuweisen war, ist es in der Praxis zu berücksichtigen, bevor einem

Patienten, der bereits einen hämorrhagischen CVA erlitten hat, eine hohe Statindosis verabreicht wird.

■ **Das lineare Verhältnis zwischen der Senkung des LDL-Cholesterinspiegels und der Verringerung des KV-Risikos besteht mindestens bis zu einem Wert von 0,70 g/l (1,80 mmol/l).**

■ Dies zeigten insbesondere die **TNT**-Studie und die **IDEAL**-Studie.

■ **Bei hohen Statindosen verlangsamt die deutliche Senkung des LDL-Cholesterinspiegels die Atheromprogression.**

■ In der **REVERSAL**-Studie, an der 502 Patienten im Durchschnittsalter von 56 Jahren teilnahmen, bei denen im Rahmen einer intrakoronaren Ultraschalluntersuchung Koronarablagerungen nachgewiesen worden waren, hat eine Dosis von 80 mg Atorvastatin/Tag über einen Beobachtungszeitraum von 18 Monaten verglichen mit einer Tagesdosis von 40 mg Pravastatin den anfänglichen LDL-Cholesterinspiegel von 1,5 g/l (3,87 mmol/l) auf 0,79 g/l (2,03 mmol/l) (*vs.* 1,1 g/l [2,83 mmol/l] unter Pravastatin) gesenkt und die Entwicklung des Koronaratheroms stabilisiert (nicht signifikante Verringerung des Volumens der Ablagerungen um 0,4 % *vs.* Zunahme um 2,7 % unter Pravastatin; [p = 0,02]).

■ In der **ASTEROID**-Studie, an der 507 Patienten im Durchschnittsalter von 58 Jahren teilnahmen, die zuvor nicht mit Statinen behandelt worden waren, hat eine hohe Rosuvastatindosis von 40 mg/Tag über einen Beobachtungszeitraum von 2 Jahren den LDL-Cholesterinspiegel um 53,2 % (p < 0,001) von 1,3 auf 0,6 g/l (von 3,35 auf 1,54 mmol/l) gesenkt, den HDL-Cholesterinspiegel signifikant um 13,8 % (p < 0,001) erhöht und das Volumen des durch eine intrakoronare Ultraschalluntersuchung festgestellten Koronar-atheroms um 6,8 % (p < 0,001 im Vergleich zum Basalzustand) reduziert.

■ In der **METEOR**-Studie, an der 984 Patienten im Durchschnittsalter von 57 Jahren mit einem geringen kardiovaskulären Risiko und einer gemäßigten, infraklinischen Carotis-Atheromatose teilnahmen, hat eine hohe Rosuvastatindosis von 40 mg/Tag über einen Beobachtungszeitraum von 2 Jahren verglichen mit dem Placebo den LDL-Cholesterinspiegel um 49 % (p < 0,001) von 1,55 auf 0,78 g/l (von 4,0 auf 1,55 mmol/l) gesenkt, den HDL-Cholesterinspiegel signifikant um 8 % erhöht (p < 0,001) und die Progression der durch eine B-Modus-Ultraschalluntersuchung festgestellten Intima-Media-Dicke der Carotis signifikant verlangsamt.

■ **Hohe Statindosen bewirken einen signifikanten Rückgang von koronaren Atheromen.**

■ Dies zeigte die randomisierte **Nicholls**-Studie an 1.039 Koronarpatienten, die im Basalzustand und nach einer 2-jährigen Behandlung mit einer Tagesdosis von 80 mg Atorvastatin oder 40 mg Rosuvastatin mittels einer intrakoronaren Ultraschalluntersuchung untersucht wurden.

■ **Hohe Statin-Dosierungen (siehe S. 68) sind im Allgemeinen gut verträglich.**

■ In der von **Newmann** durchgeführten retrospektiven Analyse von 49 Studien an 14.236 Patienten, die zwischen einem halben Monat und 52 Monaten behandelt worden waren, war die Inzidenz der Nebenwirkungen bei einer Dosis von 80 mg Atorvastatin und einer Dosis von 10 mg Atorvastatin identisch.

■ **Bei hohen Statindosen wird die mögliche Zunahme einiger unerwünschter Wirkungen von einer positiven Auswirkung auf die Prognose kompensiert.**

■ Zu diesem Ergebnis gelangt die Metaanalyse von **Silva** (siehe S. 153).

■ **Die Ergänzung von hohen Statindosen mit Niacin bewirkt keine zusätzliche Verbesserung der kardiovaskulären Prognose.**

■ Dies zeigte die **AIM-high**-Studie, an der 3.414 Patienten teilnahmen, die an einer arteriellen Erkrankung litten (koronar, zerebrovaskulär oder peripher-arteriell) und mit einer Dosis von 40 bis 80 mg Simvastatin/Tag behandelt wurden, unter Umständen in Verbindung mit einer Dosis von 10 mg Ezetimib/Tag, um den LDL-Cholesterinspiegel zwischen 0,40 und 0,80 mg/l (1,03 bis 2,07 mmol/l) zu halten.

– Über einen durchschnittlichen Beobachtungszeitraum von 3 Jahren hat die zusätzliche Gabe von 1500 bis 2000 mg Niacin/Tag verglichen mit dem Placebo den HDL-Cholesterinspiegel signifikant erhöht und den LDL-Cholesterinspiegel sowie den

Triglyceridspiegel gesenkt, ohne sich allerdings auf die Inzidenz von schweren KV-Ereignissen auszuwirken (HR 1,02; p = 0,79; NS).

Fibrate

■ Wenn der LDL-Cholesterinspiegel unter Statingabe über dem festgelegten Wert liegt, kann die zusätzliche Verabreichung eines Fibrats oder von Ezetimib (siehe S. 65) oder sogar die ergänzende Gabe von Nikotinsäure helfen, diesen Wert zu erreichen.

■ In der Sekundärprävention ist die positive Wirkung von Fibraten auf die kardiovaskuläre Morbimortalität ungewiss.

◆ *Die **VA-HIT**-Studie und die **BIP**-Studie haben diesbezüglich widersprüchliche Ergebnisse geliefert.*

■ In der **VA-HIT**-Studie, an der 2.531 männliche Koronarpatienten mit einem niedrigen HDL-Cholesterinspiegel (≤ 0,40 g/l [1,03 mmol/l]), einem augenscheinlich normalen LDL-Cholesterinspiegel (im Schnitt 1,12 g/l [2,89 mmol/l]) und einem durchschnittlichen Triglyceridspiegel von 1,6 g/l (1,82 mmol/l) teilnahmen, hat die Verabreichung von 1200 mg Gemfibrozil/Tag verglichen mit dem Placebo das Risiko eines koronar bedingten Todes oder eines nicht tödlichen Myokardinfarkts über einen Beobachtungszeitraum von 5,1 Jahren um 22 % (p = 0,006) verringert.

■ In der **BIP**-Studie dagegen, die an 3.090 Koronarpatienten mit einem HDL-Cholesterinspiegel von ≤ 0,45 g/l (1,16 mmol/l), einem LDL-Cholesterinspiegel von ≤ 1,80 g/l (4,64 mmol/l) und einem Triglyceridspiegel von ≤ 3 g/l (3,42 mmol/l) durchgeführt wurde, hat eine Dosis von 400 mg Bezafibrat/Tag das kombinierte Risiko aus Myokardinfarkt und Sekundenherztod über einen Beobachtungszeitraum von 6,2 Jahren verglichen mit dem Placebo nicht signifikant reduziert.

◆ *In der Metaanalyse von **Jun** haben Fibrate das KV-Risiko, insbesondere das koronare Risiko, von koronaren Hochrisikopatienten leicht reduziert (siehe S. 64).*

Erhöhung des HDL-Cholesterins

■ Unter Statingabe bleibt bei vielen Patienten ein hohes KV-Restrisiko bestehen, insbesondere im Falle eines niedrigen HDL-Cholesterinspiegels.

■ Wie man weiß, lässt sich dieses Risiko durch einen höheren HDL-Cholesterinspiegel mindern.

■ Eine Erhöhung des HDL-Cholesterinspiegels stellt somit ein logisches Ziel dar. In der Praxis lässt sich der HDL-Cholesterinwert durch eine intensive körperliche Betätigung, die Gabe von Fibraten und die Verabreichung von Nikotinsäure moderat um ca. 15 % steigern. Ziel eines neueren Behandlungsansatzes ist es, das Cholesterinester-Transferprotein (*Cholesteryl-Ester Transfer Protein* - CETP) zu blockieren.

• Torcetrapib, das erste Medikament dieser neuen Wirkstoffklasse, erhöhte den HDL-Cholesterinspiegel. Es zog jedoch übermäßig viele Todesfälle und KV-Ereignisse nach sich, die nachweislich auf das Molekül zurückzuführen waren (Torcetrapib bewirkte einen Anstieg des BD und des Aldosteronspiegels im Blut), und hatte keinen Bezug zur Blockade des CETP.

• Andere Moleküle, die diese Nebenwirkungen nicht auslösen, werden gegenwärtig getestet (Dalcetrapib [**dal-PLAQUE, dal-VESSEL**], Evacetrapib und Anacetrapib [**DEFINE**]). Sie führen zu einem überaus signifikanten Anstieg des HDL-Cholesterinspiegels (um 50 bis 100 % oder mehr) und senken teilweise auch den LDL-Cholesterinspiegel.

• Derzeit wartet man auf die Ergebnisse der laufenden klinischen Studien (**dal-OUTCOMES** [Dalcetrapib] und **REVEAL** [Anacetrapib], in denen die Auswirkungen dieser positiven biologischen Veränderungen auf die KV-Prognose untersucht werden.

Dyslipidämie und AHT (siehe S. 40)

Dyslipidämie und Diabetes
(siehe S. 104)

Berechnung des LDL-Cholesterinspiegels*
nach der Formel von Friedewald**

$$LDL\text{-}C = Gesamtcholesterin - HDL\text{-}C - \frac{Triglyceride}{5}$$

* Angabe der Formelparameter in g/l.
**Diese Formel gilt nur bei einem Triglyceridspiegel von < 3 oder 4 g/l (3,42 oder 4,56 mmol/l).

Body Mass Index

$$Body\ Mass\ Index = \frac{Gewicht\ (in\ kg)}{Größe\ (in\ Metern)^2}$$

Klassifizierung der International Obesity Task Force
(in: *Diab Metab* 1998; *24* suppl 2: 10-42)

- Normal   20-24
- Übergewicht   25-29
- Adipositas   ≥ 30
  . mäßig   30-34,9
  . schwer   35-39,9
  . massiv   ≥ 40

Diabetesrisiko unter Statingabe
(Lancet 2010; *375*: 735-742)

- **Bei der Gabe von Statinen kommt es zu einer leichten Erhöhung des Diabetesrisikos.**

• Dies ergab die von Sattar durchgeführte Metaanalyse von 13 Studien mit 91140 teilnehmenden Patienten.

• Über einen durchschnittlichen Beobachtungszeitraum von 4 Jahren war bei der Behandlung mit Statinen eine leichte Zunahme (9 %) des Diabetesrisikos zu beobachten (OR 1, 09; 1,02-1,17). So hatte die Statinbehandlung von 255 Patienten in 4 Jahren lediglich einen zusätzlichen Fall von Diabetes zur Folge.

• Gemessen an der signifikanten Reduzierung der Zahl der KV-Ereignisse, zu deren Prävention Statine beitragen, ist das Diabetesrisiko somit praktisch außerordentlich gering. Daher besteht kein Anlass, die verordnete Statindosis von Patienten, die aufgrund von Risikofaktoren oder einer bekannten KV-Erkrankung ein hohes KV-Risiko aufweisen, zu verändern.

Umrechnungskoeffizienten

Cholesterin	Blutzucker	Triglyzeride
mmol/l × 0,387 = g/l	mmol/l × 0,18=g/l	mmol/l × 0,875 = g/l
g/l × 2,58 = mmol/l	g/l × 5,55 = mmol/l	g/l × 1,14 = mmol/l

Empfehlungen für die Behandlung
(AFSSAPS 2005 –

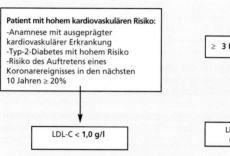

Zeitpunkt für die Änderung des
Lebensstils und der Ernährung

Patient mit hohem kardiovaskulären Risiko:
-Anamnese mit ausgeprägter
kardiovaskulärer Erkrankung
-Typ-2-Diabetes mit hohem Risiko
-Risiko des Auftretens eines
Koronarereignisses in den nächsten
10 Jahren ≥ 20%

≥ 3 Risikofaktoren*

LDL-C < 1,0 g/l

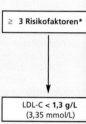

LDL-C < 1,3 g/L
(3,35 mmol/L)

*** Zur Einschätzung des kardiovaskulären Gesamtrisikos
verwendete Liste der kardiovaskulären Risikofaktoren**
- **Alter**
  - Männer im Alter von 50 Jahren oder darüber
  - Frauen im Alter von 60 Jahren oder darüber
- **Familienanamnese mit frühzeitiger koronarer Herzerkrankung**
  - Myokardinfarkt oder Sekundenherztod vor dem 55. Lebensjahr
  bei dem Vater oder einem männlichen Verwandten ersten Grades
  - Myokardinfarkt oder Sekundenherztod vor dem 65. Lebensjahr
  bei der Mutter oder einer weiblichen Verwandten 1. Grades
  - frühzeitiger CVA vor dem 45. Lebensjahr
- gegenwärtiger oder vor weniger als 3 Jahren eingestellter **Tabakkonsum**
- **behandelte oder nicht behandelte permanente AHT**
- **behandelte oder nicht behandelte Diabeteserkrankung vom Typ 2**
- **LDL-C ≥ 1,60 g/l (4,1 mmol/l) unabhängig vom Geschlecht**
- **HDL-C < 0,40 g/l (1,0 mmol/l) unabhängig vom Geschlecht**
- **Schutzfaktor**
- **HDL-C ≥ 0,60 g/l (1,5 mmol/l): In diese Fall „ein Risiko"
vom ermittelten Risikoniveau streichen**

n dyslipidämischen Patienten
vw.afssaps.sante.fr)

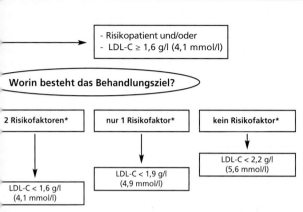

- Risikopatient und/oder
- LDL-C ≥ 1,6 g/l (4,1 mmol/l)

Worin besteht das Behandlungsziel?

| 2 Risikofaktoren* | nur 1 Risikofaktor* | kein Risikofaktor* |

kein Risikofaktor*
→ LDL-C < 2,2 g/l (5,6 mmol/l)

nur 1 Risikofaktor*
→ LDL-C < 1,9 g/l (4,9 mmol/l)

2 Risikofaktoren*
→ LDL-C < 1,6 g/l (4,1 mmol/l)

---

* Typ-2-Diabetes mit hohem Risiko

- Nierenerkrankung
- oder mindestens 2 der folgenden Risikofaktoren: Alter, Familienanamnese mit frühzeitiger koronarer Herzerkrankung, Tabakkonsum, AHT, HDL-C < 0,40 g/l, Mikroalbuminurie (> 30 mg/24 Stunden)

Pleiotrope Wirkungen von Statinen

Definition
Dieser Terminus *(Curr Opin Lipidol* 1999; *10:* 543-559) bezeichnet die nur unzureichend bekannten und nicht gemessenen Wirkungen von Statinen, die über die aus der selektiven Hemmung der HMG-CoA-Reduktase resultierende Senkung des plasmatischen LDL-Cholesterinspiegels hinausgehen.

Nachweis
• Für die Vermutung, dass es solche Wirkungen gibt, sprechen 2 Feststellungen:
  • Statine entfalten ihre Wirkung sowohl bei normocholesterinämischen als auch bei hypercholesterinämischen Patienten.
  • In zahlreichen unter Statingabe durchgeführten Studien zur Rückbildung von Arteriosklerose wird nach kurzer Zeit ein klinischer Nutzen erreicht, obwohl sich die anatomischen Läsionen lediglich um einige hundertstel Millimeter zurückgebildet haben.
• Bislang ist nicht bekannt, ob die pleiotropen Wirkungen von Statinen für sich allein genommen, d. h. unabhängig von jeder Senkung des LDL-Cholesterinspiegels, zu einer Verringerung des Risikos von Koronarereignissen führen können.

Beschreibung
• Stabilisierung von Atheromablagerungen
  • Es wird vermutet, dass Statine auf der Ebene der Makrophagen wirken, die sich in der Intima ansammeln, nachdem sie oxidierte LDL-Partikel aufgenommen haben. Sie senken den LDL-Cholesteringehalt des Lipidkerns und verhindern damit eine Plaquefissur und -ruptur. Des Weiteren nimmt man an, dass Statine in der Plaque die Menge der oxidierten LDL-Partikel reduzieren (antioxidierende Wirkung) und auch das Wachstum der glatten Muskelzellen der Plaque hemmen.
• Hemmung der Plaque-Aggregation durch Hemmung des Thromboxans A 2.
• Beeinflussung der Koagulation durch Verringerung des TPA-Aktivators oder Hemmung des Gewebefaktors.
• Hemmung der Abstoßungsreaktion bei Herz- und Nierentransplantationen.
• Positive Auswirkungen auf Arteriendruck und Osteoporose.
• Verbesserung der endothelialen Funktion und Wiederherstellung der Produktion von Stickstoffmonoxid (NO).
• Dokumentierter Rückgang der Entzündungsphänomene durch Senkung des CRP-Spiegels.
• Entwicklung einer Neoangiogenese.
• Antiarrhythmischer Effekt.

KAPITEL 2

Typ-2-Diabetes

Fakten

■ Die Inzidenz von Diabetes nimmt aufgrund von Adipositas und Bewegungsmangel ständig zu.

■ In Frankreich sind derzeit 2,3 Mio. Menschen von Diabetes betroffen. Dies entspricht 3,8 % der Bevölkerung der Metropolregion (Angaben der **CNAMTS**). In den USA leiden 10,2 Mio. Amerikaner an dieser Krankheit, wobei die Zahl der älteren Menschen, bei denen die Erkrankung nicht diagnostiziert wurde, auf 5,4 Mio. geschätzt wird. Diabetes vom Typ 2 macht mehr als 95 % aller Diabetesfälle aus und betrifft mittlerweile sowohl Kinder als auch Erwachsene.

■ 2010 waren weltweit schätzungsweise 285 Mio. Menschen (6,6 % der gesamten Erdbevölkerung) im Alter zwischen 20 und 79 Jahren diabeteskrank. 70 % davon lebten in Ländern mit niedrigem oder mittlerem wirtschaftlichen Niveau. Wenn keine wirksamen Präventivmaßnahmen ergriffen werden, dürfte sich diese Zahl in den kommenden 20 Jahren noch um 50 % erhöhen. Prognosen zufolge werden im Jahre 2030 438 Mio. Diabetiker zu verzeichnen sein, was 7,8 % der erwachsenen Weltbevölkerung entspricht. Am stärksten wird sich die Krankheit dabei in den Entwicklungsländern ausbreiten (IDF, 2009).

■ Diabetes ist bei beiden Geschlechtern ein ernstzunehmender KV-Risikofaktor, was auf Frauen jedoch stärker zutrifft als auf Männer.

■ Diabetes erhöht das KV-Risiko bei Männern um das 2- bis 3-Fache und bei Frauen um das 3- bis 5-Fache.

■ Kardiovaskulär bedingte Todesfälle machen 70 % der Todesfälle unter Diabetespatienten aus.

■ Das KV-Risiko nimmt mit steigendem Blutzuckerspiegel zu und zwar bereits ab Werten deutlich unterhalb der Schwellenwerte für Diabetes.

■ In der von **Coutinho** durchgeführten Metaanalyse an 95.783 Personen, von denen 94 % Männer waren, war das relative Risiko für das Auftreten eines KV-Ereignisses über einen Beobachtungszeitraum von 12,4 Jahren bei Personen mit einem Blutzuckerspiegel von 1,10 g/l (6,1 mmol/l) um das 1,63-Fache höher als bei Personen mit einem Blutzuckerspiegel von 0,75 g/l (4,2 mmol/l).

■ Diabetes geht häufig mit weiteren KV-Risikofaktoren einher, die oftmals beeinflussbar sind und die Prognose verschlechtern.

■ In der **UKPDS-23**-Studie, an der 3.055 Typ-2-Diabetespatienten teilnahmen, deren Erkrankung erst kürzlich diagnostiziert worden war und deren Durchschnittsalter bei 52 Jahren lag, war das Risiko für die Entwicklung einer koronaren Herzerkrankung über einen Beobachtungszeitraum von 7,9 Jahren bei gleichzeitiger Dyslipidämie, AHT oder Nikotinabhängigkeit um das 1,5- bis 2-Fache höher.

Definitionen und Diagnose

■ Nach der **American Diabetes Association (ADA)** ist der Begriff „Diabetes" genau definiert.

■ Von Diabetes spricht man bei zweimaliger Messung eines Nüchternblutzuckers von ≥ 1,26 g/l (7,0 mmol/l) und/oder einem Blutzuckerspiegel von ≥ 2 g/l zwei Stunden nach der oralen Belastung mit 75 g Glukose, der vereinfachten Version der ehemaligen oral induzierten Hyperglykämie.

■ Auch die Bedeutung von „Glukoseintoleranz" ist nach der **ADA** genau festgelegt.

■ Glukosetoleranz ist definiert als ein Nüchternblutzucker zwischen 1,10 und 1,25 g/l (6,0 und 6,9 mmol/l) und/oder ein Blutzuckerspiegel von > 1,40 g/l (7,77 mmol/l) < 2 g/l (11,11 mmol/l) zwei Stunden nach der oralen Belastung mit 75 g Glukose.

■ Der orale Belastungstest mit 75 g Glukose ermöglicht eine frühzeitige Diagnose von Diabetes.

■ So wäre ein Drittel der Tausenden von Teilnehmern an der Studie **DECODE** als nicht diabeteskrank eingestuft worden, wenn der Nüchternblutzuckerwert das einzige Kriterium gewesen wäre.

■ Die Bestimmung des postprandialen Glykämiespiegels ist kein Ersatz für den oralen Belastungstest mit 75 g Glukose.

■ Wenngleich eine Erhöhung der postprandialen Glykämiewerte vermutlich das früheste Symptom einer glykämischen Störung ist, eignet sie sich nicht als Grundlage für eine gesicherte Diagnose. Dies liegt zum einen daran, dass glukose-, lipid- und proteinhaltige Mahlzeiten schwer zu standardisieren sind und ihre Absorption nicht pauschal mit der Absorption der Glukose im oralen Belastungstest gleichgesetzt werden kann. Ein weiterer Grund besteht in der Tatsache, dass sich der postprandiale Glukosespiegel als weniger diskriminierend erwiesen hat als die orale Belastung mit 75 g Glukose.

■ Der glykolisierte Hämoglobinwert (HbA1c) ist das Gesamtergebnis der 24-Stunden-Variationen der Glykämie der 6 bis 8 letzten Wochen.

■ Dieses Zeitintervall entspricht der Lebensdauer der Erythrozyten.

■ Der glykolisierte Hämoglobinwert (HbA1c) korreliert linear mit der KV-Diagnose und Prognose des Diabetes.

■ Dies geht aus der Studie von **Selvin** hervor, die an 11.092 Erwachsenen ohne kardiovaskuläre Anamnese durchgeführt wurde, um die Nüchternglukosespiegel und die HbA1C-Spiegel zu vergleichen und herauszufinden, bei welchen Personen ein Risiko für die Entwicklung einer Diabeteserkrankung oder einer KV-Erkrankung vorlag. Bei HbA1c-Werten von jeweils < 5,0 %, 5 % bis < 5,5 %, 5,5 % bis < 6 %, 6,0 % bis < 6,5 % und > 6,5 % lag das angepasste Diabetesrisiko (HR) bei 0,52, 1,00 (Referenz-HR), 1,86, 4,48 und 16,47. Bei denselben Werten betrug das Risiko für die Entwicklung einer koronaren Herzerkrankung jeweils 0,96, 1,00 (Referenz-HR), 1,23, 1,78 und 1,95. Das CVA-Risiko bewegte sich in der gleichen Größenordnung.

Reduzierung des KV-Risikos

■ Sowohl in der Primär- als auch in der Sekundärprävention beruht die Prävention des kardiovaskulären Risikos auf einem Katalog von genau umschriebenen Empfehlungen.

Änderung des Lebensstils

■ Die Erziehung des Patienten zu einer gesünderen Lebensweise verbessert die Stoffwechselkontrolle.

■ Wichtig sind in diesem Zusammenhang die Einstellung eines eventuellen Tabakkonsums, eine Gewichtsreduzierung durch eine Verringerung der Kalorienzufuhr (auf ca. 1.500 kcal/Tag, wobei die Fettaufnahme nicht über 30 bis 35 % der Kalorienmenge liegen darf), eine Erhöhung der Ballaststoffzufuhr (30 g/Tag), eine Reduzierung des Konsums von Kohlenhydraten und eine regelmäßige körperliche Aktivität von mindestens 30 Minuten pro Tag an mindestens 5 Tagen in der Woche.

■ In der **UKPDS-7**-Studie, die an einer Population von Typ-2-Diabetikern durchgeführt wurde, hat ein Gewichtsverlust von 5 kg den HbA1c-Spiegel um ca. 7 % auf einen absoluten Wert von annähernd 7 % gesenkt.

Strenge Glykämiekontrolle

■ Verglichen mit einer weniger strikten Kontrolle verringert eine strenge Glykämiekontrolle (HbA1c-Wert annähernd 6,5 %) signifikant das Risiko für mikrovaskuläre Komplikationen und Neuropathien sowie in geringerem Maße das Risiko für makrovaskuläre Komplikationen.

■ In der **UKPDS 33**-Studie, an der 3.687 Typ-2-Diabetespatienten im Durchschnittsalter von 54 Jahren teilnahmen, hat eine intensive Diabetesbehandlung (Glykämiezielwert < 1,10 g/l [6,1 mmol/l]) über einen Beobachtungszeitraum von 10 Jahren das Risiko für mikrovaskuläre Komplikationen um 25 % (p = 0,0099) verringert, sich aber nicht auf das Risiko für makrovaskuläre Komplikationen, insbesondere auf das Risiko eines Myokardinfarkts oder eines Sekundenherztodes, ausgewirkt.

■ In der **UKPDS 34**-Studie mit einem Beobachtungszeitraum von 9 Jahren hatte eine konsequente Kontrolle des Blutzuckerspiegels keinen Einfluss auf die CVA-Inzidenz.

■ Im Gegensatz dazu hat in der **EDIC**-Studie, mit der der Beobachtungszeitraum der Diabetes-1-Studie **DCCT** um 10 Jahre verlängert wurde, eine intensive Insulintherapie mit dem Ziel, in den ersten 7 bis 10 Jahren einen durchschnittlichen HbA1c-Wert von annähernd 7 % zu erreichen, verglichen mit der konventionellen Behandlung die Inzidenz des primären Endpunktes aus kardiovaskulärem Tod, nicht tödlichem Myokardinfarkt und CVA um 57 % (p = 0,02) und das Risiko eines kardiovaskulären Ereignisses um 42 % reduziert.

■ In demselben Zusammenhang hat der **10-jährige Beobachtungszeitraum** der **UKPDS**-Studie gezeigt, dass die intensiv behandelten Diabetiker trotz des frühzeitigen Verschwindens der anfänglichen Unterschiede zwischen den Glukosewerten der konventionell behandelten und der intensiv behandelten Gruppe weiterhin von einem Rückgang aller diabetesbezogenen Ereignisse um 9 % (p = 0,04), einer Verringerung des mikrovaskulären Risikos um 24 % (p = 0,01), einer Reduzierung des Risikos eines Myokardinfarkts um 15 % (p = 0,01) und einer Senkung des allgemeinen Todesrisikos um 13 % (p = 0,007) profitiert haben.

■ In der **ACCORD-EYE**-Studie, einer Subgruppenstudie der ACCORD-Studie (siehe S. 87), die an 2.856 Diabetespatienten vom Typ 2 mit hohem KV-Risiko durchgeführt wurde (siehe ACCORD BP, siehe S. 96), hat eine strenge Glykämiekontrolle (HbA1c-Zielwert: < 6,0 %) über einen Beobachtungszeitraum von 4 Jahren verglichen mit einer Standardbehandlung (HbA1c-Zielwert: 7,0 bis 7,9 %) die Progressionsrate der diabetischen Retinopathie (primärer Endpunkt) signifikant gesenkt (7,3 % *vs.* 10,4 %; p = 0,003).

■ Die Senkung des HbA1c-Werts auf 6,5 % oder sogar 6 % verbessert das KV-Risiko nicht signifikant, erhöht aber das Risiko einer schweren Hypoglykämie.

■ In der **UKPDS 33** Studie hat die strenge Glykämiekontrolle das Risiko einer schweren Hypoglykämie signifikant erhöht.

■ In der **ADVANCE**-Studie (siehe S. 100), der einzigen für die Weltbevölkerung repräsentativen Studie, die an 11.140 Typ-2-Diabetespatienten im Durchschnittalter von 66 ± 6 Jahren durchgeführt wurde, hat eine strengere Glykämiekontrolle (HbA1c-Zielwert: ≤ 6,5 %) auf Basis einer Tagesdosis von 30 bis 120 mg Gliclazid MR (Modified Release), die mit weiteren Hypoglykämika kombiniert wurde, davon in 40,5 % aller Fälle mit Insulin (*vs.* 24,1 %), über einen mittleren Beobachtungszeitraum von 5 Jahren verglichen mit der Standard-Glykämiekontrolle das relative Risiko des Auftretens des primären Endpunktes aus schweren makrovaskulären Ereignissen (kardiovaskulärer Tod, nicht tödlicher Myokardinfarkt und nicht tödlichem CVA) und schweren mikrovaskulären Ereignissen (Auftreten oder Verschlimmerung einer Nephropathie, Retinopathie) um 10 % (p = 0,01) reduziert. Dabei nahm das Risiko mikrovaskulärer Ereignisse für sich isoliert betrachtet um 14 % (p = 0,01) ab, was im Wesentlichen auf eine Reduzierung der Nierenereignisse um 21 % (p = 0,006) zurückzuführen war. Eine weitere Verringerung der Inzidenz von schweren makrovaskulären Ereignissen, insbesondere von Todesfällen kardiovaskulärer Ursache (p = 0,12; NS) oder sonstiger Ursache (p = 0,28; NS), hat die strenge Glykämiekontrolle nicht bewirkt. Sie ging, wenngleich nur selten, mit mehr Fällen von schwerer Hypoglykämie einher (2,7 % *vs.* 1,5 %; p < 0,001), die jedoch lediglich ein Viertel bzw. ein Siebtel der in den Studien **UKPDS-33** und **ACCORD** registrierten Fälle ausmachten und somit zahlenmäßig zu vernachlässigen waren. Die Gabe von Gliclazide MR hatte keine Gewichtszunahme zur Folge.

■ In der **ACCORD**-Studie, an der 10.251 Typ-2-Diabetiker im Durchschnittsalter von 62,2 Jahren teilnahmen, deren durchschnittlicher HbA1c-Wert bei 8,1 % lag und von denen 35 % bereits ein kardiovaskuläres Ereignis erlitten hatten, hat eine Intensivbehandlung (HbA1c-Zielwert: < 6,0 %), bei der in 67,3 % aller Fälle Insulin verwendet wurde (*vs.* 55,4 %), über einen durchschnittlichen Beobachtungszeitraum von 3,5 Jahren verglichen mit einer Standardbehandlung (HbA1c-Zielwert: 7,0 bis 7,9 %) das Risiko des Auftretens des primären Endpunktes aus kardiovaskulärem Tod, nicht tödlichem Myokardinfarkt und nicht tödlichem CVA nicht signifikant verringert, die Mortalität aber um das 1,22-Fache vervielfacht (p = 0,04), was zum vorzeitigen Abbruch der Studie führte. Darüber hinaus ging die Intensivbehandlung häufiger mit ärztlich behandlungsbedürftigen Fällen von schwerer Hypoglykämie (10,5 % *vs.* 3,5 %; p < 0,001) und mit einer Gewichtszunahme von > 10 kg im Vergleich zum Basalzustand (27,8 % aller Fälle *vs.* 14,1 %; p < 0,001) einher.

■ In der **VADT**-Studie, an der 1.791 Typ-2-Diabetiker (in 97 % der Fälle männlichen Geschlechts) im Durchschnittsalter von 60 Jahren teilnahmen, die auf eine Monotherapie allein nicht mehr ansprachen und von denen 40 % bereits einen KV-Vorfall erlitten hatten, hat eine strengere Glykämiekontrolle mit dem Ziel einer Normalisierung des HbA1c-Spiegels (< 7 %) durch Erhöhung der Dosen der in beiden Gruppen identischen Medikamente über einen Beobachtungszeitraum von 7 Jahren verglichen mit einer Standard-Glykämiekontrolle (HbA1c-Zielwert: 8 bis 9 %) lediglich tendenziell (NS) die Inzidenz des primären Endpunktes aus KV-Mortalität und schwerer KV-Morbidität (Myokardinfarkt, CVA, Herzinsuffizienz, kardiale, zerebrale oder periphere Revaskularisierung ischämiebedingte Amputation einer unteren Extremität) verringert und keine signifikanten Auswirkungen auf die einzelnen Komponenten gezeigt. Dagegen ging die strengere Glykämiekontrolle mit einer Verdoppelung der Fälle schwerer Hypoglykämie einher (HR 2,062; p = 0,018).

◆ *Der Grund für diese mageren Ergebnisse liegt vermutlich in der besonders zufriedenstellenden Kontrolle der übrigen Risikofaktoren, die das KV-Risiko dieser Diabe-*

*tespopulation zuvor bereits deutlich verringert hatte. Somit besteht kein Anlass zum Verzicht auf eine konsequente Glykämiekontrolle, die makrovaskulären Risiken vorbeugt. Vielmehr gilt es, die Kontrolle des Blutzuckerspiegels an das Alter und die Dauer der Diabeteserkrankung anzupassen und die internationalen Empfehlungen genauestens zu beachten. In diesem Zusammenhang sei erwähnt, dass die **ACCORD**-Studie einen HbA1c-Zielwert von < 6 % vorgegeben hatte, der deutlich unter dem international empfohlenen Wert lag.*

■ In der von **Ray** durchgeführten Metaanalyse von 5 Studien (UKPDS, PROactive, ADVANCE, VADT und ACCORD) an insgesamt 33.040 Typ-2-Diabetikern hat eine intensive Glykämiekontrolle über einen Beobachtungszeitraum von ca. 5 Jahren (163.000 Patientenjahre) verglichen mit der Standardbehandlung den HbA1c-Spiegel um 0,9 % gesenkt. Darüber hinaus hat sie die Inzidenz von nicht tödlichen Myokardinfarkten signifikant um 17 % (OR 0,85; 0,77-0,93) und die Inzidenz aller Myokardinfarkte zusammen um 15 % (OR 0,83; 0,75-0,93) verringert. Schließlich hat sie die CVA-Inzidenz tendenziell um 7 % reduziert (OR 0,93; 0,81-1,06; NS), ohne sich jedoch auf die Gesamtmortalität (OR 1,02; 0,87-1,19) auszuwirken.

■ In der von **Turnbull** (2009) durchgeführten Metaanalyse **CONTROL**, die 27.049 Patienten betraf und 2.370 schwere KV-Ereignisse zum Gegenstand hatte, hat die intensive glykämische Kontrolle den HbA1c-Spiegel am Ende der Studie verglichen mit einer weniger intensiven glykämischen Kontrolle insgesamt um durchschnittlich zusätzliche 0,88 % gesenkt. Darüber hinaus hat die intensive glykämische Kontrolle vor allem dank einer Reduzierung des Myokardinfarktrisikos um 15 % (HR 0,85; 0,76-0,94) das Risiko des Auftretens schwerer KV-Ereignisse um 9 % (HR 0,91; 0,84-0,99) verringert, ohne sich jedoch auf die Gesamtmortalität und die KV-Mortalität auszuwirken.

◆ *Diese bisweilen divergierenden Ergebnisse unterstreichen, wie wichtig es ist, sich nicht ausschließlich auf eine intensive Kontrolle der Glykämie zu konzentrieren. Vielmehr müssen alle KV-Risikofaktoren (insbesondere AHT und Hypercholesterinämie) in die Behandlung einbezo-*

gen werden – ein Ansatz, der sich in der Praxis als wirksam erwiesen hat.

■ Bei Typ-2-Diabetikern erhöht die Ergänzung der Behandlung durch die zusätzliche Gabe von Rosiglitazon* das Herzinsuffizienzrisiko und die Gefahr von Frakturen.

■ Dies hat die **RECORD**-Studie gezeigt, die an 4.447 Typ-2-Diabetikern durchgeführt wurde, deren HbA1c-Spiegel unter einer Monotherapie mit Metformin oder Sulfonylharnstoff zwischen 7,0 und 9,0 % (Durchschnittswert: 7,9 %) lag. Über einen Beobachtungszeitraum von 5,5 Jahren hat die Ergänzung jedes der in der Höchstdosis verordneten Moleküle (Metformin 2 500 mg, Glibenclamid 15 mg, Gliclazid 240 mg, Glimepirid 4 mg) durch eine Dosis von 4 oder sogar 8 mg Rosiglitazon/Tag nach der 8. Woche (HbA1c-Zielwert: $\leq$ 7,0 %) den durchschnittlichen HbA1c-Spiegel verglichen mit der Kombination Metformin-Sulfonylharnstoff signifikant (p < 0,0001) gesenkt. Dagegen hat Rosiglitazon keine Auswirkungen auf die Inzidenz des primären Endpunktes (kardiovaskulärer Tod oder kardiovaskulär bedingte stationäre Behandlung) gezeigt (HR 0,99; p = 0,93), sondern vielmehr das Risiko einer stationären Einweisung oder eines herzinsuffizienzbedingten Todes verdoppelt (HR 2,10 [1,35-3,27]) und die Inzidenz von Frakturen bei weiblichen Patienten erhöht.

* Pioglitazon und Rosiglitazon wurden in Frankreich und Deutschland mittlerweile vom Markt genommen. In vielen anderen Ländern dagegen ist Pioglitazon nach wie vor erhältlich.

Ergänzung der Diabetesbehandlung mit anderen Medikamenten

■ Die Ergänzung der Basisbehandlung von Diabetes mit Statin, Aspirin, ACE-H oder AT_1-Antagonisten reduziert das kardiovaskuläre Risiko.

Statine (siehe S. 105)

■ Eine Statinbehandlung ist auch ohne KV-Anamnese bei einem Gesamtcholesterinspiegel von > 1,35 g/l

(3,5 mmol/l) in Betracht zu ziehen, um das Gesamtcholesterin um 30 bis 40 % zu senken.

Aspirin

■ In der Primärprävention ist die zusätzliche Gabe von Aspirin bei der Diabetesbehandlung umstritten.

■ Bei Personen mit hohem kardiovaskulärem Risiko reduziert die Gabe von Aspirin in schwacher Dosierung die Häufigkeit von nicht tödlichen Koronarereignissen und/oder von kardiovaskulären Ereignissen auf Kosten eines leichten Anstiegs des hämorrhagischen Risikos.

■ Dies haben die Studien **TPT**, **HOT** und **PPP** gezeigt.

■ Nach Ansicht einiger sollte sie systematisch erfolgen. Andere wiederum vertreten die Auffassung, sie sei lediglich bei Vorliegen von mindestens 3 weiteren schweren kardiovaskulären Risikofaktoren und/oder einer Mikroalbuminurie oder eher noch einer Proteinurie geboten, da sie langfristig Nebenwirkungen verursache.

■ Aktuell wird vorgeschlagen, Aspirin auf der Grundlage der KV-Risikobewertung nach 10 Jahren zu verschreiben: Bei > 5 %: kein Asprin; bei 5-10 %: Aspirin oder kein Aspirin, je nach Fall; bei > 15 %: Aspirin.

■ In der Sekundärprävention wird bei gleichzeitigem Vorliegen einer koronaren Herzerkrankung die systematische Ergänzung der konventionellen Behandlung durch die Gabe von Aspirin in niedriger Dosierung empfohlen, da dies das Risiko eines kardiovaskulären Ereignisses reduziert.

■ Jedoch ist bei dieser Art von Patienten die unter Aspirin erzielte Senkung des Risikos weniger bedeutsam als die Senkung in Verbindung mit der Gabe von Betablockern und Statinen.

ACE-H und AT$_1$-Antagonisten

■ Bei Diabetespatienten mit hohem KV-Risiko bewirkt die systematische Ergänzung der Behandlung durch die Gabe eines ACE-H, eventuell in Verbindung mit Aspirin in niedriger Dosierung, eine Reduzierung des KV-Risikos.

■ In der **MICRO-HOPE**-Studie, die an den 3.577 in der **HOPE**-Studie untersuchten Diabetikern durchgeführt wurde, hat die Ergänzung der Basisbehandlung durch die zusätzliche Gabe von 10 mg Ramipril über einen Beobachtungszeitraum von 4,5 Jahren verglichen mit dem Placebo das Risiko des Auftretens des primären Endpunktes aus Myokardinfarkt, CVA oder kardiovaskulär bedingtem Tod um 25 % (p = 0,0004) reduziert und die Inzidenz jedes seiner Komponenten signifikant verringert.

■ In der **PERSUADE**-Studie, an der die 1.502 Diabetespatienten aus der **EUROPA**-Studie teilnahmen (sie machten 12,3 % der untersuchten Patienten aus), hat die Ergänzung der Basisbehandlung durch die zusätzliche Verabreichung von 8 mg Perindopril/Tag in einer Gabe über einen Beobachtungszeitraum von 4,3 Jahren verglichen mit dem Placebo das relative Risiko des Auftretens des primären Endpunktes aus kardiovaskulär bedingtem Tod, nicht tödlichem Myokardinfarkt und Wiederbelebung nach Herzstillstand tendenziell um 19 % (p = 0,13; NS) verringert.

■ In der großen Untergruppe der Diabetiker (5.137 Patienten), die an der **ASCOT-BPLA**-Studie teilnahmen, hat **Östergren** gezeigt, dass die Kombination Amlodipin/Perindopril verglichen mit der Kombination Atenolol/Bendroflumethiazid die Inzidenz aller KV-Ereignisse und Interventionen signifikant um 14 % (p = 0,026), die Inzidenz der tödlichen und nicht tödlichen CVAs um 25 % (p = 0,017), die Inzidenz der peripheren Arteriopathien um 48 % (p = 0,004) und die Inzidenz der nicht koronaren Revaskularisierungen um 57 % (p < 0,001) reduziert hat.

■ Bei hypertonischen und nicht hypertonischen Diabetikern bewirkt die systematische Ergänzung der Behandlung durch die feste Kombination Perindopril-Indapamid eine signifikante Verringerung des KV-Risikos.

■ Dies hat die **ADVANCE**-Studie (siehe S. 86) gezeigt, an der 11.140 Typ-2-Diabetiker teilnahmen, von denen 68 % bereits wegen AHT behandelt wurden und 32 % normotensiv waren. Über einen Beobachtungszeitraum von 4,3 Jahren hat die systematische Ergänzung der laufenden Behandlung durch eine feste Kombination von 4 mg Perindopril/Tag und 1,25 mg Indapamid/Tag verglichen mit dem Placebo den SBD und den DBD durchschnittlich um 5,6 bzw. 2,2 mmHg gesenkt und das relative Risiko des Auftretens eines schweren makrovaskulären oder mikrovaskulären Ereignisses (kardiovaskulärer Tod, nicht tödlicher CVA, nicht tödlicher Myokardinfarkt, Auftreten oder Verschlimmerung von diabetesbedingten Augen- oder Nierenschäden) um 9 % (p = 0,04), die Inzidenz von kardiovaskulären Todesfällen um 18 % (p = 0,03) und die Inzidenz von Todesfällen beliebiger Ursache um 14 % (p = 0,03) verringert. In einem Zeitraum von 5 Jahren ließe sich mit einer solchen Behandlung bei 79 Patienten ein Todesfall beliebiger Ursache vermeiden.

■ In seiner Analyse der Fachliteratur kommt **Ruilope** zu dem Schluss, dass die Reduzierung der Mikroalbuminurie in der überwiegenden Mehrzahl aller bei hypertonischen Typ-2-Diabetikern mit Antihypertonika durchgeführten Studien einen wirksamen Nierenschutz bietet. Die **ADVANCE**-Studie ist die einzige Studie, die einen gleichzeitigen Rückgang der Gesamtmortalität und der KV-Mortalität nachweisen konnte.

■ Bei Diabetikern, die an einer Nephropathie leiden, scheinen ACE-H und AT_1-Antagonisten unabhängig vom Stadium der Erkrankung einen gleichwertigen Nierenschutz zu bieten, wobei jedoch möglicherweise nur ACE-H einer vorzeitigen Mortalität vorbeugen.

■ Dies geht ergibt die von **Strippoli** durchgeführte Metaanalyse von 43 Studien, in denen 7.545 an diabetesbedingter Nephropathie leidende Patienten unabhängig von dem Stadium der Erkrankung (von der Mikroalbuminurie bis zur Proteinurie) untersucht worden waren. Verglichen mit dem Placebo haben ACE-H in der Metaanalyse die Gesamtmortalität signifikant um 21 % verringert (RR 0,79; [0,63-0,99]), während AT_1-Antagonisten keinen Einfluss auf die Gesamtmortalität hatten. Dieses Ergebnis, das aus dem indirekten Vergleich beider Behandlungsansätze, bei denen ein Placebo als gemeinsamer Vergleichsmaßstab diente, hervorgeht, bedarf noch einer weiteren Bestätigung.

■ In den Studien **IDNT** und **RENAAL** (siehe S. 100, 101), an denen 1.715 bzw. 1.513 hypertonische Diabetiker teilnahmen, hat die

Einnahme eines AT_1-A (Irbesartan bzw. Losartan) keine Verringerung der Gesamtmortalität bewirkt.

■ Es sei jedoch erwähnt, dass bei den 1.195 hypertonischen Diabetikern mit echokardiografisch festgestellter LVH, die im Rahmen der **LIFE**-Studie mit 9.193 teilnehmenden Patienten untersucht wurden, eine Behandlung mit einer Tagesdosis von 50 bis 100 mg Losartan über einen Beobachtungszeitraum von 4,7 Jahren im Vergleich zu einer Behandlung mit einer Dosis von 50 bis 100 mg Atenolol/Tag das relative Risiko des Auftretens des primären Endpunktes aus kardiovaskulär bedingtem Tod, CVA oder Myokardinfarkt um 24 % (p = 0,031) und das Risiko eines kardiovaskulären Todes um 37 % (p = 0,028) reduziert hat.

■ Bei Typ-1- oder Typ-2-Diabetikern ist die Kombination von Aliskiren und ACE-H oder AT_1-A dennoch kontraindiziert.

■ Dies war die Entscheidung der **Afssaps** (2012) nach dem vorzeitigen Abbruch von **ALTITUDE,** einer internationalen Phase-3-Studie (39 Länder), die doppelblind über einen Beobachtungszeitraum von 4 Jahren an 8606 Typ-2-Diabetikern mit einer Veränderung der Nierenfunktion (Mikro- oder Makroalbuminurie und/ oder Verrringerung der glomerulären Filtrationsrate) und mindestens einem KV-Risikofaktor (darunter CVA-Anamnese, Herzkrankheit oder Hospitalisierung aufgrund einer Herzinsuffizienz) durchgeführt werden sollte. Nach der Randomisierung haben sie zusätzlich zur optimalen Behandlung einen ACE-H oder AT_1-A, Aliskiren 300 mg/Tag *vs.* Placebo erhalten. Die Studie wurde 2011 vorzeitig abgebrochen, weil es wenig wahrscheinlich schien, dass Aliskiren gegenüber dem Placebo einen signifikanten Nutzen hatte und weil seine Einnahme mit einem erhöhten Risiko für nicht tödlichen CVA, Nierendysfunktion, Hyperkaliämie und Hypotonie einherging.

◆ *Seitdem ist die Kombination Aliskiren-ACE-H oder AT_1-A gemäß den **Empfehlungen der Afssaps (2012)** im Fall von Diabetes (Typ 1 oder 2) und Niereninsuffizienz (glomeruläre Filtrationsrate < 60 ml/min./1,73 m^2 kontraindiziert. Bei allen anderen Patienten wird diese Kombination nicht empfohlen.*

Umfassende Behandlung aller KV-Risikofaktoren

■ Bei an einer Mikroalbuminurie leidenden Diabetespatienten reduziert eine umfassende Behandlung aller anderen KV-Risikofaktoren das Risiko des Auftretens von makrovaskulären oder mikrovaskulären Ereignissen um ca. 50 %.

■ In der offenen randomisierten Studie **Steno-2**, die in Dänemark an 160 Typ-2-Diabetikern durchgeführt wurde, die im Durchschnitt 55,1 Jahre alt waren und an einer Mikroalbuminurie litten, hat eine multifaktorielle Behandlung des KV-Risikos über einen Beobachtungszeitraum von 7,8 Jahren verglichen mit einem konventionellen Behandlungsansatz die Stoffwechselparameter signifikant verbessert und das Risiko des Auftretens des primären Endpunktes aus kardiovaskulär bedingtem Tod, nicht tödlichem Myokardinfarkt, nicht tödlichem CVA, Myokardrevaskularisierung und Amputation um 53 % (p = 0,008), das Risiko einer Nephropathie um 61 % (p = 0,003), das Risiko einer Retinopathie um 58 % (p = 0,02) und das Risiko einer autonomen Neuropathie um 63 % (p = 0,002) reduziert.

Untersuchung auf Myokardischämie

■ Bei Diabetespatienten reduziert die Diagnose einer Myokardischämie im Rahmen eines systematischen Screenings nicht die Inzidenz von schweren KV-Ereignissen.

■ Dies hat die prospektive **DIAD**-Studie gezeigt, die zum ersten Mal an 1.123 Typ-2-Diabetikern im Durchschnittsalter von 60,8 Jahren durchgeführt wurde, die keine Symptome für eine koronare Herzerkrankung zeigten.
Nach Randomisierung wurde ein Teil der Patienten mittels Stress-Myokardszintigrafie unter Adenosin untersucht (Szintigrafiegruppe), der andere nicht (Kontrollgruppe).

– Über einen durchschnittlichen Beobachtungszeitraum von 4,8 Jahren war die kumulierte Rate kardiovaskulärer Ereignisse, d. h. nicht tödlicher Myokardinfarkt und kardiovaskulärer Tod (primärer Endpunkt), niedrig (2,9 %, d. h. durchschnittlich 0,6 % pro Jahr).

– Die Inzidenz des primären Endpunktes war in der Szintigrafiegruppe und in der Kontrollgruppe in etwa gleich (2,7 % vs. 3,0 %; p = 0,73; NS).

– In der Szintigrafiegruppe war bei einer normalen oder leicht veränderten Myokardszintigrafie eine signifikant niedrigere Jahresrate an KV-Ereignissen zu beobachten als bei mittleren oder schweren Anomalien der Myokardperfusion (0,4 % vs. 2,4 %; p = 0,001). Die Gesamtrate koronarer Revaskularisierungen war in beiden Gruppen gering (5,5 % vs. 7,8 % in der Kontrollgruppe; p = 0,14). Schließlich wurde nur selten eine signifikante Myokardischämie diagnostiziert. In der Szintigrafiegruppe fiel das Untersuchungsergebnis in 88 % der Fälle zufriedenstellend aus (normal: 78 %; leicht pathologisch: 10 %). Diese Zahlen sprechen nicht für eine systematische Untersuchung auf eine stille Myokardischämie bei asymptomatischen Typ-2-Diabetikern, die angemessen behandelt und überwacht werden.

Diabetes und AHT

■ Das gleichzeitige Vorliegen einer AHT und einer Diabeteserkrankung ist häufig und vervielfacht das KV-Risiko.

■ Dies hat haben die **MRFIT**-Studie und die **PROCAM**-Studie gezeigt.

■ Nach **Sowers** ist eine AHT bei Diabetikern zwei- bis dreimal häufiger als bei nicht diabetischen Patienten. Dagegen haben Hypertoniepatienten ein höheres Diabetesrisiko als normotensive Personen.

■ Bei hypertonischen Diabetikern reduziert eine strenge Blutdruckkontrolle das KV-Risiko signifikant stärker als eine weniger strenge Kontrolle.

■ Bei den 1.501 hypertonischen Diabetikern, die an der **HOT**-Studie (siehe S. 36) teilnahmen, war bei einem DBD-Zielwert von ≤ 80 mmHg im Vergleich zu einem Zielwert von ≤ 90 mmHg eine Reduzierung der Zahl schwerer kardiovaskulärer Ereignisse um 51 % (p = 0,05) zu beobachten.

■ In der **UKPDS-38**-Studie, die an 1.148 hypertonischen Typ-2-Diabetikern im Durchschnittsalter von 56 Jahren durchgeführt wurde, hat eine strenge Blutdruckkontrolle (BD-Zielwert: < 150/85 mmHg) über einen Beobachtungszeitraum von 8,4 Jahren verglichen mit einer weniger strengen Kontrolle den BD signifikant stärker gesenkt und das relative Risiko des Auftretens einer diabetesbedingten Komplikation um 24 % (p = 0,0046) reduziert.

■ In der **UKPDS-36**-Studie, die an 3.642 Typ-2-Diabetikern im Durchschnittsalter von 56,4 Jahren durchgeführt wurde, um den Zusammenhang zwischen SBD und makro- oder mikrovaskulärem Risiko zu untersuchen, war über einen Zeitraum von 10,5 Jahren zu beobachten, dass jede Senkung des mittleren SBD um 10 mmHg das Risiko des Auftretens aller diabetesbedingten Komplikationen um 12 % (p < 0,0001), das Risiko eines Myokardinfarkts um 11 % (p = 0,0001) und das Risiko mikrovaskulärer Komplikationen um 13 % (p = < 0,0001) vermindert hat. Das niedrigste Risiko wurde bei SBD-Werten < 120 mmHg festgestellt.

■ **Bei Diabetikern mit hohem KV-Risiko verringert ein SBD-Zielwert von < 120 mmHg die Inzidenz von schweren KV-Ereignissen nicht mehr als ein SBD von < 140 mmHg.**

■ Dies hat die **ACCORD BP**-Studie (Subgruppenstudie der ACCORD-Studie [siehe S. 87]) gezeigt, die an 4.733 Typ-2-Diabetikern mit hohem KV-Risiko (Alter ≥ 40 Jahre mit KV-Erkrankung oder Alter ≥ 55 Jahre und manifestierte Arteriosklerose, Albuminurie oder LVH oder mindestens 2 der KV-Risikofaktoren Dyslipidämie, AHT, Nikotinsucht und Adipositas) durchgeführt wurde. Über einen durchschnittlichen Beobachtungszeitraum von 4,7 Jahren war kein signifikanter Unterschied zwischen der Intensivbehandlung (SBD-Zielwert < 120 mmHg) und der Standardbehandlung (SBD-Zielwert < 140 mmHg) festzustellen, was die Jahresrate des primären Endpunktes (nicht tödlicher Myokardinfarkt, nicht tödlicher CVA, kardiovaskulärer

Tod) betrifft (1,87 % *vs.* 2,09 %; p = 0,20). Zu schweren Neben-wirkungen kam es bei der Intensivbehandlung häufiger (3,3 % *vs.* 1,3 %; p < 0,001).
– Die Ergebnisse der **ACCORD BP**-Studie lassen darauf schlie-ßen, dass eine Senkung des SBD auf 120 mmHg bei Typ-2-Diabetikern keinen kardiovaskulären Nutzen hat und die Mortalität nicht verringert.

■ Bei Diabetikern mit hohem KV-Risiko verlangsamt eine intensive antihypertonische Behandlung nicht die Pro-gression einer diabetesbedingten Retinopathie.

■ Dies hat die **ACCORD-EYE**-Studie (Subgruppenstudie der ACCORD-Studie [siehe S. 87]) gezeigt, die an 2.856 Typ-2-Di-abetikern mit hohem KV-Risiko durchgeführt wurde (siehe ACCORD BP, S. 96). Über einen Beobachtungszeitraum von 4 Jahren hat eine intensive antihypertonischee Behandlung (SBD-Zielwert < 120 mmHg) verglichen mit einer antihyperto-nischen Standardbehandlung (SBD-Zielwert < 140 mmHg) die Progression von diabetesbedingten Retinopathien nicht ver-langsamt (p = 0,29).

■ Das Erreichen eines BD von ≤ 130/180 mmHg gewähr-leistet bei hypertonischen Diabetikern eine wirksame kar-diovaskuläre Prävention.

■ Eine angemessene BD-Kontrolle und die frühzeitige Diag-nose einer möglichen Albuminurie verringern die Morbidität aufgrund von mikro- und makrovaskulären Komplikationen.
■ Das erreichte Ausmaß der Blutdrucksenkung spielt eine grö-ßere Rolle als die Auswahl der Antihypertonika, wenngleich die Hemmung des Renin-Angiotensin-Aldosteron-Systems möglicherweise eine zusätzliche positive Wirkung hat, die über die bloße Senkung des BD hinausgeht.

■ Bei hypertonischen Diabetikern ist die Kontrolle des BD mindestens ebenso wirksam – wenn nicht noch wirksa-mer – wie eine strenge Glykämiekontrolle. Sie ist jedoch schwer zu realisieren und erfordert häufig eine Kombina-tion aus mehreren Antihypertonika.

■ Bei hypertonischen Diabetikern können grundsätzlich fünf verschiedene Klassen von Antihypertonika eingesetzt werden.

Diuretika und Betablocker

■ Wenngleich ihre Wirksamkeit in der Monotherapie nachgewiesen wurde, sind Diuretika und Betablocker bei Diabetikern als Erstbehandlung zu vermeiden, da sie die Insulinresistenz verstärken und eine Erhöhung der Anzahl oder der Dosierung der Hypoglykämika erforderlich machen können (siehe **Messerli**, S. 116). Bei glukoseintoleranten Personen können sie die Verordnung einer frühzeitigen und intensiveren antidiabetischen Behandlung nach sich ziehen.

■ Diese Einschränkung scheint nicht für vasodilatatorische Betablocker (Carvedilol und Nebivolol) zu gelten, da diese sich nicht auf den Kohlenhydratstoffwechsel und die Insulinsensibilität auswirken. Endgültige Belege zu dieser Frage stehen jedoch noch aus.

Kalziumkanalhemmer

■ Kalziumikanalhemmer verbessern die kardiovaskuläre Prognose von hypertonischen Diabetikern. In der Untergruppe der 492 hypertonischenDiabetespatienten, die an der **SYST-Eur**-Studie teilnahmen, hat Nitrendipin über einen Beobachtungszeitraum von 2 Jahren verglichen mit dem Placebo das relative Risiko des Auftretens eines CVA um 73 %, das Risiko eines KV-Ereignisses der nicht diabetischen Patienten der Studie um 69 % (*vs.* −25 % [p = 0,01]), die Mortalität der nicht diabetischen Patienten der Studie um 76 % (*vs.* 13 % [p = 0,02]) und die Gesamtmortalität der nicht diabetischen Patienten der Studie um 55 % (*vs.* −6 % [p = 0,04]) verringert.

ACE-Hemmer und AT_1-A

■ Die Inhibitoren des Renin-Angiotensin-Systems (ACE-H oder AT_1-Antagonisten) haben eine stärkere Nierenschutzwirkung als die übrigen Antihypertonika. Sie müssen fester Bestandteil der Behandlung sein, insbesondere im Falle einer Mikroalbuminurie. Sie verhindern oder verzögern das Auftreten einer Nephropathie und verlangsamen deren Voranschreiten. Ihre Verordnung macht eine strenge Überwachung der Nierenfunktion erforderlich.

◆ *ACE-Hemmer und AT$_1$-Antagonisten haben einen von ihrer positiven Auswirkung auf den BD unabhängigen Nierenschutzeffekt und sind am besten geeignet, um einer Nephropathie vorzubeugen oder ihr Voranschreiten zu verlangsamen.*

ACE-Hemmer

■ In der **MICRO-HOPE**-Studie, an der die 3.577 Diabetespatienten der **HOPE**-Studie im Alter von ≥ 55 Jahren teilnahmen, die zusätzlich eine kardiovaskuläre Anamnese oder mindestens einen weiteren Risikofaktor aufwiesen, im Urinteststreifen aber keine Proteinurie zeigten und nicht an Herzinsuffizienz oder linksventrikulärer Dysfunktion litten, hat die Ergänzung der Basisbehandlung mit einer Dosis von 10 mg Ramipril/Tag über einen Zeitraum von 4,5 Jahren verglichen mit dem Placebo das Risiko des Auftretens einer klinisch manifesten Nephropathie signifikant um 24 % (p = 0,027), das Auftreten des kombinierten primären Endpunktes (Myokardinfarkt, CVA oder kardiovaskulärer Tod) um 25 % (p = 0,0004) und das Auftreten jedes seiner Komponenten um 22 bis 37 % verringert.

■ In der **Premier**-Studie, an der 481 hypertonische Patienten im Alter von 59 ± 9 Jahren mit einer Typ-2-Diabetes und einer Mikroalbuminurie (> 20 und < 500 µg/Minute) teilnahmen, hat die Kombination aus 2 bis 8 mg Perindopril/Tag und 0,6 bis 2,5 mg Indapamid/Tag über einen Beobachtungszeitraum von 1 Jahr verglichen mit einer Dosis von 10 bis 40 mg Enalapril/Tag den SBD, den DBD und die Albuminausscheidungsrate signifikant gesenkt.

■ In der **NESTOR**-Studie, die an 570 hypertonischen Patienten im Alter von 60,0 ± 9,9 Jahren mit einem Typ-2-Diabetes und einer Mikroalbuminurie (20-200 µg/Minute) durchgeführt wurde, hat sich eine Behandlung auf Basis von 1,5 mg Indapamid LP/Tag über einen Beobachtungszeitraum von 1 Jahr als ebenso wirksam erwiesen wie eine Behandlung auf Basis von 10 mg Enalapril/Tag, was die Kontrolle des BD und die Verringerung der Mikroalbuminurie betrifft.

■ In der **ADVANCE**-Studie (siehe S. 86) hat die feste Kombination Perindopril-Indapamid die Zahl aller Nierenereignisse um 21 % (p < 0,0001) verringert. Dabei war ein Rückgang der Entwicklung von Mikroalbuminurien um 21 % (p < 0,0001) und eine tendenzielle Reduzierung der Fälle des Auftretens oder der Verschlimmerung von Nephropathien um 18 % (p = 0,055; NS) zu beobachten. In einem Zeitraum von 5 Jahren ließe sich somit bei jedem 20. auf diese Weise behandelten Patienten ein Nierenereignis (im Wesentlichen das Auftreten einer Mikroalbuminurie) verhindern.

AT_1-A

■ In der **IRMA II**-Studie, an der 590 hypertonische Typ-2-Diabetiker im Alter von 58,4 ± 8 Jahren mit einer Mikroalbuminurie (20 bis 200 µg/Minute, d. h. 28,8 bis 288 mg/24 Stunden) und einer Kreatininämie von ≤ 15 mg/l (133 µmol/l) bei den Männern und ≤ 11 mg/l (97 µmol/l) bei den Frauen teilnahmen, hat eine Dosis von 150 mg Irbesartan/Tag über einen Zeitraum von 2 Jahren verglichen mit dem Placebo das Risiko des Auftretens einer diabetesbedingten Nephropathie tendenziell um 39 % (p = 0,08; NS) verringert, während die Gabe von 300 mg Irbesartan/Tag dieses Risiko um 70 % (p < 0,001) reduzierte.

■ In der **IDNT**-Studie, die an 1.715 hypertonischen Typ-2-Diabetikern im Alter von 59,3 ± 7,1 Jahren mit einer klinisch manifesten Nephropathie (Proteinurie ≥ 0,9 g/24 Stunden) und einer Kreatininämie zwischen 11 und 30 mg/l (97 und 265 µmol/l) durchgeführt wurde, hat die zusätzlich zur konventionellen Behandlung verabreichte Gabe von 300 mg Irbesartan/Tag über einen Beobachtungszeitraum von 2,6 Jahren verglichen mit 10 mg Amlodipin/Tag und dem Placebo das Risiko des Auftretens des primären Endpunktes aus Verdoppelung der Kreatininämie, Auftreten einer terminalen Niereninsuffizienz und Tod beliebiger Ursache gegenüber dem Placebo um 20 % (p = 0,02) und gegenüber Amlodipin um 23 % (p = 0,006) reduziert. Dabei war hinsichtlich des mit beiden Antihypertonika erreichten Blutdruckniveaus kein Unterschied festzustellen.

■ In der **RENAAL**-Studie, an der 1.513 hypertonische Typ-2-Diabetiker im Alter von 59,6 Jahren mit einer klinisch manifesten Nephropathie (Proteinurie ≥ 500 mg/24 Stunden; Kreatininämie: 15-30 mg/l [133-265 µmol/l]) teilnahmen, hat die Ergänzung der Diabetesbehandlung durch eine Dosis von 50-100 mg Losartan/Tag über einen Beobachtungszeitraum von 3,5 Jahren verglichen mit dem Placebo das Risiko des Auftretens des primären Endpunktes aus Verdoppelung der Kreatininämie, terminaler Niereninsuffizienz oder Tod unabhängig von der Senkung der Blutdruckwerte um 16 % (p = 0,02), das Risiko der Progression zu einer eine Hämodialyse oder eine Transplantation erforderlich machenden terminalen Niereninsuffizienz um 28 % (p = 0,002), das Risiko einer Verdoppelung der Kreatininämie um 25 % (p = 0,006) und die Proteinurierate um 35 % (p < 0,0001) reduziert.

■ In der **ROADMAP**-Studie, an der 4.447 koronare, normoalbuminurische Typ-2-Diabetiker im Alter von 57,7 Jahren teilnahmen, konnte mit einer Dosis von 40 mg Olmesartan/Tag, eventuell in Verbindung mit einer antihypertonischen Behandlung ohne AT_1-Antagonisten, über einen durchschnittlichen Beobachtungszeitraum von 3,2 Jahren verglichen mit dem Placebo bei nahezu 80 % der Patienten (*vs.* 71 % unter Placebo) der BD-Zielwert (< 130/80 mmHg) erreicht werden. Der Wirkstoff Olmesartan hat die Inzidenz des Auftretens einer Mikroalbuminurie verringert (8,2 % *vs.* 9,8 %) und ihren Eintritt verzögert (Verlängerung der Latenzzeit um 23 % [p = 0,01]) (primärer Endpunkt). Verglichen mit dem Placebo hatte die Gabe von Olmesartan einen nicht signifikanten Rückgang der nicht tödlichen KV-Ereignisse zur Folge (3,6 % *vs.* 4,1 %; p = 0,37; NS), wobei jedoch ein signifikanter Anstieg der tödlichen KV-Ereignisse zu verzeichnen war (0,7 % *vs.* 0,1 %; p = 0,01), was teilweise in einer höheren kardiovaskulären Todesrate in der Gruppe der Koronarpatienten mit der größten BD-Senkung (2,0 *vs.* 0,2 %; p = 0,02) begründet lag.

◆ Diese Erkenntnis spricht dafür, den BD bei manchen Hochrisikopatienten nicht zu stark zu senken. Bereits in der **ONTARGET**-Studie (siehe S. 28) und in der **INVEST**-

Studie (siehe S. 25) waren bei den Koronarpatienten, deren BD auf unter 120 mmHg (Grenzwert, der nach den internationalen Empfehlungen bei Hypertoniepatienten mit KV-Erkrankung nicht überschritten werden darf) gesenkt worden war, übermäßig viele kardiovaskuläre Todesfälle festgestellt worden.

Kombination von ACE-Hemmern und weiteren Antihypertonika

■ ACE-Hemmer lassen sich erfolgreich mit weiteren Antihypertonika kombinieren.

■ In der **BENEDICT**-Studie, an der 1.204 hypertonische Typ-2-Diabetiker teilnahmen, haben die Kombination 2 mg Trandolapril/Tag-180 mg Verapamil Lp/Tag und die isolierte Gabe von 2 mg Trandolapril/Tag über einen Beobachtungszeitraum von 3,6 Jahren verglichen mit dem Placebo das Risiko des Auftretens einer nächtlichen Mikroalbuminurie von ≥ 20 µg/Minute (im Durchschnitt 28,8 mg/24 Stunden), die in 5,7 % bzw. 6,0 % *vs.* 10,0 % der Fälle unter Placebo festgestellt wurde (p = 0,01 für beide Vergleiche), signifikant verringert.

■ In der **ADVANCE**-Studie, an der 11.140 Typ-2-Diabetiker teilnahmen, von denen 68 % bereits wegen AHT behandelt wurden und 32 % normotensiv waren, hat die systematische Ergänzung der laufenden Behandlung durch eine feste Kombination aus 4 mg Perindopril/Tag und Indapamid über einen Beobachtungszeitraum von 4,3 Jahren verglichen mit dem Placebo die KV-Prognose verbessert (siehe S. 91).

■ In der **STAR**-Studie, an der 240 Hypertoniepatienten teilnahmen, die im Durchschnitt 51,3 Jahre alt waren und an einem Stoffwechselsyndrom litten (Nüchternglykämie zwischen 1 und 1,25 g/l [5,5 und 6,9 mmol/l] und einer der folgenden Endpunkte: HDL-C < 0,40 g/l [1,03 mmol/l] bei Männern und < 0,50 g/l [1,29 mmol/l] bei Frauen; Triglyceridspiegel > 1,50 g/l [1,71 mmol/l]; Taillenumfang > 102 cm bei Männern und 89 cm bei Frauen), hat die feste Kombination aus 2 mg Trandolapril/Tag und 180 mg Verapamil/Tag über einen Beobachtungszeitraum von 52 Wochen verglichen mit einer Kombination aus

50 mg Losartan/Tag und 12,5 mg Hydrochlorothiazid/Tag eine signifikant bessere Kontrolle der Glukoseparameter ermöglicht (weniger starker Anstieg [p < 0,001] der Glykämie im oralen Glukosebelastungstest [primärer Endpunkt]; geringere Häufigkeit eines HbA1c-Spiegels > 7 % [p = 0,05]; geringerer Insulinspiegel [p = 0,025] und geringeres Auftreten neuer Fälle von Diabetes [11,0 % *vs.* 26,6 %; p = 0,002]).

■ Das Ergebnis der **ASCOT-BPLA**-Studie fiel identisch aus (siehe S. 91).

■ Bei Diabetikern und anderen Patienten mit hohem KV-Risiko, die nicht an einer LV-Dysfunktion oder einer Herzinsuffizienz leiden, verbessert die Kombination ACE-H-AT$_1$-Antagonisten nicht die Wirksamkeit des ACE-H, was die Prävention von schweren KV-Ereignissen betrifft.

■ Dies hat die **ONTARGET**-Studie gezeigt (siehe S. 28), bei der 36 % der Teilnehmer Diabetiker waren.

■ Nichtsdestoweniger hat die **CALM**-Studie, an der 199 hypertonische Typ-2-Diabetiker zwischen 30 und 75 Jahren mit einer Mikroalbuminurie (Verhältnis Albuminurie/Kreatininurie zwischen 2,5 und 25 mg/mmol) teilnahmen, über einen Beobachtungszeitraum von 24 Wochen gezeigt, dass die Kombination Kandesartan-Lisinopril die Mikroalbuminurie signifikant stärker verringert als 20 mg Lisinopril/Tag (p < 0,001) und 16 mg Kandesartan/Tag (p = 0,05) bei separater Verordnung.

■ Wenngleich ACE-H und AT$_1$-Antagonisten bei diabetesbedingter Nephropathie einen vergleichbaren Nierenschutz bieten, beugen möglicherweise nur ACE-H einer frühzeitigen Mortalität vor.

■ Dies geht aus der Metaanalyse von **Strippoli** hervor (siehe S. 92).

◆ *In der Primärprävention und in der Sekundärprävention wird die zusätzliche Gabe eines Statins als Ergänzung einer antidiabetischen und antihypertonischen Behandlung unabhängig vom Basalwert des Gesamtcholesterinspiegels empfohlen, da sie die Inzidenz von schweren KV-Ereignissen signifikant verringert (siehe S. 85).*

■ Bei Typ-1- oder Typ-2-Diabetikern ist die Kombination Aliskiren mit einem ACE-H oder AT_1-A dennoch kontraindiziert (siehe S. 93).

■ Dies hat die an 599 Typ-2-Diabetikern durchgeführte **AVOID**-Studie gezeigt. Über einen Beobachtungszeitraum von 6 Monaten hat die Ergänzung einer optimalen antihypertonischen Behandlung mit einer Dosis von 100 mg Losartan/Tag durch die Gabe von Aliskiren (150 mg/Tag in den ersten 3 Monaten und anschließend 300 mg/Tag) verglichen mit dem Placebo den BD tendenziell um 2/1 mmHg (p = 0,08; NS) gesenkt und das durchschnittliche Verhältnis Urinalbuminin/Urinkreatinin signifikant um 20 % (p < 0,001) verringert.

Diabetes und Dyslipidämie

■ Eine Diabeteserkrankung geht häufig mit einer Dyslipidämie einher.

■ Zu den für eine Diabeteserkrankung vom Typ 2 typischen Lipidanomalien gehören eine Erhöhung des Triglyceridspiegels und des freien Fettsäurespiegels, eine Verringerung des HDL-Cholesterinspiegels und eine geringe oder keine Erhöhung des Gesamtcholesterinspiegels und des LDL-Cholesterinspiegels.

■ Das Zusammentreffen von Diabetes und schwerer Dyslipidämie führt zu einer signifikanten Erhöhung des KV-Risikos.

Primärprävention

■ Eine Senkung des LDL-Cholesterinspiegels um 1 mmol/l (0,39 g/l) reduziert das Risiko eines Myokardinfarkts oder eines koronar bedingten Todes um 23 %, das Risiko eines tödlichen oder nicht tödlichen CVA um 17 % und das Risiko eines Todes beliebiger Ursache um 12 % (p < 0,0001 für jedes der Risiken).

■ Dies zeigt die von **Baigent** vorgenommene Metaanalyse von 14 randomisierten Studien, in denen 90.056 mit Statinen behandelte Patienten über einen Zeitraum von 5 Jahren beobachtet wurden.

Statine

■ In der Primärprävention reduziert die Ergänzung einer Diabetesbehandlung durch die Gabe eines Statins unabhängig von dem Basalwert des Gesamtcholesterinspiegels und des LDL-Cholesterinspiegels die Inzidenz von schweren KV-Ereignissen.

■ Dies hat die Untersuchung der 5.963 Diabetiker (teilweise mit und teilweise ohne kardiovaskuläre Anamnese) und der 14.573 nicht diabetischen Patienten, die an der **HPS**-Studie teilnahmen, gezeigt. Über einen Beobachtungszeitraum von 5,0 Jahren hat eine Dosis von 40 mg Simvastatin, die in beiden Gruppen neben dem Placebo verordnet wurde, bei den Diabetikern im Vergleich zu den nicht diabetischen Patienten das Risiko des Auftretens eines schweren kardiovaskulären Ereignisses signifikant um ca. 25 % ($p < 0{,}0001$) und das Risiko des ersten der schweren vaskulären Ereignisse um 22 % ($p < 0{,}0001$) verringert. Bei den 2.426 diabetischen Patienten mit normalem oder niedrigem (< 1,16 g/l [3,0 mmol/l] LDL-C-Ausgangswert hat Simvastatin das Risiko eines kardiovaskulären Ereignisses um 27 % ($p = 0{,}0007$) reduziert. Dieser Studie zufolge müsste Simvastatin somit bei allen diabetischen Patienten systematisch verordnet werden.

■ Bestätigt hat dies in jüngster Zeit die **CARDS**-Studie, an der 2.838 Diabetiker im Durchschnittsalter von 61,6 Jahren teilnahmen, die im Basalzustand keinen erhöhten LDL-Cholesterinspiegel hatten (1,16 g/l [3,0 mmol/l]), dafür aber einen anderen kardiovaskulären Risikofaktor (AHT, Rauchen, Retinopathie, Mikro- oder Makroalbuminurie) aufwiesen. Über einen durchschnittlichen Beobachtungszeitraum von 3,9 Jahren hat eine Dosis von 10 mg Atorvastatin/Tag verglichen mit dem Placebo das Risiko des Auftretens des ersten schweren kardiovaskulären Ereignisses (koronar bedingter Tod, nicht tödlicher Myokardinfarkt, Wiederbelebung nach Herzstillstand, stationäre Behandlung wegen instabiler Angina pectoris, Myokardrevaskularisierung, CVA) um 37 % (p = 0,001) und die Gesamtmortalität tendenziell um 27 % (p = 0,059; NS) gesenkt.

■ Vergleichbare Beobachtungen waren in der Diabetikergruppe der **ASCOT-LLA**-Studie, einer Teilstudie der **ASCOT**-Studie, die im Doppelblindverfahren mit einem 2 × 2-Faktorschema an 19.342 Hypertoniepatienten durchgeführt wurde, gemacht worden. Über einen Beobachtungszeitraum von 3,3 Jahren hat die Ergänzung der antihypertonischen Behandlung durch die zusätzliche Gabe von 10 mg Atorvastatin/Tag bei einem Gesamtcholesterinausgangswert von ≥ 2,51 g/l (6,5 mmol/l) verglichen mit dem Placebo bereits im ersten Jahr das Risiko des Auftretens des Endpunktes aus nicht tödlichem Myokardinfarkt und tödlichem Koronarereignis signifikant um 36 % (p = 0,0005) reduziert.

■ In der Primärprävention ist ein LDL-Cholesterinspiegel von < 1 g/l (2,58 mmol/l) anzustreben, wenn ein weiterer KV-Risikofaktor und/oder eine Mikroalbuminurie oder sogar ein schwereres Nierenleiden vorliegt.

Primär- und Sekundärprävention

Statine und Fibrate

■ Bei Typ-2-Diabetikern mit hohem KV-Risiko bewirkt eine zusätzlich zur Gabe eines Statins erfolgende Verabreichung von Fenofibrat keine weitere Verringerung der Inzidenz von schweren KV-Ereignissen.

■ Dies hat die **ACCORD LIPID**-Studie (Subgruppenstudie der ACCORD-Studie [siehe S. 87]) gezeigt, an der 5.518 Typ-2-Diabetiker mit hohem KV-Risiko teilnahmen (siehe ACCORD BP, S. 96), die an einer offen mit einem Statin (Dosierung: ≤ 40 mg/Tag) behandelten Dyslipidämie litten. Nach Randomisierung wurde den Diabetespatienten zusätzlich zu ihrer Behandlung ein Placebo oder Fenofibrat (160 mg/Tag und anschließend ab 2004 eine entsprechend der glomulären Filtrationsrate angepasste Dosis) verabreicht. Über einen durchschnittlichen Beobachtungszeitraum von 4,7 Jahren war die Inzidenz des primären Endpunktes (erstes schweres KV-Ereignis in Form eines nicht tödlichen Myokardinfarkts, eines nicht tödlichen CVA oder eines kardiovaskulären Todes) in beiden Gruppen vergleichbar (2,2 % unter Fenofibrat *vs.* 2,4 % unter Placebo; p = 0,32), ohne dass sich ein signifikanter Unterschied bezüglich der Inzidenz der sekundären Endpunkte der Studie, zu denen die Komponenten des primären Endpunktes gehörten, feststellen ließ.

■ Bei Diabetikern mit hohem KV-Risiko verlangsamt die Ergänzung der Statinbehandlung durch die Verabreichung von Fenofibrat die Progression einer diabetesbedingten Retinopathie.

■ Zu diesem Ergebnis kommt die **ACCORD-EYE**-Studie, die an 2856 der 10.251 Typ-2-Diabetiker mit hohem KV-Risiko (siehe ACCORD BP, S. 96), die an der randomisierten ACCORD-Studie (siehe S. 87) teilgenommen hatten, durchgeführt wurde. Über einen Beobachtungszeitraum von 4 Jahren hat eine intensive hypolipidämische Therapie (Simvastatin und 160 mg Fenofibrat/Tag) verglichen mit einer hypolipidämischen Standardbehandlung (Simvastatin) die Progressionsrate der diabetesbedingten Retinopathie (primärer Endpunkt) signifikant reduziert (6,5 % *vs.* 10,2 %; p = 0,006).

Sekundärprävention

Statine

■ In der Primärprävention verringert die Ergänzung der Diabetesbehandlung durch die Gabe eines Statins unabhängig von Gesamtcholesterinspiegel und LDL-Cholesterinspiegel im Basalzustand die Häufigkeit von Rezidiven.

◆ *Mangels einer speziellen groß angelegten Sekundärpräventionsstudie bei Typ-2-Diabetikern basiert diese These auf einer retrospektiven Analyse der Daten von ca. 8.000 Diabetikern aus 6 klinischen Studien.*

■ In der Gruppe der 202 Diabetiker (*Diabetes Care* 1997; *4:* 614-620), die an der **4S**-Studie (4.444 Patienten) teilnahmen, hat eine Dosis von 20 bis 40 mg Simvastatin/Tag über einen

Beobachtungszeitraum von 5,4 Jahren verglichen mit dem Placebo das Risiko eines koronar bedingten Todes und eines nicht tödlichen Myokardinfarkts um 55 % (p = 0,002) verringert (*vs.* 32 % bei allen Patienten der Studie).

■ In der Gruppe der 586 Diabetiker, die an der **CARE**-Studie (4.159 Patienten) teilnahmen, hat die Verabreichung von 40 mg Pravastatin/Tag über einen Beobachtungszeitraum von 5 Jahren verglichen mit dem Placebo das Risiko eines koronar bedingten Todes und eines nicht tödlichen Myokardinfarkts um 25 % reduziert (*vs.* 23 % bei allen Patienten der Studie).

■ In der Gruppe der 782 Diabetiker, die an der **LIPID**-Studie (9.014 Patienten) teilnahmen, hat eine Dosis von 40 mg Pravastatin/Tag über einen Beobachtungszeitraum von 6,1 Jahren verglichen mit dem Placebo das Risiko eines koronar bedingten Todes, eines nicht tödlichen Myokardinfarkts und einer Myokardrevaskularisierung um 19 % vermindert (*vs.* 24 % bei allen Patienten der Studie).

■ In der Gruppe der 5.963 Diabetiker, die an der **HPS**-Studie (20.536 Patienten) teilnahmen, hat eine Dosis von 40 mg Simvastatin/Tag über einen Beobachtungszeitraum von 5 Jahren verglichen mit dem Placebo das Risiko des Auftretens eines schweren KV-Ereignisses (Koronarereignis, CVA oder Myokardrevaskularisierung) um 25 % reduziert (*vs.* 24 %. bei allen Patienten der Studie).

■ In der Gruppe der 202 Diabetiker, die an der **LIPS**-Studie (1.677 Patienten) teilnahmen, hat die Gabe von 80 mg Fluvastatin/Tag über einen Beobachtungszeitraum von 3,9 Jahren verglichen mit dem Placebo das Risiko eines koronar bedingten Todes, eines nicht tödlichen Myokardinfarkts und einer Myokardrevaskularisierung um 47 % verringert (*vs.* 22 % bei allen Patienten der Studie).

■ In der Gruppe der 313 Diabetiker, die an der **GREACE**-Studie (1.600 Patienten) teilnahmen, hat eine Dosis von 10 bis 80 mg Atorvastatin/Tag über einen Beobachtungszeitraum von 3 Jahren verglichen mit dem Placebo das Risiko eines koronar bedingten Todes, eines nicht tödlichen Myokardinfarkts, einer Myokardrevaskularisierung, eines CVA und einer instabilen Angina pectoris um 58 % gesenkt (*vs.* 51 % bei allen Patienten der Studie).

■ Die Verordnung eines Statins sollte somit bei Diabetespatienten mit einer KV-Anamnese systematisch erfolgen.

■ Bei diesen Patienten wird ein LDL-Cholesterinspiegel von ≤ 0,70 g/l (1,8 mmol/l) als Zielwert empfohlen.

■ Wenn der Zielwert des LDL-Cholesterinspiegels unter Statingabe nicht erreicht wird, kann die zusätzliche Gabe von Ezetimib, einem spezifischen Cholesterinabsorptions-hemmer, helfen, diesen Wert zu erreichen.

■ Die Kombination eines Statins mit einem Fibrat oder mit Nikotinsäure kann in bestimmten Fällen ebenfalls in Betracht gezogen werden.

■ Bei diabetischen oder glukoseintoleranten Koronarpati-enten reduziert sich das absolute Risiko unter Statingabe stärker als bei normoglykämischen Koronarpatienten.

■ Während Statine das relative Risiko von KV-Ereignissen bei diabetischen und nicht diabetischen dyslipidämischen Koro-narpatienten ähnlich stark verringern, fällt die Reduzierung des absoluten Risikos bei Diabetikern und lediglich an einer Glukoseintoleranz leidenden Patienten stärker aus, da diese einem höheren KV-Risiko ausgesetzt sind als normoglykämi-sche dyslipidämische Patienten.

■ Die von **Haffner** durchgeführte retrospektive Analyse der **4S**-Studie hat gezeigt, dass eine Dosis von 20-40 mg Simvas-tatin/Tag bei lediglich an einer Glukoseintoleranz leidenden Patienten (Nüchternblutzucker zwischen 1,10 und 1,25 g/l [6,1 und 6,93 mmol/l]) über einen Beobachtungszeitraum von 5,4 Jahren verglichen mit dem Placebo das relative Risiko schwerer Koronarereignisse um 38 % (p = 0,003), das relative Risiko eines koronar bedingten Todes um 55 % (p = 0,007) und die Gesamtmortalität um 43 % (p = 0,002) gesenkt hat.

Fibrate

■ Ob Fibrate die KV-Prognose positiv beeinflussen, ist dagegen ungewisser.

◆ *Der **DAIS**-Studie nach zu urteilen scheint dies der Fall zu sein.*

■ In dieser Studie, die in Primär- und Sekundärprävention (48 % der Patienten hatten eine koronare Anamnese) an 418

Typ-2-Diabetikern mit leichten Anomalien in der Lipidbilanz (Verhältnis Gesamtcholesterin/HDL-Cholesterin ≥ 4 mit einem LDL-Cholesterinspiegel zwischen 1,35 und 1,75 g/l [3,5 und 4,5 mmol/l] in Verbindung mit einem Triglyceridspiegel von ≤ 4,55 g/l [5,2 mmol/l] oder einem Triglyceridspiegel zwischen 1,53 und 4,55 g/l [1,7 und 5,2 mmol/l] in Verbindung mit einem LDL-Cholesterinspiegel von ≤ 1,75 g/l [4,51 mmol/l]) durchgeführt wurde, hat eine Dosis von 200 mg Fenofibrat/Tag über einen Beobachtungszeitraum von 3 Jahren verglichen mit dem Placebo die Entwicklung einer koronaren Arteriosklerose verlangsamt (Verringerung der Progression des minimalen Durchmessers des Arterienlumens auf Höhe der entsprechenden Stenose um 40 %). Diese Studie war jedoch nicht aussagekräftig genug, um die klinischen Folgen einer solchen Gefäßveränderung zu beurteilen.

♦ *Die Ergebnisse der **FIELD**-Studie sind dagegen weniger eindeutig.*

■ In dieser Studie, an der 9.795 Typ-2-Diabetiker im Alter von 50 bis 75 Jahren mit (2.131 Patienten) oder ohne (7.664 Patienten) kardiovaskuläre Anamnese teilnahmen, die einen Gesamtcholesterinspiegel von < 2,5 g/l (6,5 mmol/l), einen Triglyceridspiegel von < 4,35 g/l (5,0 mmol/l) und ein Verhältnis Gesamtcholesterin/HDL-Cholesterin von ≥ 4,0 hatten und anfänglich nicht mit Statinen behandelt wurden, hat die Ergänzung der Diabetesbehandlung durch eine Dosis von 200 mg Fenofibrat/Tag das relative Risiko des Auftretens des primären Endpunktes aus koronarem Tod und nicht tödlichem Myokardinfarkt lediglich tendenziell um 11 % (p = 0,16; NS) verringert, was einem signifikanten Rückgang der nicht tödlichen Infarkte um 24 % (p = 0,010) und einer nicht signifikanten Zunahme der tödlichen Infarkte um 19 % (p = 0,22; NS) entspricht. Darüber hinaus hat die Verabreichung von Fenofibrat die Gesamtzahl der kardiovaskulären Ereignisse um 11 % (p = 0,035) reduziert und dabei insbesondere einen Rückgang der Myokardrevaskularisierungen um 21 % (p = 0,003) bewirkt, ohne jedoch die Gesamtmortalität zu verändern. Ebenso hat sie die Albuminurieprogression verlangsamt (p = 0,002) und die Zahl der Retinopathien reduziert, die eine Laserbehandlung erforderlich machen. Diesem Ergebnis steht eine signifikante Erhöhung des Risikos einer Pankreatitis (0,8 % *vs.* 0,5 %; p = 0,031) und einer Lungenembolie (1,1 % *vs.* 0,7 %; p = 0,022) gegenüber, das jedoch gering blieb.

◆ *Insgesamt ist eine positive Wirkung von Fibraten bei Diabetikern weniger ersichtlich als eine positive Wirkung von Statinen.*

Diabetes und Herzerkrankung

■ Eine Diabeteserkrankung erhöht das Risiko einer koronaren Herzerkrankung um das 2- bis 4-Fache.

  ■ In der von **Lee** durchgeführten Metaanalyse von 7 prospektiven Studien, in denen ca. 60.000 Personen im Alter von 40 bis 70 Jahren ohne koronare Herzerkrankung über einen Zeitraum von 4,5 bis 20 Jahren beobachtet wurden, war das relative Risiko eines koronar bedingten Todes bei männlichen Diabetikern um das 1,85-Fache und bei weiblichen Diabetikern um das 2,37-Fache höher als bei Nichtdiabetikern.

■ Eine Diabeteserkrankung erhöht das Risiko eines Myokardinfarktes.

  ■ In der von **Haffner** durchgeführten Studie betrug die Inzidenz des Auftretens eines Myokardinfarkts über einen Beobachtungszeitraum von 7 Jahren bei Nichtdiabetikern mit Infarktanamnese 18,8 % und bei Nichtdiabetikern ohne Infarktanamnese 3,5 %. Bei Diabetikern lag der Prozentsatz bei 45,0 % bzw. 20,2 % (p < 0,001) und damit deutlich höher.

■ Diabetiker machen mittlerweile ca. 20 % aller Koronarpatienten aus.

  ■ In der Gruppe der Koronarpatienten der **EUROASPIRE II**-Studie hatten 29 % eine bekannte Diabeteserkrankung und 23 % eine Glukoseintoleranz.

  ■ Daher sollten Patienten mit einer kardiovaskulären Erkrankung auch ohne Vorliegen einer bekannten Diabeteserkrankung systematisch einem oralen Glukosebelastungstest unterzogen werden.

■ **Bei Diabetikern ist eine koronare Herzerkrankung mit besonderen Merkmalen verbunden.**

   ■ Sie zeichnet sich durch ihre Latenz (Häufigkeit stiller Myokardischämien), das Ausmaß und die Verbreitung der anatomischen Läsionen und ihren evolutiven Charakter aus.

■ **Bei stabilen koronaren Diabetespatienten haben eine frühzeitige Myokardrevaskularisierung und eine medizinische Behandlung eine vergleichbare positive Auswirkung auf die Mortalität und das Risiko schwerer KV-Ereignisse.**

   ■ Dies hat die **BARI 2 D**-Studie (siehe S. 124) gezeigt.

■ **Die in der Akutphase eines Myokardinfarkts festgestellten glykämischen Anomalien bestehen in der Hälfte aller Fälle bis zum 3. Monat fort und sind daher nicht nur stressbedingt.**

   ■ Ihre Ursache liegt somit nicht, wie lange Zeit angenommen wurde, ausschließlich in der Hemmung der Insulinausschüttung, die von der übermäßigen Katecholaminausschüttung, selbst eine Folge des anfänglichen akuten Stresses, hervorgerufen wird.

■ **In der Akutphase eines Myokardinfarkts verbessert eine strenge Diabeteskontrolle die mittel- und langfristige Prognose.**

   ■ Dies hat die **DIGAMI 1**-Studie gezeigt, an der 620 Diabetiker teilnahmen, die in den ersten Stunden eines Myokardinfarkts mit einer Glukose- und Insulininfusion behandelt wurden, um den Glykämiespiegel zwischen 1,26 und 1,98 g/l (7 und 11 mmol/l) zu halten. Über einen Beobachtungszeitraum von 3,4 Jahren hat die Fortführung von mehrmals täglich verabreichten Insulininjektionen für einen Zeitraum von mindestens 3 Monaten die Mortalität um 29 % (p = 0,027) verringert.

   ■ Die **DIGAMI 2**-Studie, die an 1.253 Typ-2-Diabetikern im Durchschnittsalter von 68 Jahren durchgeführt wurde, hat die Ergebnisse der **DIGAMI 1**-Studie nicht bestätigt. Über einen Beobachtungszeitraum von 1,94 Jahren hat eine anfängliche intensive Insulinbehandlung keine Vorteile gegenüber oralen Antidiabetika gezeigt. Zwischen beiden Behandlungsgruppen war kein Unterschied festzustellen, was die Morbidität und die KV-Mortalität betrifft. Erklären lassen sich diese negativen Ergebnisse mit einer besseren Behandlung der übrigen KV-Risikofaktoren in dieser Studie. Sie hat erneut vor Augen geführt, dass die Glykämie ein unabhängiger und wichtiger Prognosefaktor der Post-Infarkt-Mortalität ist, die sich mit jedem Anstieg des Glucosespiegels um 0,54 g/l (3 mmol/l) um 20 % erhöht.

■ Eine Diabeteserkrankung verschlechtert kurz-, mittel- und langfristig die Prognose von akuten Koronarsyndromen, deren Behandlung auf denselben Grundlagen beruht wie die Behandlung von nicht diabetischen Patienten.

Diabetesprävention

■ Die Prävention einer Diabeteserkrankung vom Typ 2 ist heutzutage möglich.

■ Bei Personen mit einem hohen Risiko für die Entwicklung einer Diabeteserkrankung setzt eine Prävention eine grundlegende Änderung der Lebensweise, eine angemessene Beratung und gegebenenfalls eine pharmakologische Behandlung voraus. Auf diese Weise lässt sich das Risiko des Auftretens der Erkrankung verringern oder ihr Eintreten hinauszögern.

■ Eine Reduzierung des Gewichts und regelmäßige körperliche Betätigung verringern das Risiko einer Diabeteserkrankung um die Hälfte.

■ In der chinesischen **Pan**-Studie, die an 110.600 Personen beider Geschlechter mit Glucoseintoleranz durchgeführt wurde, haben diätetische Maßnahmen in Verbindung mit regelmäßiger körperlicher Betätigung das Risiko einer Typ-2-Diabeteserkrankung um 42 % (p < 0,005) reduziert.

■ In der **Finnish Diabetes Prevention Study**, an der 522 Personen teilnahmen, bei denen aufgrund eines Body Mass Index von ≥ 25 kg/m^2 und einer Glucoseintoleranz ein Risiko für die

Entwicklung einer Typ-2-Diabeteserkrankung bestand, hat eine konsequente Behandlung (diätetische Beratung in Verbindung mit regelmäßiger körperlicher Betätigung) das relative Risiko für das Auftreten einer Typ-2-Diabeteserkrankung über einen Beobachtungszeitraum von 4 Jahren verglichen mit bloßen Empfehlungen um 58 % (10 % vs. 22 %; p < 0,001) verringert. Die Verlängerung des Beobachtungszeitraums der Studie um weitere 3 Jahre nach der Einstellung jeglicher Maßnahmen hat gezeigt, dass die eingetretene positive Wirkung anhielt.

■ In der **DPP**-Studie, an der 3.234 Personen im Durchschnittsalter von 51 Jahren teilnahmen, die infolge einer Glukoseintoleranz (Glykämie: 1,10-1,25 g/l [6,10-6,93 mmol/l]) und aufgrund von Übergewicht (durchschnittlicher Body Mass Index: 34 kg/m²), eventuell in Verbindung mit einer Familienanamnese, ein Risiko für die Entwicklung einer Typ-2-Diabeteserkrankung aufwiesen, haben diätetische Maßnahmen (Gewichtsabnahme um 7 %, 150 Minuten Spazierengehen pro Woche) über einen Beobachtungszeitraum von 3 Jahren das bei 14 % der Patienten dieser Gruppe aufgetretene Diabetesrisiko (vs. ca. 29 % in der Kontrollgruppe) um durchschnittlich 58 % (48 bis 66 %) verringert.

■ Bei glukoseintoleranten Personen kann eine pharmakologische Behandlung in Verbindung mit einer Änderung des Lebensstils das Auftreten einer Diabeteserkrankung verhindern oder verzögern.

■ In der **STOP-NIDDM**-Studie, die an 1.429 Personen mit Glukoseintoleranz durchgeführt wurde, hat die Verabreichung von Acarbose (Zieldosis: 100 mg × 3/Tag) über einen Beobachtungszeitraum von 3,3 Jahren verglichen mit dem Placebo das relative Risiko für das Auftreten einer Diabeteserkrankung um 25 % (p = 0,0015) verringert und die Zahl der Patienten, deren Glukosetoleranz sich normalisiert hat, um 11,4 % (35 % vs. 31 %; p < 0,0001) erhöht.

■ In der **XENDOS**-Studie hat die Gabe von Orlistat dasselbe Risiko um 37,3 % (p = 0,0032) gesenkt.

■ In der **NAVIGATOR**-Studie (Valsartan-Gruppe), an der 9.306 Patienten teilnahmen, bei denen eine Glukoseintoleranz in Verbindung mit KV-Risikofaktoren oder einer KV-Erkrankung vorlag, hat die präventive Einnahme von Valsartan (80 mg/Tag während 2 Wochen und anschließend 160 mg/Tag in einer Einnahme) in Verbindung mit hygienisch-diätetischen Maßnahmen über einen Beobachtungszeitraum von 5,0 bis 6,5 Jahren verglichen mit dem Placebo das Risiko des Auftretens einer Diabeteserkrankung (erster co-primärer Endpunkt) um 14 % verringert (33,1 % *vs.* 36,8 % unter Placebo; p < 0,001), aber weder die Inzidenz des zweiten co-primären Endpunktes (kardiovaskulärer Tod, nicht tödlicher Myokardinfarkt, nicht tödlicher CVA, stationäre Behandlung wegen Herzinsuffizienz) (p = 0,85) noch die des dritten co-primären Endpunktes (Komponenten des zweiten co-primären Endpunktes, stationäre Behandlung wegen instabiler Angina pectoris, arterielle Revaskularisierung) (p = 0,43) verändert.

■ In der **NAVIGATOR**-Studie (Nateglinid-Gruppe) hat die präventive Einnahme von Nateglinid, einem postprandiale glykämische Spitzen reduzierenden Stimulator der Ausschüttung von Pankreasinsulin (60 mg × 3/Tag während 2 Wochen und anschließend 160 mg × 1/Tag), in Verbindung mit hygienisch-diätetischen Maßnahmen das Auftreten einer Diabeteserkrankung (erster co-primärer Endpunkt) nicht verhindert, sondern möglicherweise eher begünstigt (36 % *vs.* 34 % unter Placebo; p = 0,05), und weder die Inzidenz des zweiten co-primären Endpunktes (kardiovaskulärer Tod, nicht tödlicher Myokardinfarkt, nicht tödlicher CVA, stationäre Behandlung wegen Herzinsuffizienz) (p = 0,43) noch die des dritten co-primären Endpunktes (Komponenten des zweiten co-primären Endpunktes, stationäre Behandlung wegen instabiler Angina pectoris, arterielle Revaskularisierung) (p = 0,16) verändert.

■ In der **DREAM**-Studie hat eine Dosis von 15 mg Rosiglitazon/Tag das Risiko des Auftretens einer Diabeteserkrankung oder eines Todes um 60 % verringert (HR 0,40; p < 0,001). Nichtsdestotrotz empfahl die Europäische Arzneimittelbehörde (www.ema.europa.eu) im September 2010, das Medikament aufgrund der Bedenken bezüglich seiner kardiovaskulären Verträglichkeit vom Markt zu nehmen. Zum selben Zeitpunkt hat die Food and Drug Administration die Verwendung von Rosiglitazon eingeschränkt (s. Seite 58).

■ Bei der Erstbehandlung einer AHT sind grundsätzlich zwei Punkte zu berücksichtigen:

■ **Messerli** zufolge könnten 20 bis 25 % der in den USA jährlich registrierten eine Million neuer Diabetesfälle, (d. h. zwischen 200. bis 250.000, pro Jahr) mit der Verordnung von Diuretika und/oder Betablockern bei der Behandlung von AHT zusammenhängen.

■ Bei der Behandlung von AHT ist grundsätzlich der Tatsache Rechnung zu tragen, dass **ACE-H/** AT_1-Antagonisten das Diabetesrisiko um ca. 20 % verringern (J Am Coll Cardiol 2005; 46: 821-826).

– Die mit Ramipril durchgeführte und eigens zur Überprüfung dieser Aussage konzipierte **DREAM**-Studie hat dies jedoch nicht bestätigt.

Stoffwechselsyndrom
(Europäische Empfehlungen, *Eur Heart J* 2003; *24*: 1 601 - 1 610)

Das Stoffwechselsyndrom äußert sich durch das Vorhandensein einer Insulinresistenz. Es ist mit einem hohen kardiovaskulären Risiko verbunden. Seine Diagnose impliziert das Vorliegen von mindestens 3 der folgenden 5 Kriterien, darunter AHT:

1) Taillenumfang > 102 cm bei Männern und > 88 cm bei Frauen

2) Triglyceridspiegel ≥ 1,5 g/l (≥ 1,7 mmol/l)

3) HDL-Cholesterinspiegel < 0,40 g/l (< 1 mmol/l) bei Männern und < 0,50 g/l (< 1,3 mmol/l) bei Frauen

4) BD ≥ 130/85 mmHg

5) Glykämie ≥ 1,10 g/l (6,1 mmol/l)

Man weiß heute, dass das Stoffwechselsyndrom Patienten einem KV-Risiko aussetzt, dessen Risikofaktoren (AHT, Dyslipidämie, Übergewicht, mangelnde körperliche Bewegung, Tabakkonsum) behandelt werden müssen.

KAPITEL 3

Stabile Angina pectoris

Antianginöse Medikamente

■ In der Monotherapie sind die verschiedenen Therapieklassen identisch, was die Verminderung der Häufigkeit von Angina pectoris und die Erhöhung der Ischämieschwelle unter Belastung betrifft.

■ Dies ist das Ergebnis zahlreicher kleinerer Studien, die mit Nitropräparaten, Betablockern, Kalziumkanalhemmern und dem Kaliumkanalaktivator Nicorandil sowie mit Ranolazin und Trimetazidin (jeweils Hemmer der persistierenden Natriumkanäle und der Fettsäurenoxidation auf Zellebene) durchgeführt wurden.

■ In jüngster Zeit hat sich Ivabradin (5 mg × 2/Tag und anschließend schrittweise bis auf 7,5 mg × 2/Tag erhöht), ein neuer selektiver If-Strom-Hemmer, der lediglich die Sinusfrequenz verlangsamt, in der an 939 Patienten mit einer stabilen Angina pectoris durchgeführten **INITIATIVE**-Studie als ebenso wirksam erwiesen wie 50-100 mg Atenolol/Tag.

■ Das Ausmaß der antiischämischen Wirkung dieser antianginösen Medikamente (Verlängerung der durchschnittliche Zeit bis zum Auftreten der T-Streckensenkung beim Belastungstest) liegt zwischen 11 und 15 % (Nitropräparate: + 11 %; Amlodipin: + 13 %; Ivabradin: + 13,5 %; Atenolol und Ranolazin: + 15 %; in **Noman**, siehe S. 120).

■ Betablocker werden in der Regel als Erstbehandlung verordnet. Ob sie sich positiv auf die Mortalität auswirken, ist bislang jedoch noch nicht erwiesen.

■ Dass ihre Verordnung empfohlen wird, ist eine Folge ihrer nachgewiesenen positiven Wirkung in der Post-Infarkt-Phase.

■ Bislang gibt es keine Mortalitätsstudie, in der der monotherapeutische Einsatz eines antianginösen Medikaments mit dem Placebo verglichen wurde.

■ Eine Kombination mit antianginösen Medikamenten ist häufig erforderlich, wenn die Monotherapie scheitert.

■ In der **TRIMPOL II**-Studie hat sich die Kombination 20 mg Trimetazidin × 3/Tag-50 mg Metoprolol × 2/Tag als wirksamer für die Belastungstoleranz erwiesen als die bloße Gabe von 50 mg Metoprolol × 2/Tag.

◆ *Die antianginöse Wirkung von Trimetazidin ist klar belegt (**Sellier**, Am J Cardiovasc Drugs 2003; 3: 361-369). Darüber hinaus zeigen mehr als 15 Studien an Koronarpatienten, dass Trimetazidin zusätzlich die linksventrikuläre Funktion verbessert. Auch Ranolazin verringert die Häufigkeit von Angina pectoris-Anfällen (**Keating**, Drugs 2008; 68: 1-20) und verbessert zudem den glykämischen Status von Koronarpatienten (**MERLIN-TIMI 36**). Nach den **Empfehlungen 2006 der ESC** können stoffwechselwirksame Substanzen dieses Typs in Kombination mit hämodynamisch aktiven Medikamenten verwendet werden, da sie weder den BD noch die Herzfrequenz verändern. Ob sie die Prognose von stabiler Angina pectoris verbessern, ist nicht bekannt.*

– In der **IONA**-Studie, der ersten groß angelegten Morbimortalitätsstudie, wurde die Verordnung von Nicorandil in Ergänzung zu einem anderen antianginösen Medikament (Betablocker oder Kalziumkanalhemmer) untersucht.

– In dieser Studie, an der 5.126 stabile Koronarpatienten teilnahmen, hat Nicorandil über einen Beobachtungszeitraum von 1,6 Jahren das Risiko eines koronar bedingten Todes, eines nicht tödlichen Myokardinfarkts oder einer stationären Notfall-behandlung wegen Brustkorbschmerzen (primärer Endpunkt) um 17 % (p = 0,014), das Risiko eines akuten Koronarereignisses um 21 % (p = 0,028) sowie das Risiko eines koronar bedingten Todes oder eines nicht tödlichen Myokardinfarkts (sekundärer Endpunkt) ebenfalls um 21 % (p = 0,068; NS) verringert.

■ In der **ACTION**-Studie, einer weiteren Großstudie, an der 7.665 stabile Angina pectoris-Patienten teilnahmen, die mit einem Betablocker oder einem Nitropräparat behandelt wurden, hat eine Dosis von 60 mg Nifedipin LP/Tag in einer Einnahme über einen Beobachtungszeitraum von 4,9 Jahren verglichen mit dem Placebo keine Veränderung des Überle-bens ohne schweres kardiovaskuläres Ereignis bewirkt, aber die Notwendigkeit von Koronarographien und Revaskularisie-rungen reduziert.

■ In der **CAMELOT**-Studie, an der 1.991 stabile Koronarpati-enten ohne Hypertonie und LV-Dysfunktion (LVEF > 40 %) teilnahmen, von denen 3/4 mit Betablockern behandelt wur-den, wurde die Gabe von 10 mg Amlodipin/Tag über einen Beobachtungszeitraum von 2 Jahren mit der Verabreichung von 20 mg Enalapril/Tag und dem Placebo verglichen. Gegen-über dem Placebo hat Amlodipin die kombinierte Rate von KV-Ereignissen (primärer Endpunkt) signifikant um 31 % (p = 0,003) reduziert, während Enalapril diese lediglich tenden-ziell um 15 % (p = 0,17; NS) gesenkt hat. Der Vergleich zwi-schen Amlodipin und Enalapril ergab keinen signifikanten Unterschied bezüglich der Inzidenz des primären Endpunktes und der übrigen Beurteilungskriterien. Bei Amlodipin waren lediglich ein Rückgang der stationären Behandlungen wegen Angina pectoris und eine tendenzielle Verringerung der Zahl der Revaskularisierungen und der CVA-Zahlen zu verzeichnen, während Enalapril einen tendenziellen Rückgang der Inzi-denz von Myokardinfarkten und kardiovaskulären Todesfäl-len bewirkt hat. Darüber hinaus hat Amlodipin tendenziell (p = 0,31) die Progression einer durch intrakoronare Echografie nachgewiesenen Arteriosklerose gestoppt.

■ In der **ASSOCIATE**-Studie, an der 889 Patienten teilnahmen, die trotz einer optimalen Behandlung mit Betablockern isch-ämisch blieben, hat sich die zusätzliche Gabe von Ivabradin (5 mg × 2/Tag, anschließend schrittweise erhöht bis auf 7,5 mg × 2/Tag am Ende des zweiten Monats) über einen Beobachtungszeitraum von 4 Monaten verglichen mit dem Placebo als gut verträglich erwiesen (lediglich 1,1 % der Ivabradin-Patienten haben die Studie aufgrund einer Bradykardie abgebrochen, während es bei den Placebopatienten zu keinem Abbruch kam) und im Vergleich zur bloßen Gabe eines Betablockers eine Verbesserung aller Parameter der Belastungstoleranz bewirkt.

■ In der **BEAUTIFUL**-Studie, an der 10.917 stabile Koronarpatienten teilnahmen, die an einer LV-Dysfunktion litten und optimal behandelt wurden, konnte nachgewiesen werden, dass Patienten mit einer Ruheherzfrequenz von $\geq$ 70 Schlägen/Minute ein hohes Risiko für das Auftreten eines schweren KV-Ereignisses hatten. In dieser Gruppe hat die zusätzliche Gabe von Ivabradin (Dosierung: 5 mg x 2 /Tag, anschließend schrittweise bis auf 7,5 mg x 2/Tag erhöht [siehe S. 226]) eine signifikante Verringerung des Risikos eines Myokardinfarkts um 36 % (p = 0,001) und der Notwendigkeit einer Myokardrevaskularisierung um 30 % (p = 0,016) bewirkt.

■ In der von **Noman** durchgeführten Studie an 65 Patienten mit koronarografisch gesicherter koronarer Herzerkrankung, einem positiven Belastungstest und einer stabilen Angina pectoris hat die Ergänzung der optimalen Behandlung durch die Gabe von 600 mg Allopurinol/Tag, einem den Myokardsauerstoffverbrauch reduzierenden Hemmer der Xanthinoxidase, über einen Zeitraum von 12 Wochen verglichen mit dem Placebo die Belastungsfähigkeit verbessert, wie eine signifikante Verlängerung der durchschnittlichen Dauer bis zum Auftreten der ST-Streckensenkung (primärer Endpunkt) (p = 0,0002), der durchschnittlichen Dauer der Gesamtbelastungszeit (p = 0,0003) und der Dauer bis zum Auftreten der Angina pectoris (p = 0,001) (sekundäre Endpunkte) gezeigt hat.

Prophylaxe von akuten ischämischen Ereignissen

■ Die Prophylaxe von akuten ischämischen Ereignissen beruht auf drei Klassen von Medikamenten, die fester Bestandteil der Medikation aller Koronarpatienten sein sollten.

■ Aspirin verringert die KV-Morbimortalität.

■ Dies ist das Ergebnis der **SAPAT**-Studie und der Metaanalyse der **ATT** von 7 Studien an 2.920 Patienten. Über einen Beobachtungszeitraum von 27 Monaten hat eine Dosis von 75-150 mg Aspirin/Tag das Risiko eines kardiovaskulären Todes, eines nicht tödlichen Myokardinfarkts oder eines nicht tödlichen CVA signifikant um 33 % (p = 0,0004) reduziert.

■ Statine verringern die KV-Morbimortalität.

■ Wenngleich es keine spezielle Studie zur stabilen Angina pectoris gibt, gilt es als anerkannt, dass Statine als Sekundärprävention die KV-Morbimortalität und die Gesamtmortalität verringern (siehe S. 63).

■ Die Verordnung eines Statins sollte in dieser Situation daher unabhängig von dem Ausgangswert des Cholesterinspiegels systematisch erfolgen und darauf abzielen, den LDL-Cholesterinspiegel unter 1 g/l (2,58 mmol/l) zu halten.

■ Für Patienten mit hohem Risiko scheinen die **ALLIANCE**-Studie, die **TNT**-Studie und die **IDEAL**-Studie (siehe S. 70) zu belegen, wie wichtig es ist, den LDL-Cholesterinspiegel mithilfe hoher Statindosen so weit wie möglich zu senken (auf 0,80 g/l [2,06 mmol/l] oder mehr).

■ ACE-H verringern die Morbimortalität auch bei Nichtvorliegen einer LV-Dysfunktion (siehe S. 186).

■ Diese positive Wirkung war für die Post-Infarkt-Phase bereits von der **HOPE**-Studie (siehe S. 186) nachgewiesen worden.

■ Bestätigt wurde sie von der **EUROPA**-Studie (siehe S. 186), an der 13.655 Koronarpatienten mit oder ohne Myokardinfarktanamnese teilnahmen. Über einen Beobachtungszeitraum von 4,2 Jahren hat eine Dosis von 8 mg Perindopril/Tag in einer Einnahme verglichen mit dem Placebo das Risiko eines kardiovaskulären Todes, eines Myokardinfarkts oder einer Wiederbelebung nach Herzstillstand um 20 % (p = 0,0003) reduziert und die Gesamtmortalität tendenziell um 11 % (p = 0,1; NS) gesenkt. Diese positive Wirkung war unabhängig von dem Risikoniveau des Patienten (d. h. bei beiden Geschlechtern, in jeder Altersgruppe, mit oder ohne Myokardinfarkt-, Diabetes- oder AHT-Anamnese oder Anamnese mit einer peripheren Arteriopathie) und unabhängig von der ergänzenden Behandlung (insbesondere von der Gabe oder der Nichtgabe eines Statins und/oder eines Betablockers) festzustellen.

■ Nicht nachgewiesen werden konnte diese positive Auswirkung eines ACE-H auf das kardiovaskuläre Risiko in der **PEACE**-Studie, an der 8.290 Koronarpatienten mit erhaltener LVEF (durchschnittliche LVEF: 58 %) teilnahmen, die optimal behandelt wurden. Über einen Beobachtungszeitraum von 4,8 Jahren hat die zusätzliche Gabe von 4 mg Trandolapril/ Tag verglichen mit dem Placebo keine Veränderung bewirkt, was das Risiko eines kardiovaskulären Todes oder eines Myokardinfarkts oder die Notwendigkeit einer Myokardrevaskularisierung betrifft (21,9 % *vs.* 22,5 %; p = 0,43; NS), aber die Inzidenz von stationären Behandlungen oder herzinsuffizienzbedingten Todesfällen um 25 % (p = 0,02) reduziert und das Risiko des Auftretens neuer Diabetesfälle um 17 % (p = 0,014) verringert.

■ Die von **Dagenais** durchgeführte Metaanalyse der **HOPE**-Studie, der **EUROPA**-Studie und der **PEACE**-Studie mit insgesamt 29.805 Patienten sowie die von **Danchin** vorgenommene Metaanalyse von 7 Studien an 33.960 Koronarpatienten, die über einen Zeitraum von 4,4 Jahren beobachtet wurden, bestätigen, dass die Ergänzung der konventionellen Behandlung durch die zusätzliche Gabe eines ACE-H die KV-Mortalität und die Inzidenz von schweren KV-Ereignissen signifikant reduziert.

■ **Die Kombination eines Kalziumkanalhemmers mit einem ACE-H (Perindopril) verbessert die Prognose signifikant.**

■ Dies ist das Ergebnis der von **Bertrand** (2010) durchgeführten *Post-hoc*-Analyse der **EUROPA**-Studie: Verglichen mit der Kombination Placebo-Kalziumkanalhemmer hat die Kombination Perindopril-Kalziumkanalhemmer die Inzidenz des Endpunktes aus kardiovaskulärem Tod, Myokardinfarkt und Wiederbelebung nach Herzstillstand um 35 % (p = 0,014) und die Gesamtmortalität um 46 % (p < 0,01) reduziert. Diese Ergebnisse könnten auf eine synergetische Wirkung von Perindopril und Amlodipin zurückzuführen sein.

Die Therapieentscheidung bei stabiler Koronarerkrankung

■ Sie stimmt mit der Therapie beim Post-Myokardinfarkt überein, da es sich um eine sogenannte Basistherapie handelt (siehe S. 183).

Myokardrevaskularisierung

■ Bei einer stabilen koronaren Herzkrankheit reduziert eine Initialstrategie mit einer Angioplastie das Todesrisiko oder die Gefahr schwerwiegender kardiovaskulärer Ereignisse nicht mehr als eine optimale medikamentöse Behandlung.

■ Nach der **COURAGE**-Studie; bei der 2.287 Patienten mit signifikanter Herzkrankheit mit Angina pectoris oder Myokardischämie durchschnittlich 4,6 Jahre beobachtet wurden, änderte eine zusätzliche Angioplastie, verglichen mit der optimalen medikamentösen Monotherapie, weder die Inzidenz des primären Endpunktes (Tod jeglicher Ursache, nicht tödlicher Myokardinfarkt) (19,0 % vs. 18,5 %, p = 0,62; NS) noch das Risiko des Auftretens eines Herzinfarkts (13,2 % vs. 12,3 %, p = 0,33; NS), war aber effektiver bei der Angina pectoris.

■ Die Revaskularisierung ist bei refraktärer Angina gerechtfertigt und verbessert die Prognose in bestimmten Situationen.

■ Frühere Studien und die Metaanalyse von **Yusuf** (1994), die sieben Studien mit insgesamt 2.649 Patienten untersuchte, haben gezeigt, dass ein koronarer Bypass (hauptsächlich venös) im Vergleich mit einer medikamentösen Monotherapie die Prognose in folgenden Fällen verbessert: positives Belastungs-EKG mit den Schweregradkriterien, Hauptstammstenose, Mehrgefäßerkrankung einschließlich einer Läsion des proximalen Ramus interventricularis anterior (RIVA) oder in Verbindung mit einer LV-Dysfunktion.

■ Eine Koronarangioplastie verbessert die Angina und die Belastbarkeit, aber es gibt keinen Beweis, dass sie das Auftreten eines Myokardinfarkts verhindert und die Mortalität bei Patienten mit Ein- oder Zweigefäßerkrankungen ohne Stenose der proximalen RIVA und ohne LV-Dysfunktion senkt.

■ Zu diesem Schluss kommen die Studien **ACME, MASS, RITA 2, AVERT** und die Metaanalyse von **Bucher**.

■ Auch bei Typ-2-Diabetikern mit stabiler Koronarerkrankung haben eine frühzeitige Myokardrevaskularisierung und eine medikamentöse Behandlung insgesamt einen ähnlichen Effekt auf die Mortalität und schwerwiegende kardiovaskuläre Ereignisse. Dies zeigte die **BARI 2 D**-Studie, an der 2.368 Patienten mit Typ-2-Diabetes, einer Angina pectoris oder Anzeichen einer Myokardischämie, sowie Ein-, Zwei- oder Dreigefäßstenosen (außer Hauptstammstenosen) teilnahmen, die durch Myokardrevaskularisierung behandelt werden konnten. Die Randomisierung wurde je nach der Technik (Angioplastie oder Koronararterien-Bypass (CABG)), die als die am besten geeignete ausgewählt wurde, stratifiziert. In einem mittelfristigen Beobachtungszeitraum von 5,3 Jahren wurde insgesamt kein signifikanter Unterschied zwischen der Myokardrevaskularisierung und der medikamentösen Therapie im Hinblick auf die Lebenserwartung (erster primärer Endpunkt) (88,3 % *vs.* 87,8 %; p = 0,97; NS) und das Überleben frei von schwerwiegenden kardiovaskulären Ereignissen, nämlich Tod, Myokardinfarkt oder Schlaganfall (der zweite primäre Endpunkt) (77,2 % *vs.* 75,9 %, p = 0,70; NS) festgestellt.

− Bei der Stratifizierung in Koronarangioplastie (aktiver Stent: ca. 1/3 Fälle) *vs.* medikamentöser Behandlung wurde kein signifikanter Unterschied im Hinblick auf die Inzidenz des primären Endpunkts erreicht. Aber bei der Stratifizierung in koronaren Bypass *vs.* medikamentöse Behandlung war das Eintreten schwerwiegender kardiovaskulärer Ereignisse signifikant niedriger beim Bypass (22,4 % *vs.* 30,5 % unter medikamentöser Behandlung, p = 0,01).

■ Bei einer koronaren Mehrgefäßerkrankung reduziert die systematische Messung der fraktionierten Flussreserve vor der Angioplastie signifikant die Inzidenz schwerer kardiovaskulärer Ereignisse und der iterativen Revaskularisierungen.

■ Dies wurde in der **FAME**-Studie gezeigt, in der 1.005 Patienten mit koronaren Mehrgefäßerkrankungen in einem einjährigen Beobachtungszeitraum untersucht wurden (≥ 50 % Stenose von mindestens zwei großen Koronararterien, ausgenommen Hauptstammstenose). Bevor eine koronare Angioplastie durchgeführt wurde, wurde hier in der einen Behandlungsgruppe nur eine Koronargraphie und in der anderen Behandlungsgruppe zusätzlich zur Koronargraphie auch eine Messung der fraktionierten Flussreserve (dabei wird eine ischämische Stenose erkannt) durchgeführt. Beim Vergleich der Ergebnisse ergab sich eine Reduzierung von rund 30 % der Inzidenz des primären Endpunktes (Tod, Myokardinfarkt, iterative Revaskularisierung) (13,2 % *vs.* 18,3 %; p = 0,02) und auch die Menge des injizierten Kontrastmittels und die Kosten für den Eingriff und die Dauer des Krankenhausaufenthalts reduzierten sich erheblich.

■ Bei Patienten mit Mehrgefäßerkrankungen haben die Angioplastie und der chirurgische Eingriff insgesamt den gleichen positiven Effekt auf das Risiko für Tod oder Myokardinfarkt, aber die Angioplastie ist bei der Behandlung von Angina pectoris und der Vermeidung von iterativen Revaskularisierungen weniger wirksam.

■ Das wurde in den schon etwas älteren Studien (**RITA**, **GABI**, **EAST**, **CABRI**, **BARI**, **ERACI**), der Metaanalyse von **Pocock**, und den Studien **ARTS** und **SOS** gezeigt.

■ Bei einer nicht geschützten Hauptstammstenose ist die Angioplastie mit Stent oder Sirolimus nicht schlechter als ein CABG.

■ Dies war das Ergebnis der **PRECOMBAT**-Studie, an der 600 Patienten mit nicht geschützter Hauptstammstenose teilnahmen. Nach der Randomisierung wurden die Patienten mit einer Angioplastie und Stent mit Sirolimus oder einem Koronararterien-Bypass (CABG) behandelt.

– Nach einem Jahr war die kumulative Rate der Todesfälle jeglicher Ursache, Myokardinfarkt, Schlaganfall, Revaskularisierung der Zielstenose (primärer Endpunkt) in den beiden Gruppen ähnlich (8,7 % bei Angioplastie *vs.* 6,7 %, p = 0,01 für die Nichtunterlegenheit). Zu demselben Ergebnis kam es nach 2 Jahren (12,2% *vs.* 8,1%, HR bei Angioplastie 1,50, p = 0,12, NS). Der Bedarf einer Myokardrevaskularisierung war nach der Koronarangioplastie häufiger (9,0 % versus 4,2 %, p = 0,02).

– Obwohl sich in der **PRECOMBAT**-Studie die Angioplastie mit Stentimplantation mit Sirolimus der koronaren Bypass-Operation in Bezug auf die Verhütung von schweren kardiovaskulären Ereignissen als nicht unterlegen erwies, war die Aussagekraft aufgrund der niedrigen Teststärke (Power) und dem Ausmaß und der Marge der Nichtunterlegenheit dieser Studie zu gering, um dem Kliniker eine ausreichende Orientierung zu bieten, welche diese beiden Techniken jeweils geeigneter ist.

■ Der Bypass bleibt die Standardbehandlung für Hauptstammstenose und/oder komplexe Dreigefäßstenosen (hoher **SYNTAX**-Score, siehe S. 127).

■ Dies wurde in der **SYNTAX**-Studie gezeigt, an der 1.800 Patienten mit koronaren Läsionen teilnahmen, die noch nie behandelt wurden. Während eines einjährigen Beobachtungszeitraums hat sich der koronare Bypass der Angioplastie assoziiert mit aktiven Stents als überlegen erwiesen. (durchschnittlich: 4,6 Stents pro Patient), was die Reduzierung der Ereignisse angeht (einschließlich Tod, Schlaganfall, Myokardinfarkt oder Notwendigkeit einer Revaskularisierung [12,4 % *vs.* 17,8 %, p = 0,002]. Der Unterschied ist hauptsächlich auf eine niedrigere Revaskularisierungsrate nach dem Bypass zurückzuführen (5,9 % *vs.* 13,5 %, p <0,001).

■ Bei diabetischen Patienten mit Mehrgefäßerkrankungen verbessert der chirurgische Eingriff die Prognose mehr als die Angioplastie.

■ Diese legen die **BARI**-Studie und die Metaanalyse von **Hoffman** nahe.

■ Doch in der **CARDIA**-Studie, in der 510 diabetische Patienten mit Mehrgefäßerkrankungen untersucht wurden, hat die

Angioplastie (mit aktiven Stents bei 71 % der Patienten) zum gleichen Ergebnis geführt wie ein koronarer Bypass, was die Rate, nach einem Jahr, der Todesfälle, Myokardinfarkte oder Schlaganfälle angeht (11,6 % *vs.* 10,2 %; p = 0,63; NS), allerdings war die Rate der Revaskularisierungen signifikant höher (9,9 % *vs.* 2,0 %; p = 0,001).

Stumme Myokardischämie Klassifizierung nach Cohn
(*Circulation* 1987; *75* Suppl. 2: 33-37)

- **Typ 1, bei asymptomatischem Patienten**
  - Die stille Ischämie wird bei einer Überprüfung der Herz-Kreislauf-Risikofaktoren oder während systematischer Tests mit bestimmten Berufsgruppen (Piloten) entdeckt....).
- **Typ 2, nach einem Myokardinfarkt**
- **Typ 3, bei Patienten mit Angina pectoris**

SYNTAX-Score
(*N Engl J Med* 2009; 360:961-972)

- Der anatomische **SYNTAX-Score** beurteilt die Schwere und Komplexität der objektivierten Koronarstenose durch eine Koronarangiografie.

- Es berücksichtigt die Anatomie der Läsionen: Dominanz des koronaren Systems, Verkalkungen, Thrombus, Bifurkation, Tortuosität, Totalverschluss, Dreigefäßerkrankung, Hauptstammstenose, Anzahl und Lokalisierung der Stenosen.

- Je höher der Score, desto komplexer die Läsionen. Man definiert einen geringen Score (≤ 22), mittleren Score (23-32) und hohen Score (≥ 33).

Funktionelle Klassifikation der Angina pectoris

	Canadian Cardiovascular Society (CCS[1])	New York Heart Association (NYHA[2])
Stadium I	Angina pectoris bei schwerer körperlicher Belastung oder längerer, schneller oder sportlicher Belastung.	Abwesenheit einer Angina pectoris bei regelmäßiger körperlicher Bewegung
Stadium II	Angina pectoris bei zügigem Gehen in hügeligem oder flachem Gelände nach einer Mahlzeit oder bei kaltem oder windigem Wetter oder unter emotionalem Stress oder nach dem Aufwachen. Angina pectoris beim Steigen von mehr als einer Treppe in einem normalen Tempo.	Angina pectoris bei regelmäßiger körperlicher Bewegung
Stadium III	Angina pectoris beim Gehen auf ebenem Gelände auf einer Strecke mit der Länge von ein bis zwei Häuserblöcken	Angina pectoris bei nicht regelmäßiger körperlicher Bewegung
Stadium IV	Steigen von einer Treppe in einem normalen Tempo. Angina pectoris bei wenigen Schritten, oder beim Anziehen und Waschen oder in Ruhe	Angina pectoris bei der geringsten körperlichen Anstrengung oder in Ruhe.

(1). L. Campeau. (*Circulation* 1976; *54*: 522-523).
(2) *The Criteria Committee of the New-York Heart Association. (Diseases of the Heart and Blood Vessels. Nomenclature and Criteria for Diagnosis. 6*[th] *ed. Boston, Little, Brown and Co., 1964).*

EDRF, NO und Nitratderivate
Zannad und Rochette (*Cardioscopie* 1999; *71*: 228-233)

• Furchgott, Ignarro und Murrad haben 1998 den Nobelpreis erhalten, da sie gezeigt haben, dass die vaskuläre Relaxation durch Acetylcholin die Anwesenheit von Endothelzellen erfordert und dank EDRF (Endothel derived relaxing factor) erfolgt, einer ausgesprochen labilen Substanz (Halbwertzeit: 3 bis 50 Sekunden), die durch das Endothel synthetisiert wird, und dafür, dass sie gezeigt haben, dass EDRF aus Stickstoffmonoxid (NO) besteht, das das Endothel aus endogenem L-Arginin synthetisiert (in Abwesenheit von L-Arginin verlieren die Endothelzellen ihre Fähigkeit, NO freizusetzen, die Verabreichung von L-Arginin behebt diese Situation).

• Unter physiologischen Bedingungen setzt das vaskulären Endothel EDRF d.h. NO frei, das wie ein endogenes Nitrat wirkt und zu einer Vasodilatation führt.

• Im Gegensatz dazu erfüllt das ERDF, d.h. NO, im Falle einer ischämischen Herzerkrankung, die von einer anatomischen oder funktionellen Veränderung des Epithels begleitet wird, seine Funktionen nicht mehr, Grund dafür ist vielleicht der vorzeitige Abbau aufgrund der Anwesenheit von freien Sauerstoffradikalen, die durch das veränderte Endothelium im Überschuss produziert werden. Bei diesen pathologischen Bedingungen wirkt Nitroglyzerin als Lieferant von exogenem NO in der glatten Gefäßmuskulatur.

Die Behandlung der stabilen Angina nach den europäischen Empfehlungen
(Eur Heart J 2006; 27: 1341-1381)

• Nach der anfänglichen Risikobeurteilung sollte die Korrektur der Risikofaktoren durch eine Veränderung des Lebensstils erzielt werden, ggf. kombiniert mit einer pharmakologischen Behandlung. Bei Koronarpatienten wird dringend dazu geraten, streng Diabetes, Gewicht und Blutdruck zu kontrollieren. Eine gute Behandlung der Risikofaktoren kann das Anfangsstadium modifizieren.

• Nitrate mit kurzer Wirkdauer können angewandt werden, um die akuten Beschwerden zu lindern. Sofern keine Gegenanzeigen oder Unverträglichkeit vorliegen, sollte die Behandlung der stabilen Angina pectoris Aspirin (75 mg/Tag) und ein Statin umfassen. Die Behandlung der Angina pectoris selbst besteht aus einem Betablocker als Therapie erster Wahl oder, alternativ, assoziiert mit einem If-Kanal-Hemmer (Ivabradin) oder einen Kalziumkanalbhemmer (Kalziumantagonist) oder einem Nitrat mit langer Wirkdauer, falls notwendig.

• Ein ACE-Hemmer ist bei Patienten mit LV-Dysfunktion, Bluthochdruck oder Diabetes und bei allen Hochrisikopatienten indiziert. Sofern keine Gegenanzeigen vorliegen, müssen die Betablocker nach einem Myokardinfarkt oder im Falle einer LV-Dysfunktion verschrieben werden. Die Medikamente, deren Angriffspunkt im kardialen Stoffwechsel liegen, wie Trimetazidin, können mit der Basistherapie assoziiert werden oder als Alternative dienen, wenn sie gut vertragen werden.

• Die Behandlung der Angina pectoris muss auf die individuellen Bedürfnisse des Patienten zugeschnitten und die Überwachung individualisiert werden. Die Dosierung eines Medikaments muss optimal eingestellt werden, bevor ein zweites hinzugefügt werden kann, und es ist ratsam, die Assoziation zu ändern, bevor eine Dreifachtherapie in Betracht gezogen wird.

• In den Fällen, wo keine Koronarangiografie durchgeführt würde, um die Prognose zu verfeinern, ist sie jedoch angesichts einer Myokardrevaskularisierung indiziert, wenn die Symptome nicht befriedigend durch Medikamente kontrolliert werden können.

• Die Koronarangioplastie ist eine wirksame Behandlung der stabilen Angina und sie ist bei Patienten indiziert, bei denen trotz einer optimalen medikamentösen Behandlung weiter Symptome auftreten, sofern die anatomischen Veränderungen günstig sind. Die koronare Restenose bleibt ein Problem, obwohl die Häufigkeit durch Fortschritte in der Stent-Technologie reduziert wurde. Es gibt keinen Beweis, dass Koronarangioplastien das Todesrisiko bei Patienten mit stabiler Angina pectoris im Verhältnis zur medikamentösen oder chirurgischen Behandlung weiter reduzieren.

• Der koronare Bypass ist besonders wirksam bei Symptomen von Patienten mit stabiler Angina und er reduziert das Todesrisiko langfristig, vor allem in bestimmten Untergruppen von Patienten, nämlich solchen mit Hauptstammstenose, Stenose der proximalen RIVA und Dreigefäßerkrankungen, um so mehr die LV-Funktion beeinträchtigt ist.

• Es wurde gezeigt, dass es eine Kluft zwischen der optimalen Behandlung der stabilen Angina pectoris und der gängigen Praxis gibt. Bei vielen Patienten, die an stabiler Angina pectoris leiden, wurde kein Belastungstest durchgeführt, der die Diagnose bestätigen und die Prognose einschätzen würde. Außerdem, und dies ist umso beunruhigender, ist die Verschreibung von Statinen oder Aspirin weiterhin sehr variabel.

KAPITEL 4

Akutes Koronarsyndrom ohne persistierende ST-Hebung (NSTEMI)

Fakten

■ Die wesentliche Gemeinsamkeit der verschiedenen kardiovaskulären Erkrankungen, die unter dem Begriff akutes Koronarsyndrom (ACS) zusammengefasst werden, ist die Ruptur einer atherosklerotischen Plaque in den Herzkranzgefäßen mit anschließender Thrombenbildung.

■ Die Läsionen, bei denen es am wahrscheinlichsten zur Ruptur kommt, führen in der Regel zu einer leichten, klinisch nicht apparenten Verengung. Es handelt sich um Plaque im Frühstadium, die histologisch sehr fetthaltig ist, einen weichen atheromatösen Kern und eine ausgedünnte fibröse Deckkappe aufweist, die zerbrechlich und entzündet ist.

■ Die Ruptur der Plaque führt in der Folge zu einer Thrombenbildung. Dieser Thrombus ist in der Regel bei den ACS ohne persistierende ST-Hebung nicht-okklusiv und besteht aus Fibrin. Dazu kommen zusätzlich vasospastische Phänomene.

■ Eine abrupte Einengung des Gefäßlumens der epikardialen Arterie geht häufig mit einer Okklusion der distalen Arteriolen durch Plaque-Emboli einher, die sich von instabilen Plaques gelöst haben.

■ Die Klassifizierung der ACS (2000) unterscheidet den Myokardinfarkt ohne persistierende ST-Hebung (NSTEMI, vormals Myokardinfarkt ohne Q-Wellen) in Gegenwart erhöhter Troponinwerte und einer instabilen Angina pectoris, ohne dass erhöhte Werte für die Marker der Myokardnekrose vorliegen.

■ Ein ACS ohne persistierende ST-Hebung (NSTEMI) ist etwa doppelt so häufig wie der akute Herzinfarkt mit persistierender ST-Hebung (STEMI).

■ Dies wurde in der prospektiven **GRACE**-Studie, einer Registerstudie, gezeigt. Hier handelte es sich in 38 % der Fälle um eine instabile Angina pectoris, in 25 % der Fälle um einen Myokardinfarkt ohne persistierende ST-Hebung und in 30 % der Fälle um einen Myokardinfarkt mit einer persistierenden ST-Hebung (bei den verbleibenden 7 % wurde die Diagnose des ACS nicht bestätigt).

■ Zum ACS ohne persistierende ST-Hebung gehören verschiedene Krankheitsbilder, die nicht die gleiche prognostische Bedeutung haben.

■ Es kann sich um eine spontane Angina pectoris, eine neu auftretende Angina aufgrund einer starken Belastung oder eine Angina nach einem Infarkt handeln.
■ Nach der Risikostratifizierung ermöglichen die antithrombotische Therapie und in den meisten Fällen die Myokardrevaskularisierung in mehr als 90 % der Fälle, die Progression zum transmuralen Myokardinfarkt oder den plötzlichen Herztod zu verhindern.

Risikostratifizierung

■ Eine Risikostratifizierung, die innerhalb von 24 Stunden nach der Einweisung ins Krankenhaus durchgeführt wird, erleichtert die Therapieentscheidung zwischen einer frühen invasiven Strategie und einer konservativen Strategie.

■ Die invasive Strategie besteht in einer Koronarangiografie in den ersten Tagen der akuten Episode, gefolgt von einer Revaskularisierung (Angioplastie oder Bypass-Operation), sofern das anatomisch möglich ist. Die konservative Strategie besteht darin, die Koronarangiografie und Revaskularisierung nur im Falle einer spontanen rezidivierenden Ischämie durchzuführen, die trotz korrekter Behandlung oder im Falle von Anzeichen einer Rest-Ischämie bei einem provokativen Test am Ende des Krankenhausaufenthalts oder nach der Entlassung des Patienten auftritt.

■ **Die Risikostratifizierung basiert auf klinischen Parametern, Elektrokardiogramm, Echokardiografie sowie biochemischen Markern.**

Parameter, die auf eine ungünstige Progression schließen lassen:

– *Klinische Parameter*: Ruheangina, sich wiederholende und neuere Episoden von Angina pectoris, nicht ausreichendes Ansprechen auf die medikamentöse Behandlung, fortgeschrittenes Alter, beschleunigter Herzschlag, niedriger Blutdruck und Herzinsuffizienz.

– *Elektrokardiografie (EKG):* Eine ST-Streckensenkung bei der Aufnahme ins Krankenhaus, stumme und vorübergehende Episoden einer ST-Senkung oder ST-Hebung.

– *Biochemische Parameter:* Eine auch nur geringfügige Erhöhung der Troponinwerte bei zwei Untersuchungen, die in einem 6-stündigen Intervall durchgeführt werden. Neue Techniken der ultrasensitiven Dosierung von Troponin erlauben ein Ergebnis in nur drei Stunden.

– *Elektrokardiografie (EKG):* Vorliegen einer systolischen LV-Dysfunktion.

■ **Es konnten einfache und zuverlässige Risikowerte festgestellt werden.**

■ Es gibt auch den **TIMI-Risiko-Score,** der jeweils jeder der folgenden 7 Variablen einen Punkt zuordnet: Alter ≥ 65 Jahre, das Vorhandensein von mindestens drei Risikofaktoren für koronare Herzkrankheit, eine bereits bekannte Koronarstenose, eine ST-Senkung beim anfänglichen EKG, mindestens zwei Angina pectoris-Episoden in den vergangenen 24 Stunden, Einnahme von Aspirin in den letzten 7 Tagen und erhöhte biochemische Marker für eine myokardiale Nekrose.

■ Dieser Score, der ausgehend von der **TIMI 11B**-Studie etabliert und in mehreren großen Studien validiert wurde, zeigt, dass das Risiko innerhalb von 14 Tagen den Tod, einen erneuten Infarkt oder eine schwere rezidivierende Ischämie zu erleiden, bei einem Score von 0 oder 1 Punkt 4,7 %, bei 2 Punkten 8,3 %, bei 3 Punkten 13,2 %, bei 4 Punkten 19,9 %, bei 5 Punkten 26,2 % und bei 6 oder 7 Punkten 40,9 % beträgt.

Frühzeitiges invasives Vorgehen *vs.* konservative Strategie

■ Nach den **Empfehlungen der ESC (2010)** rechtfertigen zwei Hauptkriterien eine Koronarangiografie: eine Änderung des Troponinwerts und Veränderungen der ST-Strecke und der T-Welle.

■ Bei einer Notfallangiografie ist der transradiale Zugang effektiver und sicherer als der femorale Zugang.

■ Zu diesem Schluss kommt die internationale randomisierte **RIVAL**-Studie, die an 7.021 Patienten mit akutem Koronarsyndrom durchgeführt wurde, die sich einer Koronarangiografie ggf. gefolgt von einer Revaskularisierung unterzogen.

– Am 30. Tag war die Inzidenz des primären Endpunktes (Tod, Myokardinfarkt, Schlaganfall, schwere Blutungen nicht assoziiert mit einer koronaren Bypass-Operation) beim transradialen und femoralen Zugang ähnlich (jeweils 3,7 % *vs.* 4,0 %, p = 0,50; NS). Beim transradialen Zugang zeigte sich tendenziell ein geringeres Risiko größerer Blutungen, die in keinem Zusammenhang mit einer CABG standen (0,7 % *vs.* 0,9 %, p = 0,23; NS) und auch vaskuläre Komplikationen, nämlich große Hämatome (HR 0,40, p <0,0001) und Pseudoaneurysmen, die behoben werden mussten (HR 0,30; p = 0,006), waren geringer. Die Erfolgsrate der Angioplastie war bei beiden Zugangswegen ähnlich. Die Wirksamkeit und Sicherheit des transradialen Zugangs hängt von der Erfahrung und vom

Knowhow des Chirurgen ab und von der Anzahl der Eingriffe, die in seiner Einrichtung durchgeführt werden.

■ **Fortschritte der Koronarangioplastie haben ermöglicht, die Überlegenheit des frühen invasiven Verfahrens bei Patienten mit einem mittleren oder hohen Risiko zu zeigen.**

♦ *Ältere Studien, vor der Ära der Stents und Glykoprotein-2b/3a-Hemmer, erbrachten jedoch keine eindeutigen Ergebnisse.*

■ Dies war bei der **TIMI IIIB**-Studie und der **VANQWISH**-Studie der Fall, bei denen die systematische invasive Strategie eine neutrale, ja sogar negative Wirkung hatte.

♦ *Drei große Studien haben gezeigt, dass die Myokardrevaskularisierung bei Risikopatienten von Nutzen sein kann.*

■ In der **FRISC II**-Studie, an der 2.457 Patienten im Alter von ≤ 75 Jahren teilnahmen, erfolgte bei der invasiven Strategie nach 6 Monaten ein Rückgang der Todesfälle oder des Myokardinfarkts um 22,3 % (9,4 % *vs.* 12,1 %; p = 0,031) die Häufigkeit einer Angina pectoris verringert sich um 43,5 % (22 % *vs.* 39 %; p < 0,001), die Wiederaufnahme ins Krankenhaus um 36,7 % (31 % *vs.* 49 %; p < 0,001) und die spätere Myokardrevaskularisierung um 75,6 % (5,6 % *vs.* 23,0 %,; p < 0,001). Das günstige Ergebnis war nach einem Jahr noch eindeutiger, mit einer signifikanten Reduktion von 43,5 % (2,2 % *vs.* 3,9 %; p = 0,016) der Mortalität und von 25,8 % (8,6 % *vs.* 11,6 %; p = 0,015) bei der Inzidenz von Myokardinfarkten. Obwohl schwere Blutungen häufiger auftraten (1,6 % *vs.* 0, 7%), führte das invasive Verfahren nicht zu einer höheren Inzidenz von Schlaganfällen und intrakraniellen Blutungen.

■ In der **TACTICS-TIMI 18**-Studie wurden 2.220 Patienten mit einem Durchschnittsalter von 62 Jahren randomisiert und mit einem Glykoprotein-2b/3a-Hemmer behandelt. Verglichen mit der konservativen Strategie führte das invasive Vorgehen nach 6 Monaten signifikant zu einer Reduzierung der Todesfälle, der Myokardinfarkte und der erneuten Aufnahme ins Krankenhaus aufgrund eines akuten Koronarsyndroms um insgesamt 18 % (15, 9 % *vs.* 19, 4 %; p = 0,025). Der Unterschied wird bei der Reduzierung der Inzidenz der Reinfarkte mit 23,3 % (4,8 % *vs.* 6,9 %,;p = 0,029) am deutlichsten. Die invasive Strategie änderte nichts an der Häufigkeit von Schlaganfällen oder größeren Blutungen.

■ In der **RITA 3**-Studie, an der 1.810 Patienten mit einem Durchschnittsalter von 62 Jahren teilnahmen, zeigte sich bei der invasiven Strategie nach 4 Monaten ein Rückgang der Todesfälle, Myokardinfarkte oder refraktären Angina um 34 % (9,6 % *vs.* 14,5 %; p < 0,001), der Unterschied wird besonders bei der Halbierung der refraktären Angina-Fälle deutlich.

◆ *Die Ergebnisse wurden durch die Metaanalysen von Bavry und Mehta bestätigt.*

■ Die Metaanalyse von **Bavry** untersuchte 5 Studien, an denen insgesamt 6.766 Patienten teilnahmen, und legt nahe, dass in der Ära der Stents und Glykoprotein-2b/3a-Hemmer die invasive Strategie die Lebenserwartung um 6 bis 12 Monate erhöht.
■ Die Metaanalyse von **Mehta** zu 7 Studien mit insgesamt 9.212 Patienten und mit einem Beobachtungszeitraum von 17 Monaten hat gezeigt, dass die invasive Strategie der konservativen Strategie überlegen ist, da ein signifikanter Rückgang der Myokardinfarkte um 25 % (p < 0,001), der schweren Angina pectoris um 33 % (p < 0,001) und der Rehospitalisierungen um 34 % (p < 0,001). zu verzeichnen war.

◆ *Allerdings brachte die ICTUS- Studie Zweifel auf.*

■ In dieser Studie mit 1.200 Hochrisikopatienten hat die invasive Strategie während einer einjährigen Beobachtungszeit nicht zu einer Änderung die Gesamthäufigkeit von Todesfällen, nicht tödlichem Myokardinfarkt oder Rehospitalisierungen aufgrund einer Angina pectoris geführt. Der frühzeitige Einsatz der modernsten Behandlungen, insbesondere Clopidogrel und hohe Dosen Statin, könnte erklären, dass die Progression in der Gruppe, die mit der konservativen Strategie behandelt wurde, günstiger war als erwartet.

◆ *Bei Hochrisikopatienten, erhöht die frühzeitige, routinemäßige Behandlung mit Eptifibatid mindestens 12 Stunden vor der Angioplastie das Blutungsrisiko und ist der Bedarfsverabreichung nach der Koronarangiografie zur Verhinderung schwerwiegender kardiovaskulärer Ereignisse nicht überegen.*

■ Das hat die **EARLY ACS**-Studie gezeigt, die mit 9.492 Patienten durchgeführt wurde, die wegen eines akuten Koronarsyndroms ohne ST-Hebung im Krankenhaus waren und mit einer Angioplastie behandelt werden mussten.

■ In der Praxis müssen einige Parameter erfüllt sein, um die Entscheidung zu einer frühen invasiven Strategie zu rechtfertigen.

■ Nach den **Empfehlungen (2002) der europäischen und amerikanischen Gesellschaften für Kardiologie** sind diese Parameter: ST-Senkung bei der Aufnahme, rezidivierende Angina pectoris oder dynamische Änderung der ST-Strecke, frühe instabile Angina pectoris nach Myokardinfarkt, Erhöhung der Troponinwerte, hämodynamische Instabilität, maligne ventrikuläre Arrhythmien, Diabetes, EKG, das eine Beurteilung der Veränderungen der ST-Strecke nicht ermöglicht, Koronarangioplastie innerhalb der 6 vorangehenden Monate, koronarer Bypass in der Anamnese, LVEF < 40 %.

■ Die invasive Strategie kann sehr früh durchgeführt werden.

■ In der **ISAR-COOL**-Studie, die bei 410 Hochrisikopatienten durchgeführt wurde (mit ST-Strecken-Senkung oder einem erhöhten Tn-Wert), die bereits mit vier Medikamenten gegen Thrombose behandelt wurden (Aspirin, Clopidogrel, Tirofiban und Heparin), verglichen mit einem differenzierten Verfahren (durchschnittlich: 86 Stunden), hat das sehr frühe invasive Vorgehen (durchschnittlich 2,4 Stunden) signifikant zu einer geringeren Inzidenz von Todesfällen und Myokardinfarkt innerhalb von 30 Tagen geführt. Die Inzidenz reduzierte sich um 49,1 % (5,9 % *vs.* 11,6 %; p = 0,04).

■ In der **TIMACS**-Studie (eine Nebenstudie der OASIS 5-Studie [siehe S. 144]), an der 3.031 Patienten teilnahmen, die an einem akuten Koronarsyndrom ohne ST-Hebung litten, wurde in einem 6-monatigen Beobachtungszeitraum eine verzögerte Intervention (Koronarangiographie ≥ 36 Stunden [durchschnittlich 50 Stunden] nach der Randomisierung) mit einem routinemäßigen frühintensiven Vorgehen (Koronarangiografie ≤ 24 Stunden verglichen [durchschnittlich 14 Stunden] nach der Randomisierung). Die Inzidenz schwerwiegender kardiovaskulärer Ereignisse war nicht erheblich verändert, d.h. Todesfall, Myokardinfarkt und Schlaganfall (CVA) (primärer Endpunkt (9,6 % vs. 11,3 %; p = 0,15; NS), doch wurde die Inzidenz anderer vorab festgelegter kardiovaskulärer Ereignisse signifikant um 28 % (p = 0,003) verringert, d.h. Todesfall, Myokardinfarkt und refraktäre Ischämie (sekundärer Endpunkt).

■ Eine konservative Strategie kann bei Patienten mit niedrigem Risiko vorgeschlagen werden (TIMI-Score 0-2, siehe S. 154), was durchschnittlich 25 % der akuten Koronarsyndrome ohne persistierende ST-Streckenhebung darstellt.

■ Das haben die **FRISC II**-Studie und die **TACTICS-TIMI 18**-Studie gezeigt, bei denen das invasive Vorgehen die Inzidenz von Todesfällen oder Myokardinfarkt nicht verändert hat. Es war jedoch bei der Prävention eines Wiederauftretens der Angina pectoris wirksamer.

Behandlung der Thrombose

■ Ganz unabhängig davon, ob als Strategie ein invasives oder konservatives Vorgehen gewählt wurde, hat die möglichst frühzeitig begonnene Behandlung der Thrombose eine wesentliche Bedeutung in der Therapie akuter Koronarsyndrome ohne persistierende ST-Streckenhebung.

Thrombozytenaggregationshemmer

Aspirin

■ Aspirin verringert das Risiko einer Progression zum Myokardinfarkt und die Mortalität aufgrund kardiovaskulärer Ursachen um die Hälfte.

■ Dies war das Ergebnis von 4 kontrollierten Studien vs. Placebo: Die Studie der **Veterans Administration,** die 1.266 Patienten umfasste, die **Canadian Multicenter Trial,** die mit 555

Patienten durchgeführt wurde, die **Théroux**-Studie mit 479 Patienten und die **RISC**-Studie mit 796 Patienten.

■ Die Metaanalyse der 4 Studien (*J Am Coll Cardiol* 2000; *36:* 970-1062) zeigt, dass Aspirin ganz erheblich um 48,8 % (6,4 % gegenüber 12,5 %; p = 0,0005) das Risiko von Tod oder Myokardinfarkt innerhalb von 5 Tagen bis hin zu 2 Jahren je nach Studie verringert.

■ Eine niedrige Dosierung von Aspirin (75-160 mg/Tag) ist so effektiv wie höhere Dosen, die wiederum aber die Häufigkeit von Magen-Darm-Erkrankungen erhöhen.

■ In der **RISC**-Studie hat Aspirin 75 mg/Tag verglichen mit Placebo das kombinierte Risiko von Tod und Myokardinfarkt innerhalb von 5 Tagen um 57 % (RR 0,43 [0,21-0,91]), innerhalb von 30 Tagen um 69 % (RR 0,31 [0,18-0,53]), innerhalb von 3 Monaten um 64 % (RR 0,36 [0,23-0,57]) und innerhalb eines Jahres um 48 % (RR 0,52 [0,37-0,72]) gesenkt. Diese Ergebnisse sind mit denen mit höheren Dosen (325-1300 mg/Tag) in den anderen Studien mindestens gleichwertig.

■ Allerdings wird für eine schnelle Wirkung von Aspirin eine Anfangsdosis von 250-500 mg empfohlen.

■ Aspirin muss mit einem P2Y12-Hemmer (Clopidogrel, Prasugrel, Ticagrelor) kombiniert werden.

Clopidogrel

■ Clopidogrel ist ein Thienopydrin, das sich gegenüber dem Ticlopidin aufgrund der besseren hämatologischen Toleranz und einer vergleichbaren Wirksamkeit als überlegen erwiesen hat.

■ Clopidogrel sollte zusätzlich zu Aspirin verschrieben werden.

■ Clopidogrel, das bereits am ersten Tag in einer Sättigungsdosis (300 mg) und dann für 9 Monate (75 mg/Tag) weitergegeben wird, verringert größere ischämische Komplikationen, unabhängig von der Schwere des akuten Koronarsyndroms und auch unabhängig davon, ob eine Koronarangioplastie durchgeführt wird oder nicht.

■ Dies ist das Ergebnis der **CURE**-Studie, die mit 12.562 Patienten durchgeführt wurde, die mit Aspirin behandelt wurden. In einer neunmonatigen Beobachtungszeitraum senkte Clopidogrel – verglichen mit Placebo – signifikant um 20 % (9,3 % *vs.* 11,4 %; p < 0,001) die Häufigkeit des kardiovaskulären Tods, Schlaganfalls oder nicht tödlichen Myokardinfarkts. Die wichtigste Wirkung war die Prävention eines Myokardinfarkts.

■ Die positive Wirkung von Clopidogrel wird bereits in den ersten Stunden deutlich und der relative Rückgang des vaskulären Risikos war während der ersten 30 Tage und zwischen dem 30. Tag und dem Ende der Studie vergleichbar, was darauf hindeutet, dass es günstig ist, diese Behandlung für mehrere Monate fortzusetzen.

■ **Im Rahmen einer invasiven Strategie verringert Clopidogrel, das bereits mehrere Tage vor der Angioplastie verabreicht wird, und mit Aspirin kombiniert für 9 weitere Monate gegeben wird, schwerwiegende kardiovaskuläre Ereignisse, im Vergleich zu einer nur 4-wöchigen Behandlung, die am Tag des chirurgischen Eingriffs begonnen wird.**

■ Das hat die Untergruppenstudie **PCI-CURE**-Studie gezeigt, die mit 2658 Patienten der **CURE**-Studie durchgeführt wurde, die für einen durchschnittlichen Zeitraum von 10 Tagen nach der initialen Randomisierung Clopidogrel oder Placebo erhielten.

Am Ende des ersten Monats hat Clopidogrel bei frühzeitigem Behandlungsbeginn mit einer Sättigungsdosis die Todesrate durch kardiovaskuläre Ereignisse oder Myokardinfarkt signifikant um 34 % (2,9 % *vs.* 4,4 %; p = 0,04) gesenkt. Bei der Verlängerung der Therapiedauer über einen Monat nach der Angioplastie hinaus für eine ungefähr 8 Monate, wurde die Inzidenz der genannten Ereignisse um 25 % (6,0 % *vs.* 8,0 %; p = 0,047) gesenkt.

■ **Es wird empfohlen, eine Sättigungsdosis von 300 mg Clopidogrel mindestens 6 Stunden vor der Durchführung der Koronarangioplastie zu verabreichen.**

■ Das ist das Ergebnis der **CREDO**-Studie, die nicht speziell auf das akute Koronarsyndrom ausgerichtet war und bei 2.116 Patienten die Standardbehandlung mit Clopidogrel (75 mg/Tag), das sofort nach einer Angioplastie gegeben und für 28 Tage weiterverabreicht wurde) mit einer Vorbehandlung durch eine

Sättigungsdosis von 300 mg Clopidogrel 3 bis 24 Stunden vor dem Eingriff und einer weiteren Gabe mit einer Dosis von 75 mg/Tag für ein Jahr verglich.

– Am 28. Tag der Clopidogrel-Prämedikation hatte sich das kombinierte Risiko eines Todesfalls, Myokardinfarkts oder einer erneuten Notfallrevaskularissierung um 38,6 % (p = 0,051; NS) signifikant verringert, aber nur dann, wenn die Sättigungsdosis wenigstens 6 Stunden vor der Koronarangioplastie verabreicht wurde.

– Zusätzlich wurde gezeigt, dass im Vergleich zu der 28-tägigen Behandlung die verlängerte Behandlung das kombinierte Risiko von Tod, Myokardinfarkt und Schlaganfall um 26,9 % (p = 0,02) senkte.

■ Bei Patienten, bei denen ein invasives Verfahren sehr dringend durchgeführt wurden musste, wurde eine höhere Sättigungsdosis Clopidogrel (600 mg) gegeben.

■ Aufgrund einer erhöhten Blutungsgefahr empfiehlt es sich, eine Dosis Aspirin ≤ 100 mg/Tag zu geben und Clopidogrel mindestens 5 Tage vor der geplanten koronaren Chirurgie abzusetzen.

■ Obwohl in der **CURE**-Studie größere Blutungen häufiger bei Clopidogrel auftreten als bei Placebo (3,7 % *vs.* 2,7 %; p = 0,001), gab es keinen deutlichen Anstieg tödlicher oder intrakranieller Blutungen und durch eine Zusatzdosis von 100 mg/Tag Aspirin zu Clopidogrel ist das hämorrhagische Risiko nicht gestiegen.

– In der gleichen Studie zeigte sich, dass die Blutungskomplikationen, die bei der Durchführung eines koronaren Bypass aufgetreten sind, tendenziell häufiger sind (9,6 % gegenüber 6,3 % bei Placebo; p = 0,06; NS), wenn Clopidogrel weniger als 5 Tage vor dem chirurgischen Eingriff abgesetzt wurde.

Prasugrel

■ Im Rahmen einer invasiven Strategie ist Prasugrel, ein neues Thienopyridin, wirksamer als Clopidogrel zur Prävention ischämischer Ereignisse, erhöht aber das Risiko größerer Blutungen.

■ Das ist das Ergebnis der **TRITON-TIMI 38**-Studie, an der 13.608 Patienten mit moderatem oder hohem Risiko für ein akutes Koronarsyndrom teilnahmen, bei denen eine Angioplastie mit Stent geplant war (aktiver Stent in 50 % der Fälle). Im Vergleich mit Clopidogrel (75 mg/Tag nach einer Sättigungsdosis von 300 mg), das für 6 bis 15 Monate verabreicht wurde, gab es bei Prasugrel (10 mg/Tag nach einer Sättigungsdosis von 60 mg) einen Rückgang der Todesfälle aufgrund kardiovaskulärer Ursache, Myokardinfarkt und Schlaganfall um 19 % (9,9 % vs. 12,1 %; p < 0,001), die Häufigkeit der Myokardinfarkte allein ging um 23,7 % (7,4 % vs. 9,7 %; p < 0,001) und die Inzidenz von Stent-Thrombosen um 54 % (1,1 % vs. 2,4 %; < 0,001) zurück, doch es gab eine höhere Inzidenz von schwereren Blutungen (2,4 % vs. 1,8 %; p = 0,03), einschließlich tödlich verlaufender Blutungen (0,4 % vs. 0,1 %; p = 0,002).

Ticagrelor

■ Im Rahmen einer invasiven Strategie ist Ticagrelor wirksamer als Clopidogrel bei der Prävention ischämischer Ereignisse,ohne Erhöhung des Blutungsrisikos.

■ Das zeigt die **PLATO**-Studie, an der 13.408 hospitalisierte Patienten < 24 Stunden nach dem Beginn der Symptome eines akuten Koronarsyndroms (mit oder ohne ST-Hebung), bei denen eine invasive Strategie geplant war, teilnahmen. Nach der Randomisierung erhielten die Patienten für 6 bis 12 Monate zusätzlich zur optimalen Behandlung Aspirin Ticagrelor (ein Thrombozytengerinnungshemmer, der als direkter P2Y12-Antagonist ADP-abhängige prothrombotische Ereignisse verhindert (180 mg gefolgt von 90 mg × 2/Tag)) oder Clopidogrel (300 bis 600 mg gefolgt von 75 mg/Tag)). Während einer einjährigen Beobachtungszeit hat Ticagrelor im Vergleich zu Clopidogrel die Inzidenz des primären Endpunkts (Tod durch kardiovaskuläre Ursache, Myokardinfarkt oder Schlaganfall (9,0 % vs. 10,7 %; p = 0,0025) und der einzelnen Ereignisse (sekundärer Endpunkt) gesenkt. Die Stent-Thrombosen traten um 27 % (2,8 % vs. 3,8 % unter Clopidogrel; p = 0,006) seltener auf, dabei wurde kein Unterschied zwischen den beiden Gruppen festgestellt, was die Inzidenz schwerwiegender oder starker Blutungen gemäß den Kriterien der **GUSTO**-Studie anbelangt.

◆ *Nach den **Empfehlungen der ESC (2011)** ist Ticagrelor in den meisten Fällen Clopidogrel vorzuziehen (Sättigungsdosis): (180 mg/Tag, anschließend 90 mg × 2/Tag), einschließlich bei Patienten, die zunächst mit Clopidogrel behandelt wurden. Die Verschreibung von Prasugrel ist nach der Koronarangiographie und Angioplastie auf Patienten begrenzt, die keinen anderen P2Y12-Hemmer erhalten haben.*

Antikoagulantien

■ Ein Antigerinnungsmittel wird in einer Kombination mit Thrombozytenaggregationshemmern empfohlen.

■ Unfraktioniertes Heparin (UFH) ist effektiv, vor allem in Kombination mit Aspirin.

■ Das ist das Ergebnis der **Oler**-Metaanalyse, die 6 Studien mit insgesamt 1.356 Patienten betrachtet hat. Während eines Beobachtungszeitraums von 2 bis 12 Wochen nach der Randomisierung hat die Kombination von Heparin mit Aspirin verglichen mit der Aspirin-Monotherapie das Risiko eines Myokardinfarkts oder Todesfalls um 33 % (RR 0,67 [0,44-1,02, NS]) verringert, allerdings hat sich das Risiko schwerwiegender Blutungen fast verdoppelt (RR 1,99 [0,52-7,65]).

■ Heparin stand im Verdacht eines häufigen Wiederauftretens des klinischen Syndroms nach Abschluss der Infusion, aber dieses Rebound-Phänomen scheint wirklich nur dann aufzutreten, wenn keine gleichzeitige Behandlung mit Aspirin erfolgt.

■ Die LMWH (Heparine mit niedrigem Molekulargewicht) können UFH (unfraktioniertes Heparin) ersetzen, das in der Regel bevorzugt wird.

◆ *Dies zeigen die Studien **FRISC, FRIC, FRAXIS, ESSENCE** und **TIMI 11B**.*

■ In der **FRISC**-Studie, an der 1.506 Patienten teilnahmen, die 75 mg/Tag Aspirin erhielten, hat sich Dalteparin Placebo gegenüber als überlegen erwiesen, und während der ersten 6 Tage signifikant die Inzidenz der Myokardinfarkte und Todesfälle um 62,5 % (1,8 % *vs.* 4,8 %; p = 0,001) gesenkt, die positive Wirkung hielt bis zum 40. Tag an .

■ Die **FRIC**-Studie, an der 1.482 Patienten teilnahmen, und die **FRAXIS-Studie,** die 3.468 Patienten umfasste, haben gezeigt, dass Dalteparin und Nadroparin zu vergleichbaren Ergebnissen führen wie UFH.

■ In der **ESSENCE**-Studie und in der **TIMI 11B**-Studie hat nur Enoxaparin im Vergleich zu den UFH eine Überlegenheit gezeigt.

– Die Metaanalyse von **Antman,** die diese beiden Studien mit insgesamt 7081 Patienten untersucht hat, zeigt, dass Enoxaparin im Vergleich zu UFH die Inzidenz der Todesfälle und Myokardinfarkte signifikant um 22,6 % (4,1 % *vs.* 5,3 %; p = 0,02) am 8. Tag, um 20 % (5,2 % *vs.* 6,5 %; p = 0,02) am 14. Tag und um 26,1 % (7,1 % *vs.* 8,6 %; p = 0,02) am 43. Tag senkt, ohne dass sich das Risiko für stärkere Blutungen erhöht.

◆ *Nach den **Empfehlungen der ESC (2011)** ist es nicht ratsam, von den UFH zu den LMWH überzugehen und umgekehrt.*

■ Die Fortführung der LMWH-Therapie außerhalb der Klinik scheint keinen zusätzlichen Nutzen zu bringen.

■ Das haben die **TIMI 11B** und die **FRISC II**-Studie sowie die Metaanalyse von **Eikelboom** gezeigt, die 5 Studien mit insgesamt 12.099 Patienten untersuchte und zu dem Ergebnis kamen, dass die längere Behandlung das Risiko einer stärkeren Blutung signifikant erhöht.

◆ *Nach den Empfehlungen der ESC (2011) wird Enoxaparin 1 mg × 2/Tag beim Koronarsyndrom empfohlen, wenn Fondaparinux nicht verfügbar ist.*

■ Fondaparinux erwies sich als ebenso wirksam wie Enoxaparin dabei, das Blutungsrisiko um 50 % zu reduzieren.

■ Das ist das Ergebnis der **OASIS 5**-Studie, an der 20.078 Patienten teilnahmen. Die Ergebnisse dieser Studie legen nahe, Fondaparinux gegenüber Enoxaparin in Situationen, die nicht als Notfall gelten (solange die Entscheidung zwischen invasiver und konservativer Strategie noch nicht gefallen ist), bei

Patienten mit mittlerem oder hohen Blutungsrisiko zu empfehlen. Enoxaparin wird empfohlen, wenn das hämorrhagische Risiko gering ist.

◆ *Fondaparinux ist entsprechend den **Empfehlungen der ESC (2011)** die bevorzugte Behandlungsoption. Dies gilt auch bei der Angioplastie; in diesem Fall empfiehlt es sich, dass während des Verfahrens zusätzlich ein Bolus UFH (85 IE/kg oder 60 IE/kg, wenn Glykoprotein-2b/3a-Hemmer gegeben wurden) verabreicht wird.*

■ Bivalirudin erwies sich den mit einem Glykoprotein-2b/3a-Hemmer kombinierten UFH und LMWH im Rahmen der Koronarangioplastie überlegen.

■ Das ist das Ergebnis der **ACUITY**-Studie, an der 13.819 Patienten teilnahmen. Im Falle einer invasiven Notfallbehandlung wird empfohlen, entweder UFH, Enoxaparin oder Bivalirudin zu verwenden.

◆ *Nach den **Empfehlungen der ESC (2011)** ist Bivalirudin einer Kombination von UFH und Glykoprotein-2b/3a-Hemmer bei einem Notfallverfahren oder schnellen Verfahren vorzuziehen, vor allem wenn ein hohes Blutungsrisiko besteht.*

■ Im Rahmen der Koronarangioplastie hat sich die Kombination Glykoprotein-2b/3a-Hemmer und UFH Bivalirudin gegenüber nicht als überlegen erwiesen und das Blutungsrisiko erhöht.

■ Dies wurde in der **ISAR-REACT 4**-Studie gezeigt, an der 1.721 Patienten teilnahmen, die einen Myokardinfarkt ohne persistierende ST-Hebung erlitten.

■ Ein Glykoprotein-2b/3a-Hemmer kann mit Aspirin oder Heparin kombiniert werden, wenn eine Angioplastie geplant ist.

■ Rivaroxaban ist ein direkter Inhibitor des Faktor Xa, es ist oral wirksam und wird zur Behandlung von größeren ischämischen Ereignissen eingesetzt, auch wenn sich das Blutungsrisiko erhöht.

■ Das zeigt die **ATLAS ACS-TIMI 46**-Studie, an der 3.491 Patienten teilnahmen, die am 1. bis 7. Tag nach einem akuten Koronarsyndrom in die Studie aufgenommen wurden (Myokardinfarkt mit oder ohne ST-Hebung oder instabile Angina pectoris) und entweder Aspirin 75-100 mg/Tag oder Aspirin 75-100 mg/Tag und ein Thienopyridin erhielten. Nach der Randomisierung in diese beiden Strata haben die Patienten 5, 10, 15 oder 20 mg/Tag Rivaroxaban *vs.* Placebo erhalten. Während eines sechsmonatigen Beobachtungszeitraums hat die zusätzliche Gabe von Rivaroxaban im Vergleich zu Placebo (primärer Sicherheitsendpunkt) das Blutungsrisiko proportional zur genommenen Dosis erhöht (HR 2,21 bei 5 mg, 3,35 bei 10 mg und 5,06 bei 20 mg (alle p < 0,0001), tendenziell zeichnete sich eine Verringerung um 21 % (p = 0,10; NS) der Inzidenz des primären Endpunkts (Tod, Myokardinfarkt, Schlaganfall, Myokardrevaskularisierung in 6 Monaten) ab, deutlich gesenkt aber wurde die Inzidenz des sekundären Endpunkts (Tod, Myokardinfarkt und Schlaganfall) um 31 % (p= 0,027).

■ Das hat die internationale, doppelblinde **ATLAS ACS 2-TIMI 51**-Studie gezeigt, an der 15.526 Patienten teilnahmen, die wegen eines akuten Koronarsyndroms mit oder ohne ST-Hebung im Krankenhaus waren. Nach der Randomisierung erhielten die Patienten zusätzlich zum Behandlungsstandard Rivaroxaban 2,5 oder 5 mg × 2/Tag oder Placebo.

– In einem durchschnittlichen Beobachtungszeitraum von 13 Monaten senkte Rivaroxaban in zwei Dosierungen deutlich die Inzidenz der Ereignisse des primären Endpunkts, nämlich Tod aufgrund kardiovaskulärer Ursache, Myokardinfarkt, Schlaganfall (8,9 % gegenüber 10,7 % bei Placebo;) HR 0,84; p = 0,008), aber Rivaroxaban 2,5 mg × 2/Tag war die einzige Dosierung, die die Überlebenschancen durch Verringerung der Sterblichkeit aufgrund einer kardiovaskulären Ursache (2,7 % *vs.* 4,1 %; p = 0,002) und die Gesamtsterblichkeit (2,9 % *vs.* 4,5 %; p = 0,002) verringerte. Doch kam es dabei zu einem deutlichen Anstieg größerer Blutungen, die nicht im Zusammenhang mit dem chirurgischen Eingriff für den koronaren Bypass standen (2,1 % *vs.* 0,6 %; p < 0,001) und intrakranieller Blutungen (0,6 % *vs.* 0,2 %; p = 0,009) ohne signifikante Zunahme der tödlichen Blutungen (0,3 % *vs.* 0,2 %; p = 0,66, NS), Rivaroxaban 2,5 mg × 2/Tag verursachte weniger Blutungen als 5 mg × 2/Tag (0,1 % *vs.* 0,4 %; p = 0,04)).

■ **Apixaban, ein Inhibitor des Faktor Xa, reduziert die ischämischen Redzidive nicht und erhöht das Blutungsrisiko.**

■ Das hat die **APPRAISE**-Studie gezeigt.

An ihr nahmen 1.715 Patienten teil, die innerhalb von 7 Tagen nach einem akuten Koronarsyndrom mit oder ohne ST-Hebung mit Aspirin (100 % der Fälle) und Clopidogrel (76 %) behandelt wurden. Während eines sechsmonatigen Beobachtungszeitraums im Vergleich zu Placebo hat die zusätzliche Gabe von Apixaban, ein direkter Hemmer des Enzyms Faktor Xa, der oral wirksam ist (5 oder 10 mg/Tag) erheblich das Blutungsrisiko (primärer Sicherheitsendpunkt) proportional zur eingenommenen Dosis erhöht, ohne dabei erheblich die Inzidenz des sekundären Edpunkts (Tod durch kardiovaskuläre Ursachen, Myokardinfarkt, Schlaganfall, schwere rezidivierende myokardiale Ischämie) zu senken (HR 0,73 [p = 0,21] unter Apixaban 5 mg/Tag und HR 0,61 [p = 0,07] unter Apixaban 10 mg/Tag).

■ Dies ist das Ergebnis der **APPRAISE 2**-Studie, an der Patienten mit akutem Koronarsyndrom mit hohem Risiko für ein ischämisches Rezidiv aufgrund eines Diabetes, einer Herz- oder Niereninsuffizienz oder einer fehlenden Revaskularisierung (55 %) teilnahmen. In einem durchschnittlichen Beobachtungszeitraum von 241 Tagen (die Studie wurde vorzeitig nach Aufnahme des 7.392. Patienten beendet), zeigte sich dass die Therapie mit Apixaban 5 mg × 2/Tag *vs.* Placebo zusätzlich zur dualen Therapie mit Aspirin und Clopidogrel das ischämische Risiko (die Häufigkeit des primären Endpunkts, d.h. Tod kardiovaskulärer Ursache, Myokardinfarkt, ischämischer Schlaganfall) nicht änderte. Es war in den beiden Gruppen ähnlich [7,5 % *vs.* 7,9 % Placebo; p = 0,51; NS]). Die Therapie mit Apixaban führte aber zu einer erhöhten Blutungsgefahr, nämlich stärkere Blutungen (primärer Sicherheitsendpunkt) (1,3 % *vs.* 0,5 % unter Placebo; p = 0,001), intrakranielle Blutungen (0,3 % *vs.* 0,1 %; p = 0,03) und tödliche Blutungen.

Glykoprotein-IIb/IIIa-Hemmer

■ **Ein Glykoprotein-IIb/IIIa-Hemmer kann mit Aspirin oder Heparin kombiniert werden, wenn eine Angioplastie geplant ist.**

■ Das ist die Schlussfolgerung der sechs großen Studien und der Metaanalyse von **Roffi** und **Boersma**.

■ Diese Studien haben Eptifibatid bei 10.948 Patienten (**PURSUIT**-Studie), Tirofiban bei 5.147 Patienten (**PRISM- PRISM PLUS**-Studie), Abciximab bei 7.800 Patienten (**GUSTO IV-ACS**-Studie) und Lamifiban bei 7.507 Patienten beurteilt (**PARAGON**-Studie **A** und **B**).

■ Die Metaanalyse von **Roffi** (2002) ließ folgende Schlussfolgerung zu:

– Insgesamt haben die Glykoprotein-IIb/IIIa-Hemmer eine signifikante, aber moderat positive Wirkung auf die Vermeidung von ischämischen Ereignissen mit 8 verhinderten Todesfällen oder Myokardinfarkten auf 1.000 behandelte Patienten.

– Im Fall einer Koronarangioplastie, die während des Krankenhausaufenthalts durchgeführt wurde, zeigte sich ein deutlicher Vorteil (20 Todesfälle oder Myokardinfarkte wurden für 1.000 behandelte Patienten verhindert), vor allem, wenn die Infusion der Glykoprotein-IIb/IIIa-Hemmer vor der Angioplastie begann (31 Ereignisse wurden für 1.000 Patienten vermieden).

– Falls keine Koronarangioplastie durchgeführt wurde, war der Nutzen mäßig und nicht signifikant, mit 4 Ereignissen, die für 1.000 Patienten vermieden wurden.

■ **Der Vorteil der Glykoprotein-2b/3a-Hemmer hängt vom Grad des Risikos während der anfänglichen Stratifizierung ab und ist besonders wichtig bei Patienten mit Diabetes.**

■ In der Metaanalyse von **Boersma** hat der Glykoprotein-IIb/IIIa-Hemmer die Häufigkeit von Todesfällen und Myokardinfarkt innerhalb von 30 Tagen gesenkt, wenn erhöhte Triponinwerte auftraten.

■ In der Metaanalyse von **Roffi** (2001) ist der Nutzen besonders deutlich bei diabetischen Patienten mit einem Rückgang um 26 % (p = 0,007) der 30-Tage-Mortalität um bis zu 70 % (p = 0,002), wenn eine Koronarangioplastie durchgeführt wird.

■ Die Glykoprotein-IIb/IIIa-Hemmer erhöhen das Blutungsrisiko, ohne sich jedoch auf die Häufigkeit intrakranieller Blutung auszuwirken.

■ Das hat die Metaanalyse von **Boersma** gezeigt, die einen hohen Anteil von größeren Blutungen (2,4 % *vs.* 1,4 %; p < 0,0001), aber keine signifikante Zunahme der intrakraniellen Blutungen (0,09 % *vs.* 0,06 %) feststellte. Dies rechtfertigt die Kontraindikation bei Erkrankungen mit einem erhöhten Blutungsrisiko, ganz ähnlich wie bei der intravenösen Thrombolyse zur Behandlung des akuten Myokardinfarkts.

■ Nur Tirofiban und Eptifibatid können angewandt werden, wenn keine Koronarangioplastie durchgeführt wird.

■ Bei der **GUSTO IV-ACS**-Studie, die Abciximab bei 7.800 Patienten beurteilt hat, bei denen keine Revaskularisierung in den ersten 48 Stunden erfolgen sollte, wurde eine frühe Sterblichkeit und eine erhöhte Blutungsgefahr im Zusammenhang mit diesem Medikament berichtet.

♦ *Nach den **Empfehlungen der ESC (2011)** wird die routinemäßige Anwendung der Glykoprotein-IIb/IIIa-Hemmer vor einer Koronarangiografie weder für die invasive Strategie noch für die konservative Strategie empfohlen. Sie sind in Kombination bei der dualen Therapie mit oral verabreichten Thrombozytenaggregationshemmer im Falle einer Angioplastie mit hohem Risiko indiziert, wenn das Blutungsrisiko nicht sehr hoch ist.*

Koronartherapeutika (Antianginosa)

Nitrate

■ Es wird empfohlen, ein Nitrat intravenös mit einer niedrigen anfänglichen Dosierung zu geben, und dann schnell zu einer oralen oder transkutanen Darreichungsform überzugehen.

■ Nitrate und verwandte Substanzen wurden in keiner randomisierten Studie *vs.* Placebo untersucht.

Betablocker

■ Die Betablocker verringern das Risiko einer Progression zum Myokardinfarkt.

■ Das ist die Schlussfolgerung der Metaanalyse von **Yusuf** (1988), die 7 Studien untersuchte, an der insgesamt 5.000 Patienten teilnahmen, bei denen die Betablocker signifikant um 13 % (29 % *vs.* 32 %; p = 0,04) die Häufigkeit des Auftretens eines Myokardinfarkts verringerten, ohne die Sterblichkeit zu verändern.

■ Keine der großen Studien zur Morbidität und Mortalität hat die Bedeutung der Betablocker bei akutem Koronarsyndrom mit persistierender ST-Hebung untersucht. Die Berechtigung ihrer Verwendung basiert auf der Extrapolation der positiven Ergebnisse bei anderen klinischen Bildern ischämischer Herzerkrankungen.

♦ *Wenn die üblichen Kontraindikationen für die Anwendung nicht vorliegen, wird es daher empfohlen, einen Betablocker zur oralen Einnahme systematisch und so früh wie möglich zu verschreiben, vor allem wenn die LVEF ≤ 40 % ist* **(Empfehlungen SEC 2011)**, *die intravenöse Verabreichung ist Hochrisikopatienten vorbehalten, die Beschwerden haben.*

Kalziumkanalhemmer

■ Kalziumkanalhemmer haben insgesamt eine neutrale Wirkung auf die Prognose.

■ Das hat die Metaanalyse von **Held** (1989) gezeigt, die 6 Studien untersuchte, an denen insgesamt 1.100 Patienten teilnahmen, von denen der Großteil mit Nifedipin behandelt wurde.

■ Dihydropyridine der ersten Generation sollte vermieden werden, wenn sie nicht mit Betablockern kombiniert werden.

■ Das hat die **HINT**-Studie ergeben, in der Nifedipin im Vergleich zu Placebo eine kurze Wirkdauer hat und das Risiko eines frühen Myokardinfarkts erhöht.

■ Keine große Studie hat jedoch die Dihydroporine der dritten Generation für diese Indikation untersucht.

■ Die den Herzschlag verlangsamenden Kalziumkanalhemmer können verwendet werden, wenn keine LV-Dysfunktion vorliegt und wenn Betablocker kontraindiziert sind.

■ Das haben einige kleine Studien gezeigt, wie die **DRS**-Studie, die Diltiazem beurteilt hat, und die **DAVIT II**-Studie (siehe S. 193), die Verapamil untersucht hat.

Koronarangioplastie *vs.* koronarer Bypass

■ Der Bypass ist traditionell der Angioplastie bei einigen Indikationen überlegen: Hauptstammstenose, Dreigefäßerkrankung, vor allem, wenn eine LV-Dysfunktion oder ein Diabetes vorliegt.

■ Das ist die Schlussfolgerung der Metaanalyse von **Sim,** die an 5 Studien mit insgesamt 2.943 Patienten mit koronaren Mehrgefäßerkrankungen durchgeführt wurde, bei der mittelfristig eine Äquivalenz zwischen dem koronaren Bypass und der Koronarangioplastie mit Ballon nachgewiesen wurde, was die Mortalität und die Häufigkeit eines Myokardinfarkts angeht, wobei jedoch die Häufigkeit der iterativen Myokardrevaskularisierung nach einer Koronarangioplastie deutlich höher lag.

■ In der **BARI**-Studie, an der 1.829 Patienten mit koronaren Mehrgefäßerkrankungen teilnahmen, von denen 2/3 an einer instabilen Angina pectoris litten, hat der Bypass das Überleben nach 7 Jahren ohne Myokardinfarkt um 4,1 % (84,4 % *vs.* 80,9 %; p = 0,04) verbessert, diese Überlegenheit wurde jedoch nur bei Diabetikern festgestellt.

■ Die Überlegenheit des chirurgischen Eingriffs bei Patienten mit koronaren Mehrgefäßerkrankungen wird durch die Fortschritte bei der Koronarangioplastie herausgefordert.

- Neuere Studien, wie die **ARTS**-Studie, an der 1.205 Patienten teilnahmen, die **ERACI II-Studie**, mit 450 Teilnehmern und die **SOS-Studie** mit 988 Teilnehmern, haben gegensätzliche Ergebnisse erbracht.

◆ *Nach unserem derzeitigen Wissenstand kann geschlussfolgert werden, dass die beiden Methoden hinsichtlich der mittelfristigen Prognose gleichwertig sind. Die höheren Kosten für den chirurgischen Eingriff werden durch die iterative Myokardrevaskularisierung nach der Koronarangioplastie, aufgrund der Restenose, die vor allem bei Diabetikern auftritt, kompensiert. Neue Vergleichsstudien sind daher notwendig, um die Bedeutung aktiver Stents zu beurteilen, die erheblich die Inzidenz von Restenosen verringern.*

Sonstige Medikamente

Statine

- Statine verbessern die Prognose von Patienten mit koronaren Erkrankungen unabhängig vom ursprünglichen Gesamt-Cholesterinwert.

  - Das wurde umfassend durch die Studien **4S**, **CARE**, **LIPID** und **HPS** nachgewiesen (siehe S. 107, 108).

- Statine sollten so schnell wie möglich nach der Aufnahme ins Krankenhaus gegeben werden, um die Verschreibung und Therapietreue im Laufe der Behandlung zu verbessern.

- Eine hohe Dosis Statin, die bereits in der akuten Phase verschrieben wurde, konnte die Inzidenz von ischämischen Frühkomplikationen verringern und die Prognose auf lange Sicht verbessern.

  - Das haben die **MIRACL**- und die **PROVE-IT**-Studie nahegelegt (siehe S. 69).
  - Die Studie **A-to-Z** war jedoch weniger schlüssig (siehe S. 69).

■ Die Metaanalyse, die von **Murphy** zur **PROVE-IT-** und **A-to-Z**-Studie durchgeführt wurde, erlaubt es, die Anwendung von hohen Dosen von Statinen zu empfehlen.

– In dieser Metaanalyse, bei der 8.658 Patients betrachtet wurden, haben Statine mit hoher Dosierung im 8. Monat, verglichen mit den üblichen Dosierungen, die LDL-C-Werte durchschnittlich um 0,64 g/l (1,65 mmol/l) gesenkt und zu einer signifikanten Abnahme von 23 % (3,6 % vs. 4,9 %; p = 0,015) der Gesamtsterblichkeit geführt. Dieses Ergebnis erscheint in den verschiedenen analysierten Subgruppen übereinstimmend.

■ **Die Zunahme der unerwünschten Ereignisse bei hohen Statindosen wurde durch ihre positive Wirkung auf die Prognose ausgeglichen.**

■ Das war die Schlussfolgerung der Metaanalyse von **Silva,** bei der vier Studien mit insgesamt 27.548 Patients mit koronaren Erkrankungen beurteilt wurden. Im Vergleich zu den üblichen Dosierungen von Simvastatin hat Atorvastatin mit einer Dosis von 80 mg/Tag die Gefahr erhöhter Leberenzymwerte (das mehr als 3-Fache über dem oberen Normalwert) und um 9,97 die Gefahr erhöhter CPK-Werte (Kreatinkinase) (mehr als 10 mal höher als der obere Normwert) vervielfacht. Die Häufigkeit (p =0,031) der kardiovaskulären Todesfälle wurde um 14 %, die der Myokardinfarkte um 16 % (p < 0,001) und die der Schlaganfälle um 18 % (p = 0,004) gesenkt.

◆ *Nach den **Empfehlungen der SEC (2011)** muss ein LDL-C-Wert bis 0,70 g/l (1,66 mmol/l)) angestrebt werden.*

ACE-H

■ **ACE-H müssen bei der Entlassung verordnet werden, auch wenn keine systolische LV-Dysfunktion vorliegt.**

■ Es gibt zwar keine Studie, die ausschließlich die ACE-H betrachtet, die in der akuten Phase eines Koronarsyndroms ohne persistierende ST-Hebung verordnet werden, die **HOPE**-Studie, die mit Ramipril durchgeführt wurde und die **EUROPA**-Studie, die mit Perindopril bei Patients ohne Herzinsuffizienz oder LV-Dysfunktion durchgeführt wurde, haben jedoch gezeigt, dass die ACE-H langfristig eine vorbeugende

Wirkung auf das Eintreten eines größeren kardiovaskulären Ereignisses haben (siehe S. 175, 176).

◆ *Nach den **Empfehlungen der ESC (2011)** muss die Verschreibung von ACE-H systematisch sein.*

**TIMI-Risk-Score
beim akuten Koronarsyndrom mit nicht
persistierender ST-Hebung**
(*Circulation* 1999; *100*: 1593-1601)

- **Der Score weist jeweils 1 Punkt jeder der folgenden 7 Variablen zu:**
  - Alter mind. 65 Jahre
  - mindestens 3 koronare Risikofaktoren
  - Koronarstenose > 50 % bereits bekannt
  - ST-Senkung im initialen EKG
  - mindestens 2 Angina-Episoden in den letzten 24 Stunden
  - Einnahme von Aspirin in den letzten 7 Tagen
  - Erhöhte biochemische Marker für myokardiale Nekrose

- **Das Risiko für Tod, (Re-) Infarkt oder Myokardrevaskularisation als Notfalleingriff aufgrund eines schweren ischämischen Rückfalls innerhalb von 14 Tagen:**
  - niedriges Risiko: Score 0-2
  - mittleres Risiko: Score 3-4
  - hohes Risiko: Score 5-7

KAPITEL 5

Myokardinfarkt mit persistierender ST-Hebung

Fakten

■ Neun Faktoren erlauben zu 90 % das Risiko eines Herzinfarktes vorauszusagen.

■ Das zeigt die **INTERHEART**-Studie, die in 52 Ländern 14.820 gesunde Probanden mit 15.152 Patienten vergleicht, die bereits einen ersten Myokardinfarkt hatten.

Die sechs schädlichen Faktoren sind: ein ungünstiges Verhältnis der Apoliproproteine B/A1, Rauchen, Diabetes, arterielle Hypertonie, abdominale Adipositas und negative psychosoziale Faktoren.

Drei Faktoren schützen gegen das Risiko eines Herzinfarktes, der tägliche Konsum von Obst und Gemüse, regelmäßige Bewegung und moderater Konsum von Alkohol.

Frühe Wiederherstellung des koronaren Blutflusses (Koronarperfusion)

■ Das ist die beste Garantie für eine gute Prognose.

■ In den Arbeiten von **Falk**, **Davies** und **Dewood** wurde nachgewiesen, dass eine okklusive Koronarthrombose in mehr als 90 % der Fälle die Ursache eines Myokardinfarkts darstellt. Die frühzeitige Wiederherstellung des koronaren Blutflusses (Koronarperfusion), die durch intravenöse Thrombolyse oder Angioplastie erreicht werden kann, ist die beste Garantie für eine gute Prognose, da sie die Reichweite der Nekrose begrenzt und somit die LV-Funktion erhält.

Intravenöse Thrombolyse

■ Die intravenöse Thrombolyse senkt die Sterblichkeit von Patienten, die in den ersten 12 Stunden nach einem Myokardinfarkt behandelt werden.

■ Das ist die Schlussfolgerung der Studien, die mit den drei ersten Fibrinolytika (thrombolytische Medikamente) *vs.* Placebo durchgeführt wurden, d. h. mit Streptokinase in der **GISSI**-Studie und **ISIS 2**-Studie, mit Alteplase in der **ASSET**-Studie und mit Anistreplase in der **AIMS**-Studie.

■ Die Prognose ist viel besser, wenn die Thrombolyse frühzeitig nach Beginn der Symptome begann.

■ Dies hat die Metaanalyse von **Boersma** gezeigt, in der die Anzahl der geretteten Leben, jeweils 65, 37 und 26 auf 1.000 Patienten beträgt, wenn diese in der 1., 2. und 3. Stunde nach einem Myokardinfarkt behandelt wurden. In der **GISSI**-Studie erreichte die maximale Senkung der Sterblichkeit 50 % bei Patienten, die in der ersten Stunde nach einem Infarkt behandelt wurden. Diese erste Stunde wird die „*Golden Hour*" genannt.

♦ *Das macht die Bedeutung der Thrombolyse vor Einlieferung ins Krankenhaus, bei der Erstversorgung bereits in der Wohnung des Patienten, deutlich.*

■ Die **EMIP**-Studie, an der 5.469 randomisierte Patienten teilnahmen, die in den ersten 6 Stunden nach einem Myokardinfarkt einer Thrombolyse unterzogen wurden, hat gezeigt, dass gegenüber der Thrombolyse, die bei Ankunft im Krankenhaus erfolgte, die Thrombolyse, die bereits vor Einlieferung ins Krankenhaus durchgeführt wurde, einen Gewinn von 55 Minuten brachte, was mit einer signifikanten Senkung der Sterblichkeit durch kardiovaskuläre Ursache am Ende des Krankenhausaufenthalts um 16 % (8,3 % *vs.* 9,8 %; p = 0,049) verbunden war.

■ Ebenso hat die die Metaanalyse von **Morrison,** die an 6 randomisierten Studien mit insgesamt 6.434 Patienten durchgeführt wurde, verglichen mit der sofortigen Thrombolyse im Krankenhaus, die bereits vor Einlieferung ins Krankenhaus durchgeführte Thrombolyse erlaubt, ungefähr ein Stunde zu gewinnen, was zu einer signifikanten Senkung der Sterblichkeit im Krankenhaus um 17 % führte (OR 0,83 [0,70-0,98]).

◆ *Eine Thrombolyse muss bis spätestens 12 Stunden nach dem Infarkt erfolgen.*

■ Das ist die Schlussfolgerung der **LATE**-Studie, an der 5.711 Patienten teilnahmen, deren Infarkt nach 6 bis 24 Stunden eine weitere Progression zeigte. Im Vergleich zu Placebo sank bei der intravenösen Thrombolyse mit Alteplase die Sterblichkeit am 35. Tag, aber nur bei Patienten die zwischen der 6. und 12. Stunde behandelt wurden: 8,9 % *vs.* 12,0 %, d. h. eine relative Senkung um 25 % (p = 0,02).

■ **Die Verbesserung der Prognose bei einer intravenösen Thrombolyse steht in direktem Zusammenhang mit einem früh erzielten Grad der koronaren Perfusion.**

■ Das ist die Schlussfolgerung der Studie zur Angiografie, die Teil der **GUSTO**-Hauptstudie ist, an der 2.431 Patienten teilnahmen, bei denen eine koronargrafische Kontrolle innerhalb eines variablen Zeitraums im Hinblick auf den Beginn der Thrombolyse durchgeführt wurde (90 Minuten, 180 Minuten, 24 Stunden oder 5-7 Stunden). Unabhängig vom verwendeten Thrombolytikum (Alteplase oder Streptokinase) war es der Grad der frühen koronaren Perfusion (90. Minute), die direkt die 30-Tage-Mortalität und die Entwicklung der LV-Funktion beeinflusste. So hat die 30-Tage-Mortalität 4,4 % nicht überschritten, wenn die koronare Perfusion optimal war (TIMI-3-Perfusionsgrad), während sie im Fall einer verminderten Perfusion 7,4 % (TIMI-2-Perfusionsgrad),und im Falle einer persistenten Okklusion 8,9 % betrug (TIMI-Perfusionsgrad 0 oder 1). Gleichzeitig hat die frühe vollständige Perfusion verglichen mit der verminderten Perfusion und einem Misserfolg der Thrombolyse die LV-Funktion nach 90-Minuten und am 5. und 7. Tag deutlich besser erhalten.

■ Der Vorteil der Thrombolyse ist unabhängig von Alter (unter 75 Jahre), Geschlecht, Blutdruck, Herzfrequenz, erfolgten Herzinfarkt oder Diabetes signifikant.

■ Zu diesem Schluss kam die Metaanalyse der **FTT collaborative group,** die 9 Studien mit insgesamt 58.600 Patienten untersuchte.

■ Der absolute Vorteil der Thrombolyse ist umso wichtiger, da sie für Hochrisikopatienten geeignet ist.

■ Das ergibt sich aus der Metaanalyse der **FTT collaborative group**. Wenn sich der relative Rückgang der Sterblichkeit um 20 % in den analysierten Patientenuntergruppen kaum unterscheidet, gilt das nicht für den absoluten Nutzen, ausgedrückt in der Anzahl der geretteten Leben, was umso bedeutsamer bei Patienten mit einem hohen spontanen Risiko wird.

■ So beträgt die Anzahl der geretteten Leben auf 1.000 Patienten 49, bei einem Schenkelblock, 37 bei einem Myokardinfarkt der Vorderwandspitze (*vs.* 8 bei einem Infarkt im unteren Bereich), 27 bei Patienten im Alter von 65 bis 74 Jahren (gegenüber 11 Patienten im Alter von < 55 Jahren), 62 bei einem systolischen Blutdruck < 100 mmHg, 33 wenn die Herzfrequenz ≥ 100 Schläge/Minute beträgt. (*vs.* 13 bei < 80 Schlägen/Minute), 37 bei Diabetes (gegenüber 15, wenn kein Diabetes vorliegt).

■ Die Thrombolyse führt zu einem erhöhten, aber mäßigen Risiko für schwere Blutungen, was die Beachtung der Kontraindikationen rechtfertigt.

■ In der Metaanalyse der **FTT collaborative group** wurde diese Erhöhung des Risikos auf 7 von 1.000 bei Blutungen, bei denen es sich nicht um Gehirnblutungen handelte, und 4 von .1000 bei hämorrhagischem Schlaganfall, der vor allem am Tag oder am Tag nach der Thrombolyse auftritt, geschätzt. Die Prognose der Gehirnblutungen ist schlecht, weil die Hälfte von ihnen zum Tod führt und jede vierte für einen Schlaganfall mit mittleren oder schweren Folgeerscheinungen verantwortlich ist.

■ Für **Simoons** begünstigen drei Faktoren das Auftreten einer intrakraniellen Blutung nach einer Thrombolyse: Alter > 65 Jahre, Gewicht < 70 kg, arterieller Bluthochdruck bei der Aufnahme ins Krankenhaus.

■ **Alteplase ist der Streptokinase überlegen.**

■ Dies hat die **GUSTO**-Studie gezeigt, die 41.021 Patienten umfasste, bei der die Alteplase mit schneller und dem Körpergewicht angepasster Infusion verabreicht wurde, verglichen wurde mit Streptokinase oder einer Kombination aus Streptokinase und Alteplase in geringeren Dosen. Alteplase hat signifikant sowohl die 30-Tage-Mortalität (6,3 % vs. 7,3 %; p = 0,001) als auch die kumulative Rate von Todesfällen oder invalidierendem Schlaganfall (6,9 % vs. 7,8 %; p = 0,006) verringert. Auch wenn das Risiko für einen hämorrhagischen Schlaganfall erhöht wurde, zeigte sich der Nutzen von Alteplase im Vergleich zu Strepotkinase an 9 geretteten Leben, ohne invalidierenden Schlaganfall, auf 1.000 Patienten.

■ Vor der **GUSTO**-Studie wurden zwei weitere groß angelegte Studien durchgeführt, die **GISSI 2**-Studie und die **ISIS 3**-Studie. Sie konnten die Überlegenheit der Alteplase nicht zeigen, bei diesen Studien wurde Alteplase bei einer längeren Infusion (über 3 oder 4 Stunden) und ohne zusätzliche sofortige Heparintherapie verabreicht.

■ **Alteplase stellt eine optimale frühe Wiederherstellung des koronaren Blutflusses nur bei 1 von 2 Patienten sicher.**

■ In derselben angiografischen Unterstudie der **GUSTO**-Studie hat Alteplase bei 54 % der Patienten zu einer vollständigen Perfusion (TIMI-3-Perfusionsgrad) nach 90 Minuten geführt, ein signifikant höherer Anteil als der, der bei Streptokinase (ungefähr 30 %) oder bei der Kombination von Alteplase-Streptokinase in geringeren Dosen (38 %) beobachtet wurde.

■ **Die Kombination von Streptokinase und Alteplase in geringeren Dosen erwies sich als enttäuschend.**

■ Diese Kombination wurde in der **GUSTO**-Studie bei 10.374 Patienten angewendet, und hat, verglichen zur Monotherapie mit Streptokinase, weder die 30-Tage-Mortalität noch die Häufigkeit einer koronaren Reokklusion am 5-7. Tag gesenkt, dafür aber das Risiko von Gehirnblutungen erhöht.

■ **Reteplase, Tenecteplase und Lanoteplase sind Alteplase hinsichtlich der Prognose nicht überlegen.**

♦ *Diese drei Thrombolytika, die als einmalige intravenöse Bolusinfusion verabreicht werden, wurden in Mortalitätsstudien mit Alteplase verglichen.*

■ In der **GUSTO III**-Studie, die mit 15.060 Patienten durchgeführt wurde, hat Reteplase weder die 30-Tage-Mortalität (7,47 % vs. 7,24 %; NS) noch die kumulative Rate der Todesfälle oder invalidierenden Schlaganfälle verändert (7,89 % vs. 7,91 %; NS).

■ In der **ASSENT 2**-Studie, an der fast 17.000 Patienten teilnahmen, hat Tenecteplase weder die 30-Tage-Mortalität (6,18 % vs. 6,15 %; NS) noch die kombinierte Inzidenz der Todesfälle oder nicht tödlich verlaufender Schlaganfälle (7,11 % vs. 7,04 %; NS) noch das Auftreten interkranieller Blutungen (0,93 % vs. 0,94 %; NS) verändert.

■ Bei der **In-TIME II**-Studie, die bei 15.078 Patienten durchgeführt wurde, hat Lanoteplase die Mortalität nicht verändert, aber zu übermäßig vielen Gehirnblutungen geführt (1,13 % vs. 0,62 %; p = 0,003), die mit einer zu starken Heparinisierung kombiniert werden können.

■ Die Kombination eines Glykoprotein-2b/3a-Hemmers mit einer halben Dosis eines Thromboliktikums verbessert die koronare Perfusion und verringert ischämische Komplikationen, auch wenn das Blutungsrisiko erhöht wird.

■ Das ist die Schlussfolgerung der **GUSTO V**-Studie, die mit 16.588 Patienten durchgeführt wurde und der **ASSENT 3**-Studie, die bei 6.095 Patienten durchgeführt wurde, bei denen Abciximab sowohl mit einer halben Dosis Reteplase als auch mit einer halben Dosis Tenecteplase kombiniert wurde.

Primäre Koronarangioplastie

■ Die primäre Koronarangioplastie verbessert die Prognose bei Myokardinfarkt effektiver als die IV Thrombolyse.

♦ *Die konventionelle Koronarangioplastie mit Ballon aber ohne Stent hat sich kaum durchgesetzt.*

■ Zwar hat die Metaanalyse von **Michels**, die sich auf 7 Studien an nur 1.145 Patienten stützt, gezeigt, dass die primäre Angioplastie im Vergleich zur i.v. Thrombolyse die Mortalität um 54 % senkt (OR 0,56 [0,33-0,94]). Dieser Vorteil der konventionellen Angioplastie fällt im amerikanischen **NRMI-Register 2**, **3** und **4** sowie in der an 1.138 Patienten durchgeführten Studie **GUSTO IIb** weniger deutlich aus.

◆ *Der technische Fortschritt hat es möglich gemacht, die Überlegenheit der primären Koronarangioplastie gegenüber der i.v. Thrombolyse zu belegen.*

■ Das ist das Ergebnis der Metaanalyse von **Keeley** in Bezug auf 23 randomisierten Studien mit insgesamt 7.739 für die Thrombolyse geeigneten Patienten. Kurzfristig (4 bis 6 Wochen) verringert die primäre Koronarangioplastie die Gesamtmortalität (7 % *vs.* 9 %; p = 0,0002), die Myokardinfarktrezidive ohne tödlichen Ausgang (3 % *vs.* 7 %; p < 0,0001), die Schlaganfallrate (1 % *vs.* 2 %; p = 0,0004) sowie die kombinierte Inzidenz dieser Ereignisse (8 % *vs.* 14 %; p < 0,001). Die signifikante Überlegenheit der Angioplastie hielt längerfristig an (6 bis 18 Monate, je nach Studie) und erwies sich als unabhängig vom verwendeten Thrombolytikum und von einem eventuellen sekundären Transfer des Patienten zur Durchführung des Verfahrens.

◆ *Der Zeitraum bis zur Durchführung der Koronarangioplastie kann bis zur 12. bis 24. Stunde nach Einsetzen der Symptome ausgedehnt werden.*

■ Diese Ausnahmeregelung betrifft insbesondere Patienten mit schwerer kongestiver Herzinsuffizienz, hämodynamischer oder elektrischer Instabilität oder Fortbestehen der ischämischen Symptome.

◆ *Der Einsatz von Stents in Verbindung mit Thrombozytenaggregationshemmern beugt einer akuten Koronarokklusion infolge der Angioplastie vor und verringert die Restenoserate.*

■ Die Wirksamkeit der Verbindung von Ticlopidin und Aspirin zur Vorbeugung gegen okklusive Thrombosen an der Endoprothese wurde in den Studien **ISAR 1**, **STARS**, **MATTIS** und **FANTASTIC** weitreichend belegt.

■ Clopidogrel, welches eine stärkere thrombozytenaggregationshemmende Wirkung hat, schneller wirkt und zu weniger Nebenwirkungen führt, hat sich in der **CLASSICS**-Studie und in der Metaanalyse von **Bhatt** als mindestens ebenso unbedenklich und wirksam erwiesen wie Ticlopidin.

■ Prasugrel ist wirksamer als Clopidogrel bei der Vorbeugung gegen ischämische Ereignisse. Diese hat die Studie **TRITON-TIMI 38** ergeben, die an 3.534 Patienten durchgeführt wurde, die mit akutem Myokardinfarkt mit ST-Hebung ins Krankenhaus kamen und eine primäre Angioplastie erhalten sollten. Alle erhielten Aspirin (325 mg *per os* [oder 500 mg i.v. innerhalb von 24 Stunden nach dem Eingriff] danach 75-162 mg/Tag). Im Vergleich zu Clopidogrel (300 mg, dann 75 mg/Tag) verringerte die Beigabe von Prasugrel (60 mg, dann 10 mg/Tag) die Inzidenz des primären Endpunkts (Tod mit KV Ursache, nicht tödlicher Myokardinfarkt sowie nicht tödlicher Schlaganfall) signifikant, um 32 % (p = 0,0017) am 30. Tag und um 21 % (p = 0,022) im 15. Monat. Kleinere oder größere Blutungen traten in beiden Gruppen etwa gleich häufig auf, größere Blutungen nach aortokoronarem Bypass (4 % der Patienten wurden operiert) traten jedoch bis zum 15. Monat mit Prasugrel häufiger auf (OR 8,19; p = 0,0033).

■ Die Endoprothese verändert im Vergleich zur konventionellen Koronarangioplastie (nur mit Ballon) die Prognose nicht, verringert aber die Inzidenz erneuter Myokardrevaskularisierungen. Das ist das Ergebnis die **Stent-PAMI**-Studie an 900 Patienten sowie eines der Arme der **CADILLAC**-Studie mit 1.030 Patienten. In der Metaanalyse von **Zhu**, die sich auf 9 Studien mit insgesamt 4.120 Patienten stützt, verringerte das Stenting zwischen dem 6. und dem 12. Monat erneute operative Revaskularisierungen um fast 60 % (p < 0,001), ohne die Mortalität zu verändern und ohne die Myokardinfarkt-Rezidivrate signifikant zu senken (p = 0,13; NS).

◆ *Vor einer primären Angioplastie erhöhen Glykoprotein-IIb-/-IIIa-Rezeptorblocker die koronare Permeabilität und verringern frühzeitige ischämische Komplikationen.*

■ Mehrere Untersuchungen, darunter die Studien **SPEED** und **ADMIRAL,** haben gezeigt, dass vor jeder Angioplastie verschriebene Glykoprotein-IIb-/-IIIa-Rezeptorblocker die koronare Permeabilität erhöhen.

■ Außerdem verringern die Glykoprotein-IIb-/-IIIa-Rezeptorblocker das Auftreten frühzeitiger ischämischer Komplikationen um die Hälfte, wenn Sie im Rahmen von Koronarangioplastien verabreicht werden, seien es konventionelle (Ballon ohne Stent), wie die Studien **EPIC** und **RAPPORT** gezeigt haben, seien es Angioplastien mit Stent, wie in den Studien **ADMIRAL**, **ISAR 2** und **ACE** belegt.

■ Diese positive Wirkung wurde in der **CADILLAC**-Studie nicht erreicht, in der Abciximab erst zum Zeitpunkt der Angioplastie und nicht schon im Vorfeld verabreicht wurde.

■ Dies bestätigte übrigens die Metaanalyse von **Montalescot** zu 6 Studien an 931 Patienten, in der die Überlegenheit des frühzeitigen Einsatzes von Glykoprotein-IIb-/-IIIa-Rezeptorblockern gegenüber der Verabreichung erst im Katheterisierungsraum belegt wurde.

■ Die **FINESSE**-Studie dagegen (siehe S. 167) konnte diese Überlegenheit von frühzeitig verabreichtem Abciximab gegenüber dem Einsatz unmittelbar vor der Angioplastie nicht belegen.

■ Die Metaanalyse von **De Luca** zu 11 Studien an insgesamt 27.115 Patienten zeigt, dass Abciximab bei der primären Koronarangioplastie die Mortalität nach 30 Tagen ($p = 0,047$), und nach 6 und 12 Monaten ($p = 0,01$) reduziert und das Auftreten von Myokardinfarktrezidiven bei 30 Tagen verringert ($p = 0,03$), ohne eine Erhöhung des Risikos größerer Blutungen (4,7 % *vs.* 4,1 %; NS).

■ **Vor einer primären Angioplastie ist Enoxaparin i.v. bei der Vorbeugung gegen ischämische Ereignisse UFH gegenüber überlegen.**

■ Dies ist das Ergebnis der offenen französischen Studie **ATOLL** an 910 Patienten, die einen Myokardinfarkt mit ST-Hebung erlitten hatten und einer Angioplastie unterzogen werden sollten.

– Nach der Randomisierung erhielten die Patienten vor der Angioplastie i.v. Enoxaparin 0,5 mg/kg (was zu einer sofortigen Gerinnungshemmung führt, die 2 Stunden lang anhält) oder UFH (Bolus von 70-100 IU/kg oder 50-70 IU/kg bei vorheriger Gabe von Glykoprotein-IIb-/-IIIa-Rezeptorblockern), wenn möglich, bereits beim Transport im Krankenwagen.

– Am 30. Tag zeigt Enoxaparin die Tendenz zur Senkung der Inzidenz eines der Ereignisse des primären Endpunkts (Tod, Komplikation eines Myokardinfarkts, Fehlschlagen des Verfahrens, schwerere Blutung) (28 % *vs.* 34 % bei UFH; p = 0,06; NS) ohne Unterschied zwischen den beiden Gruppen, was die Inzidenz jeder einzelnen Komplikation des primären Endpunkts betrifft (jeweils 4 % *vs.* 6 %; p = 0,08; 4 % *vs.* 6 %; p = 0,21; 26 % *vs.* 28 %; p = 0,61; 5 % *vs.* 5 %; p = 0,79). Enoxaparin reduzierte signifikant die Inzidenz des sekundären Endpunkts (Tod, Rezidiv des akuten Koronarsyndroms, Notfallrevaskularisierung) (7 % *vs.* 11 %; p = 0,015).

■ **Vor einer primären Angioplastie ist Bivalirudin der gleichzeitigen Gabe von Heparin und Glykoprotein-IIb-/-IIIa-Rezeptorblockern überlegen.**

■ Das ist das Ergebnis der Studie **HORIZONS-AMI** an 3.602 Patienten, die eine primäre Angioplastie erhielten. Im Vergleich zur gleichzeitigen Gabe von Heparin und Glykoprotein-IIb-/-IIIa-Rezeptorblockern verringerte Bivalirudin die kombinierte Rate von größeren Blutungen, Todesfällen, Infarktrezidiven, Revaskularisierungen der betroffenen Arterien oder Schlaganfällen bei 30 Tagen um 24 % (9,2 % *vs.* 12,1 %; p = 0,005) und reduzierte gleichzeitig das Risiko stärkerer Blutungen um 40 % (4,9 % *vs.* 8,3 %; p < 0,001), die kardiologische Mortalität um 38 % (1,8 % *vs.* 2,9 %; p = 0,03) sowie die allgemeine Mortalität um 32,2 % (2,1 % *vs.* 3,1 %; p = 0,047). Bivalirudin dagegen wurde mit einem erhöhten Risiko akuter Thrombosen am Stent während der ersten 24 Stunden in Verbindung gebracht.

■ Die Überlegenheit von Bivalirudin hält bis zum 3. Jahr an, wie die endgültigen Ergebnisse der Studie belegen (*Lancet* 2011; *377*: 2193-2204). In diesem Zeitraum reduzierte Bivalirudin die allgemeine Mortalität um 25 % (5,9 % *vs.* 7,7 %; p = 0,03), die kardiologische Mortalität um 44 % (2,9 % *vs.* 5,1 %; p = 0,001), die Infarktrezidive um 24 % (6,2 % *vs.* 8,2 %; p = 0,04) und die stärkeren Blutungen unabhängig vom aortokoronaren Bypass um 36 % (6,9 % *vs.* 10,5 %; p = 0,0001). Es wurde kein signifikanter Unterschied zwischen den beiden Behandlungen festgestellt, was die Revaskularisierung der betroffenen Arterie, Thrombosen am Stent oder den kombinierten Endpunkt beider Ereignisse betrifft.

■ **Die Wahl zwischen i.v. Thrombolyse und Angioplastie sollte von Fall zu Fall unter Berücksichtigung der vorhan-**

denen medizinischen Strukturen und des Ergebnisses einer Risiko-Nutzen-Abwägung besprochen werden.

◆ *Die primäre Koronarangioplastie hat sich gegenüber der i.v. Thrombolyse als überlegen erwiesen, wenn die Arterie von einem erfahrenen Team, das rund um die Uhr verfügbar ist, innerhalb einer Frist von < 90 Minuten im Verhältnis zum Zeitpunkt des Beginns einer i.v. Thrombolyse geöffnet werden kann.*

■ Das ist das Ergebnis verschiedener Studien und Metaanalysen, in denen die beiden Techniken zur Myokardrevaskularisierung verglichen wurden.

■ Die französische Studie **CAPTIM** dagegen deutet darauf hin, dass die Thrombolyse vor dem Erreichen des Krankenhauses gegenüber der primären Angioplastie überlegen sein könnte, wenn der Patient in den ersten 2 Stunden nach dem Myokardinfarkt behandelt wird. In dieser Studie an 834 Patienten, die vom Ambulanzteam in den ersten 6 Stunden nach einem akuten Myokardinfarkt behandelt und in ein Interventionszentrum gebracht wurden, verringerte die primäre Angioplastie im Vergleich zur Thrombolyse durch Alteplase vor dem Eintreffen im Krankenhaus die kombinierte Rate von Todesfällen, erneuten Infarkten oder Schlaganfällen mit Folgeschäden nach 30 Tagen nicht signifikant (6,2 % *vs.* 8,2 %; p = 0,29; NS). Die Wirksamkeit der Behandlung bezüglich der Prognose war umgekehrt proportional zur Zeit bis zur Behandlung. Bei den 460 in den ersten 2 Stunden nach dem ersten Auftreten der Symptome randomisierten Patienten schien die i.v. Thrombolyse wirksamer zu sein als die Koronarangioplastie. Erstere verringerte das Auftreten kardiogener Schocks um 75 % (1,3 % *vs.* 5,3 %; p = 0,032) und zeigte die Tendenz, die Mortalität nach 30 Tagen um 61,4 % zu reduzieren (2,2 % *vs.* 5,7 %; p = 0,058; NS).

◆ *Die Risiko-Nutzen-Abwägung fällt bei Kontraindikation der Thrombolyse, bei instabiler Hämodynamik und wahrscheinlich auch bei älteren Patienten mit akutem Blutungsrisiko bei Thrombolyse zugunsten der Koronarangioplastie aus.*

■ Die Koronarangioplastie verringert die Mortalität von Patienten mit Kontraindikation gegen die Durchführung einer Thrombolyse auf die Hälfte. Dies ist das Ergebnis des amerikanischen **NRMI-Registers 2**, **3** und **4** auf der Basis von fast 20.000 Patienten. In der Gruppe von 4.705 Patienten, die eine Notfallkoronarangioplastie erhielten, (oder seltener einen aortokoronaren Bypass) reduzierte die Revaskularisierung die Mortalität um 45,8 % (KI 43 % - 55 %).

■ Ein kardiogener Schock stellt eine vorrangige Indikation einer Notfallangioplastie dar, zumindest bei Patienten im Alter von < 75 Jahren. Dies hat die **SHOCK**-Studie ergeben, die an 302 Patienten durchgeführt wurde, die in den ersten 36 Stunden nach einem akuten Myokardinfarkt einen kardiogenen Schock erlitten. Im Vergleich zu einer klassisch-konservativen Strategie (i.v. Thrombolyse, positiv inotrope Medikamente, aortale Gegenpulsation und unterstützende Beatmung) verringerte die Notfallrevaskularisierung (Angioplastie und/oder Bypass) die Mortalität im Krankenhaus nicht signifikant (46,7 % *vs.* 56,0 %; p = 0,11; NS), verbesserte aber die Überlebensrate signifikant um 25,7 % (49,7 % *vs.* 36,9 %; p = 0,027) nach 6 Monaten und um 28 % (46,7 % *vs.* 33,6 %; p < 0,03) nach einem Jahr.

■ Im **GRACE**-Register zeigte sich die primäre Koronarangioplastie bei den 1.134 Patienten im Alter von > 70 Jahren gegenüber der Thrombolyse überlegen, denn sie verringerte die Myokardinfarkt-Rezidivrate um 80 %, die Rate der Todesfälle oder Infarktrezidivrate während des Krankenhausaufenthalts um 47 % und die Mortalitätsrate um 18 %.

◆ *Bei Patienten, die in ein Zentrum eingeliefert werden, das für eine Angioplastie nicht ausgestattet ist, hängt die Wahl zwischen Thrombolyse und Verlegung für eine Angioplastie hauptsächlich von der voraussichtlichen Transportzeit ab.*

■ Die Überlegenheit der Angioplastie nach einer Verlegung findet sich in der Studie **DANAMI-2** wieder, die an 1.572 Patienten durchgeführt wurde, mit einer mittleren Verzögerung durch den Transport von 55 Minuten, sowie in der Metaanalyse von **Zijlstra** zu 5 Studien an 2.466 Patienten. In dieser Metaanalyse hat die primäre Angioplastie nach einer Verlegung im Vergleich zur Thrombolyse vor Ort die Mortalität nach 4-6 Wochen signifikant um 29,1 % (6,8 % *vs.* 9,6 %; p = 0,01) und die kombinierte Rate an Todesfällen, Infarktrezidiven und Schlaganfällen um 45,1 % (8,5 % *vs.* 15,5 %; p < 0,001) verringert.

■ **Die sog. erleichterte (facilitated) Angioplastie stellte sich als enttäuschend heraus.**

■ Diese Technik besteht darin, vor der Angioplastie eine starke antithrombotische Behandlung zu verabreichen, die aus einem niedrig dosierten Antithrombotikum und einem Glykoprotein-IIb-/-IIIa-Rezeptorblocker besteht, um die Zeit bis zur Reperfusion zu verkürzen und ischämische Komplikationen durch das Verfahren der Myokardrevaskularisierung zu vermeiden.

■ In der Metaanalyse von **Sinno** zu 4 Studien an insgesamt 725 Patienten erhöhte die gleichzeitige Gabe eines niedrig dosierten Thrombolytikums und eines Glykoprotein-IIb-/-IIIa-Rezeptorblockers im Vergleich zum alleinigen Einsatz eines Glykoprotein-IIb-/-IIIa-Rezeptorblockers die Rate sofortiger und vollständiger Koronarperfusion (49 % *vs.* 21 %; p < 0,0001), allerdings zum Preis eines Anstiegs an stärkeren Blutungen (9,5 % *vs.* 4,7 %; p = 0,007), ohne die Mortalität (3,5 % *vs.* 1,7 %; p = 0,46; NS) oder die Zahl der Infarktrezidive (1,1 % *vs.* 1,1 %; p = 0,96; NS) nach 30 Tagen zu senken.

■ In der **FINESSE**-Studie an 2.452 Patienten veränderte die gleichzeitige Gabe von einer halben Dosis Reteplase und Abciximab im Vergleich zur frühzeitigen Gabe von Abciximab und Abciximab kurz vor der Angioplastie weder den primären Endpunkt (kombinierte Rate an Todesfällen und plötzlich auftretendem Kammerflimmern nach mehr als 48 Stunden nach der Randomisierung sowie die Rate plötzlicher kardiogener Schocks und kongestiver Herzinsuffizienz in den ersten 90 Tagen) (jeweils 9,8 % *vs.* 10,5 % *vs.* 10,7 %; p = 0,55; NS) noch die Mortalität nach 90 Tagen (jeweils 5,2 % *vs.* 5,5 % *vs.* 4,5 %; p = 0,49; NS).

■ **Die frühzeitige und systematische Angioplastie nach einer Thrombolyse ist wahrscheinlich von Vorteil, die optimale Frist bei dieser Strategie bleibt allerdings unklar.**

■ In der Metaanalyse von **Collet** zu 1.508 Patienten verringert die frühzeitige und systematische Angioplastie, die zum Zeitpunkt des Rückgangs der Thrombolyse durchgeführt wird, im

Vergleich zur konservativen Strategie (zeitlich versetzte Koronarangioplastie nur bei ischämischem Rezidiv) das Todes- oder Infarktrezidivrisiko um 40 % (10,8 % *vs.* 16,8 %; p = 0,012).

■ In der Studie **ASSENT 4 PCI** an 1.667 Patienten mit einem Beobachtungszeitraum von 90 Tagen hat die Thrombolyse (volle Dosis Tenecteplase) vor der Angioplastie allerding im Vergleich zur alleinigen primären Angioplastie (mit Glykoprotein-IIb-/-IIIa-Rezeptorblocker in 50 % der Fälle) zu einer erhöhten Mortalität geführt (6,0 % *vs.* 3,8 %; p = 0,0105), zu mehr erneuten Infarkten (6 % *vs.* 4 %; p = 0,0279), zu mehr erneuten Eingriffen am betroffenen Gefäß (7 % *vs.* 3 %; p = 0,0041) zu mehr Schlaganfällen (1,8 % *vs.* 0 %; p < 0,0001) und stärkeren Blutungen (5,6 % *vs.* 4,4 %; p = 0,3118; NS). Diese negativen Ergebnisse, die zum vorzeitigen Abbruch der Studie führten, deuten darauf hin, dass eine sofortige Angioplastie nach der Thrombolyse ohne Absicherung durch eine gerinnungshemmende Therapie fatal sein kann.

■ In der **CARESS**-Studie an 600 Patienten, die in einem nichtinterventionellen Zentrum mit einer halben Dosis Reteplase und mit Abciximab behandelt wurden, reduzierte die Angioplastie sofort nach der Verlegung im Vergleich zur Notfallangioplastie (bei anhaltender ST-Hebung oder klinischer Verschlechterung) bei 30 Tagen die kombinierte Rate der Todesfälle, Infarktrezidive oder refraktären Ischämien um 60 % (4,4 % *vs.* 10,7 %; p = 0,004), ohne dabei das Risiko stärkerer Blutungen (3,4 % *vs.* 2,3 %; p = 0,47; NS) oder das Schlaganfallrisiko (0,7 % *vs.* 1,3 %; p = 0,50; NS) zu erhöhen.

■ In der Studie **TRANSFER-AMI** an 1.059 Patienten, die eine Thrombolyse mit Tenecteplase erhielten, reduzierte die Verlegung für eine Koronarangiografie und Angioplastie innerhalb von 6 Stunden nach der Thrombolyse im Vergleich zu Notfallangioplastie (in Verbindung mit einer späteren Koronarografie nach der Verlegung) nach 30 Tagen die Rate der Todesfälle und erneuten Infarkte (primärer Endpunkt), der ischämischen Rezidive, Herzinsuffizienzen oder Schockzustände (hauptsächlich durch die Verringerung der ischämischen Rezidive) um 46 % (10,6 % *vs.* 16,6 %; p = 0,004), ohne dass mehr stärkere Blutungen auftraten (4,6 % *vs.* 4,3 %; NS).

■ Im Falle der primären Angioplastie reduzieren die aktiven Stents (Drug-Eluting-Stents, DES) die Restenosenrate sowie die Notwendigkeit einer Intervention mehr als die unbeschichteten Stents.

■ Dies hat die Studie **HORIZONS-AMI** gezeigt, die an 3.006 Patienten mit akutem Myokardinfarkt mit ST-Hebung durchgeführt wurde. In einem Beobachtungszeitraum von 12 Monaten hat der Stent mit Paclitaxel im Vergleich zum unbeschichteten Stent die Revaskularisierungsrate wegen ischämischer Episoden durch die Zielstenose (1. primärer Endpunkt) um 41 % reduziert (4,5 % *vs.* 7,5 %; HR 0,59; p = 0,002) und war auch, was den anderen 1. primären Endpunkt (Tod, Infarktrezidiv, Schlaganfall oder Thrombose am Stent) betrifft, nicht unterlegen (8,1 % *vs.* 8,0 % beim unbeschichteten Stent; p der Nicht-Unterlegenheit = 0,01). Außerdem reduzierte er die Rate angiographischer Restenosen (wichtiger sekundärer Endpunkt) um 56 % (10,0 % *vs.* 22,9 %; HR 0,44; p < 0,001).

Andere Arten der Myokardrevaskularisierung

■ Die Notfallkoronarangioplastie, die im Falle einer fehlgeschlagenen Thrombolyse sofort durchgeführt wird, könnte nützlich sein, zumindest bei Myokardinfarkten mittleren oder großen Ausmaßes.

■ Dies ist die Schlussfolgerung aus der **RESCUE**-Studie an nur 151 Patienten, bei denen die vordere Interventrikulararterie nach der i.v. Thrombolyse verschlossen blieb. In dieser Studie verbesserte die Notfallkoronarangioplastie die Ejektionsfraktion (EF) unter Belastung signifikant (43 ± 15 % *vs.* 38 ± 13 %; p = 0,04), senkte bis zum 30. Tag die kombinierte Inzidenz der Todesfälle und der schweren Herzinsuffizienzen signifikant (6,4 % *vs.* 16,6 %; p = 0,05) und nicht signifikant die Mortalität (5,1 % *vs.* 9,6 %; p = 0,18; NS).

■ In der **MERLIN**-Studie an 307 Patienten verbesserte die Notfallkoronarangioplastie die Überlebensrate bis 30 Tage nicht, aber sie verringerte die Inzidenz sekundärer Revaskularisierungen um 67,6 % (6,5 % *vs.* 20,1 %; p < 0,01).

■ In der **REACT**-Studie an 427 Patienten mit Verdacht auf fehlgeschlagene Thrombolyse (Verringerung < 50 % der ST-Hebung) verbesserte die Notfallangioplastie im Vergleich zur erneuten Thrombolyse und zur konservativen Behandlung die Überlebensrate bis 6 Monate ohne Ereignisse wie Infarktrezidiv, Schlaganfall und Herzinsuffizienz um 18,8 % (jeweils 84,6 % *vs.* 68,7 % *vs.* 70,1 %; p = 0,004), ohne die globale Mortalität zu verändern.

■ Die Metaanalyse von **Kunadian** zu diesen 3 Studien deutet schließlich darauf hin, dass die Notfallangioplastie, die die Mortalitätsrate, die Rate der Myokardinfarktrezidive sowie der Herzinsuffizienzen senkt, einen allgemein höheren klinischen Nutzen hat, allerdings zu dem Preis eines erhöhten Schlaganfall- und Blutungsrisikos.

■ Eine Myokardrevaskularisierung ist im Falle eines ischämischen Rezidivs nach der Thrombolyse gerechtfertigt.

■ Dies hat die **DANAMI**-Studie ergeben, in der 1.008 Patienten mit Thrombolyse behandelt wurden, die früh eine erneute Angina pectoris ausbildeten oder ein positives Belastungs-EKG hatten. Mit einem mittelfristigen Beobachtungszeitraum von 2,4 Jahren hat die Strategie der Myokardrevaskularisierung (Koronarangioplastie oder aortokoronarer Bypass) im Vergleich zur konservativen Behandlung die Myokardinfarktrezidive (5,6 % *vs.* 10,5 %; p = 0,0038) und die Rate der erneuten Krankenhausaufenthalte wegen instabiler Angina pectoris um 47 % verringert (17,9 % *vs.* 29,5 %; p < 0,00001), ohne die Mortalität signifikant zu verändern (3,6 % *vs.* 4,4 %; p = 0,45; NS).

Adjuvante Therapien

Antithrombotische Behandlung neben der Thrombolyse und Glykoprotein-IIb-/-IIIa-Rezeptorblockern

■ Aspirin 75-160 mg/Tag so früh wie möglich nach einer initialen i.v. Sättigungsdosis (250-500 mg) reduziert neben der thrombolytischen Wirkung auch die KV-Mortalität um 20 %.

■ Dies hat die Studie **ISIS 2** an 17.187 Patienten ergeben. Im Vergleich zum Placebo hat Aspirin bis zur 5. Woche die Mortalität signifikant gesenkt (9,4 % *vs.* 11,8 %; 2 p < 0,00001) sowie auch die Inzidenz von nicht tödlichen Myokardinfarktrezidiven (1,0 % *vs.* 2,0 %; p nicht angegeben) und die von nicht tödlichen Schlaganfällen (0,3 % *vs.* 0,6 %; p nicht angegeben). Streptokinase hat die kardiovaskuläre Mortalität um 23 % gesenkt (9,2 % *vs.* 12,0 %; 2 p < 0,00001), aber die Verbindung von Streptokinase und Aspirin hat sich als wirksamer erwiesen und diese Mortalität um 38 % gesenkt (8,0 % *vs.* 13,2 %; 2 p < 0,0001).

■ Mehrere Studien haben gezeigt, dass es nicht nötig ist, die Dosierung von 75 bis 160 mg/Tag zu überschreiten.

■ **Clopidogrel ist zusammen mit Aspirin zu verabreichen.**

■ Dies hat die **CLARITY**-Studie ergeben, die an 3.491 Patienten im Alter von ≤ 75 Jahren durchgeführt wurde, sowie die **COMMIT**-Studie an 45.852 Patienten, bei denen die Beigabe von Clopidogrel 75 mg/Tag zur Behandlung mit einem Thrombolytikum, Aspirin und Heparin (falls angezeigt) bis 30 Tage die Inzidenz größerer kardiovaskulärer Ereignisse verringert hat, ohne das Risiko stärkerer Blutungen zu erhöhen.

■ Bei Patienten im Alter von > 75 Jahren sollte Clopidogrel ohne Sättigungsdosis verabreicht werden.

■ **Die Kombination aus Clopidogrel und Aspirin ist 12 Monate lang zu verabreichen.**

■ Diese Empfehlung ist eine Schlussfolgerung aus den Ergebnissen der **CURE**-Studie an Patienten mit ACS ohne persistierende ST-Hebung (siehe S. 141).

■ **Eine gerinnungshemmende Therapie über ≥ 48 Stunden hinweg sollte bei jedem Myokardinfarkt zur thrombozytenaggregationshemmenden Therapie hinzugefügt werden unabhängig davon, ob eine Reperfusion vorliegt oder nicht.**

■ **Beim akuten Myokardinfarkt ohne Reperfusion verringert Heparin die frühzeitige Morbimortalität und Enoxaparin kann unfraktioniertes Heparin (UFH) ersetzen.**

■ Vor der Ära der Thrombolyse hat die Metaanalyse von **Collins** (1996), die sich auf 21 kleinere Studien an insgesamt etwas unter 6.000 Patienten stützt, gezeigt, dass ohne Aspirin das UFH sich während des Krankenhausaufenthalts positiv auf die Mortalität auswirkte (11,4 % *vs.* 14,9 %; d.h. −25 % [2 p = 0,002]) sowie auf die Prävention gegen Schlaganfälle (1,1 % *vs.* 2,1 %; 2 p = 0,01), Lungenembolien (2,0 % *vs.* 3,8 %; 2 p < 0,001) und Myokardinfarktrezidive (6,7 % *vs.* 8,2 %; NS), allerdings zum Preis eines Anstiegs an schwereren Blutungen (1,9 % *vs.* 0,9 %; 2 p = 0,01).

■ In der **TETAMI**-Studie an 1.224 Patienten, die innerhalb von weniger als 24 Stunden nach einem Infarkt ohne Reperfusion ins Krankenhaus kamen, zeigte Enoxaparin im Vergleich zum UFH die Tendenz zur Senkung zumindest der kombinierten Rate an Todesfällen, Infarktrezidiven oder Angina pectoris-Rezidiven (15,4 % *vs.* 17,3 %; NS), ohne dabei die Zahl der schwereren Blutungen zu erhöhen (1,5 % *vs.* 1,3 %; NS).

■ **Es wird empfohlen, fibrinspezifischen Thrombolytika (Alteplase, Tenecteplase, Reteplase) eine moderate i.v. Heparintherapie hinzuzufügen, die an das Gewicht des Patienten angepasst und 48 Stunden lang aufrechterhalten werden sollte.**

■ Mehrere kleinere Studien haben gezeigt, das UFH frühzeitige erneute Okklusionen durch den paradoxen prothrombotischen Effekt, der bei Gebrauch dieser Thrombolytika aufgetreten ist, verhindert.

■ **Niedermolekulares Heparin (NMH) könnte UFH bei Patienten im Alter von < 75 Jahren ablösen.**

■ In der Studie **ASSENT 3** an 6.095 Patienten hat Enoxaparin in Verbindung mit Tenecteplase im Vergleich zu UFH nach 30 Tagen die Inzidenz des primären Endpunkts (kombinierte Rate der Todesfälle, Myokardinfarktrezidive oder refraktärer Myokardischämien) um 26 % gesenkt (11,4 % *vs.* 15,4 %; p = 0,0002), ohne das Blutungsrisiko zu erhöhen.

■ In der **CREATE**-Studie an 15.570 Patienten (Thrombolyse: 73 % der Fälle; Angioplastie: 6 % der Fälle) verringerte Reviparin im Vergleich zum Placebo nach 30 Tagen die Mortalität (p = 0,005) und die Myokardinfarktrezidive (p = 0,01), ohne die

Schlaganfallrate zu erhöhen, allerdings zum Preis eines kleinen Anstiegs an potenziell tödlichen Blutungen (1 ‰).

■ In der neueren Studie **EXTRACT-TIMI 25**, in der 20.479 Patienten nach einer Thrombolyse randomisiert wurden, verringerte die Gabe von Enoxaparin über den gesamten Krankenhausaufenthalt hinweg im Vergleicht zu UFH mindestens über 48 Stunden hinweg nach 30 Tagen die Rate der Todesfälle oder Myokardinfarkte um 22 % (9,8 % vs. 12,0 %; p < 0,001) bei Patienten, die eine Thrombolyse mit einem fibrinspezifischen Wirkstoff erhielten, und um 17 % (10,2 % vs. 11,8 %; p = 0,10) bei Patienten, die eine Thrombolyse mit Streptokinase erhielten. Trotz eines Anstiegs der schwereren Blutungen sprach der allgemeine Nutzen für Enoxaparin.

■ **Die Unbedenklichkeit des Einsatzes von NMH bei älteren Patienten ist allerdings noch unklar.**

■ In der Studie **ASSENT 3 PLUS** an 1.639 Patienten, die vor der Einlieferung ins Krankenhaus eine Thrombolyse durch Tenecteplase erhielten, erhöhte Tenecteplase im Vergleich zu UFH das Risiko einer intrakraniellen Blutung (2,20 % vs. 0,97 %; p = 0,047), aber nur bei Patienten im Alter von > 75 Jahren.

■ **Fondaparinux verbessert die Prognose im Vergleich zu UFH, insbesondere bei Patienten, die nicht mit einer primären Angioplastie behandelt wurden.**

■ Dies ist das Ergebnis der Studie **OASIS 6** an 12.092 Patienten. Im Vergleich zur Kontrollgruppe (UFH für 48 Stunden oder Placebo im Falle mangelnder Indikation für UFH) verringerte für 8 Stunden verabreichtes Fondaparinux die kombinierte Rate der Todesfälle oder Infarktrezidive nach 30 Tagen um 13,4 % (9,7 % vs. 11,2 %; p = 0,008). Dieser Vorteil wurde am 9. Tag und am Ende der Studie (3 bis 6 Monate) festgestellt. Fondaparinux reduzierte die Mortalität über den gesamten Studienzeitraum signifikant. Seine Überlegenheit gegenüber Placebo und UFH war signifikant bei Patienten, die eine Thrombolyse erhielten (p = 0,003) und bei mangelnder Reperfusion (p = 0,03) mit einer Tendenz zur Verringerung des Risikos schwerer Blutungen (p = 0,13; NS). Allerdings gab es keine klinisch nützliche Wirkung bei Patienten, die eine primäre Angioplastie erhielten.

■ Beim Myokardinfarkt mit ST-Hebung könnte die Beigabe von Rivaroxaban zur thrombozytenaggregationshemmenden Therapie im Vergleich zum Placebo die Inzidenz größerer ischämischer Ereignisse reduzieren, es steigert allerdings auch das Blutungsrisiko.

■ Dies hat die Studie **ATLAS ACS-TIMI 46** ergeben (siehe S. 146).

■ Die **APPRAISE**-Studie mit Apixaban wurde mit uneindeutigen Ergebnissen veröffentlicht (siehe S. 147).

Betablocker

■ Vor der Ära der Koronarreperfusion verringerte die i.v. Gabe von Betablockern die frühzeitige Morbimortalität.

■ Dies hat die **MIAMI**-Studie ergeben, in der i.v. Metoprolol beurteilt wurde, vor allem aber auch die Studie **ISIS 1**. In der letzteren Studie an 16.027 Patienten, die sich im Durchschnitt in der 5. Stunde nach einem akuten Myokardinfarkt befanden, verringerten 5 bis 10 mg Atenolol i.v. und danach 100 mg/Tag *per os* im Vergleich zur Kontrollgruppe die vaskuläre Mortalität bis zum 7. Tag signifikant um 15 % (3,89 % *vs.* 4,57 %; 2 p < 0,04). Diese positive Wirkung hält nach einem Jahr noch an. In einer retrospektiven Analyse schien sich zu zeigen, dass diese positive Wirkung des Betablockers mit der Vorbeugung gegen Herzrupturen und Kammerflimmern zusammenhängt.

■ Die Wirksamkeit von Betablockern wurde in der Metaanalyse von **Yusuf** bestätigt, die sich auf 27 Untersuchungen an insgesamt 27.000 Patienten stützt, von denen die meisten ein leichtes Risiko trugen. Mit Betablockern wurde eine signifikante Verringerung der Mortalität im Krankenhaus von 13 % (p < 0,02) beobachtet, insbesondere während der ersten 2 Tage, sowie eine Reduktion der nicht tödlichen Myokardfarktrezidive um 19 % (p < 0,01) und der Wiederbelebungen nach Herzstillstand um 16 % (p < 0,02).

■ Im Zeitalter der Koronarreperfusion sind Betablocker weiterhin angezeigt, auch im Falle einer LV-Dysfunktion.

■ In der **CAPRICORN**-Studie an 1.959 Patienten mit akutem Myokardinfarkt mit EF ≤ 40 %, von denen die Hälfte mit Thrombolyse oder primärer Koronarangioplastie behandelt und über einen mittelfristigen Zeitraum von 1,3 Jahren beobachtet wurden, verringerte die Behandlung mit Carvedilol ab dem 3. bis 21. Tag nach der Stabilisation des hämodynamischen Zustands im Vergleich zum Placebo die Gesamtmortalität signifikant um 20 % (12 % *vs.* 15 %; p = 0,031) und die nicht-tödlichen Myokardinfarktrezidive um 50 % (3 % *vs.* 6 %; p = 0,014).

■ **Die i.v. Gabe von Betablockern wird nicht empfohlen.**

■ Während die Studie **TIMI IIB** an 1.390 Patienten, die eine Thrombolyse mit Alteplase erhielten, zugunsten einer frühen Verabreichung eines Betablockers i.v. im Gegensatz zur verzögerten oralen Verabreichung ausfiel, wurde in einer retrospektiven Analyse der **GUSTO**-Studie die potenzielle Gefahr der Verabreichung von Betablockern i.v. nach der Thrombolyse betont. Tatsächlich hat diese Praxis die Inzidenz von Herzinsuffizienz, Schockzuständen, ischämischen Rezidiven und Behandlungen mit Ventrikelstimulation erhöht.

■ Auch die Metaanalyse von **Freemantle** zu 51 Untersuchungen an über 29.000 Patienten hat keine Vorteile der frühen i.v. Gabe gegenüber der oralen Verabreichung gezeigt.

■ In der **COMMIT**-Studie an 45.852 Patienten hat Metoprolol i.v. und später *per os* im Vergleich zum Placebo weder die Mortalität im Krankenhaus noch die kombinierte Rate der Todesfälle, Myokardinfarktrezidive oder Herzstillstände verändert. Während der Betablocker das Risiko eines Myokardinfarktrezidiv*s* um 18 % (p = 0,001) und das von Kammerflimmern um 17 % (p = 0,001) verringert hat, erhöhte er die Rate kardiogener Schocks um den Faktor 1,3 (p < 0,00001), insbesondere während der ersten 24 Stunden.

ACE-Hemmer

■ ACE-Hemmer, die später im Verlauf des Krankenhausaufenthalts eingesetzt und langfristig weiter verwendet werden, verbessern die Prognose von Myokardinfarkten mit der Komplikation Herzinsuffizienz oder LV-Dysfunktion deutlich.

■ Dies geht aus 3 großen Studien hervor, nämlich der **SAVE**-Studie, in der Captopril an 2.231 Patienten getestet wurde, der **AIRE**-Studie, in der Ramipril an 2.006 Patienten getestet wurde, sowie der **TRACE**-Studie, in der die Wirkung von Trandolapril bei 1749 Patienten beurteilt wurde.

■ In diesen Studien wurde ab dem 3. Tag nach dem Myokardinfarkt mit geringer Dosierung mit dem ACE-Hemmer begonnen und die Dosis nach und nach erhöht. Mit einem Abstand von 15 bis 42 Monaten, je nach Studie, hat der ACE-Hemmer geholfen, bei 1.000 behandelten Patienten 42 bis 74 Leben zu retten, was eine relative Verringerung der Mortalität um 19 % auf 27 % darstellt. Die positive Wirkung des ACE-Hemmers zeigte sich unabhängig von der der anderen verabreichten Behandlungen, insbesondere der der Thrombolyse.

■ Der Vorteil einer systematischen Verabreichung eines ACE-Hemmers für alle Patienten ab dem 1. Tag des Myokardinfarkts ist weniger deutlich ersichtlich.

■ Dies ergibt sich aus den Studien **GISSI 3** und **ISIS 4** sowie aus der Metaanalyse der **ACE Inhibitor Myocardial Infarction Collaborative Group** zu 4 Studien an fast 100.000 Patienten. Letztere lässt darauf schließen, dass ein ACE-Hemmer ab dem 1. Tag des Myokardinfarkts und über 4 bis 6 Wochen hinweg verabreicht bei 1.000 behandelten Patienten 5 Todesfälle verhindert und das Risiko des Auftretens einer Herzinsuffizienz reduziert.

■ Wenn man das Risiko schwerer arterieller Hypotonie bedenkt, dann sollte diese frühzeitige Verabreichung vor allem Patienten mit anterior lokalisiertem Myokardinfarkt oder mit der Komplikation einer kongestiven Herzinsuffizienz vorbehalten sein, die keine arterielle Hypotonie aufweisen.

AT$_1$-Antagonisten

■ Valsartan und Candesartan können beim Myokardinfarkt mit der Komplikation einer LV- Dysfunktion und/oder einer Herzinsuffizienz im Falle einer Unverträglichkeit von ACE-Hemmern eingesetzt werden.

■ Dies hat die **VALIANT**-Studie ergeben, die an 14.703 Patienten durchgeführt wurde und in der Valsartan, eingesetzt in den ersten 10 Tagen nach dem Infarkt, im Vergleich zu Captopril nach 2 Jahren dieselbe Auswirkung auf die Mortalität hatte (19,9 % *vs.* 19,5 %; p = 0,98; NS).

■ Die Möglichkeit, Candesartan bei dieser Indikation einzusetzen ist eine Schlussfolgerung aus den positiven Ergebnissen der Studie **CHARM-Alternative** bei Herzinsuffizienz (siehe S. 213).

Statine

■ Es wird empfohlen, systematisch eine Statinbehandlung im Verlauf des Krankenhausaufenthalts nach einem akuten Myokardinfarkt zu veranlassen, bei einer Dosierung, die darauf abzielt, einen LDL-C-Wert von < 1 g/l (2,58 mmol/l) zu erreichen.

■ Mehrere große Studien haben eine Verbesserung der Langzeitprognose gezeigt, wenn ein Statin mit zeitlichem Abstand von einem Myokardinfarkt verordnet wurde, und das unabhängig vom LDL-C-Wert bei der Aufnahme (siehe S. 108 und 185).

■ Mehrere Erhebungen und Kohortenstudien haben gezeigt, dass der Einsatz von Statin im 6. Monat nach dem Infarkt weitgehend unzureichend ist, was für die Verordnung bereits während des Krankenhausaufenthalts spricht.

■ Andere, derzeit noch andauernde Untersuchungen beschäftigen sich mit dem Vorteil des Einsatzes von Statin in hohen Dosen vom 1. Tag des Myokardinfarkts an, mit dem Ziel, die Atheromplaques zu stabilisieren und so die frühzeitigen ischämischen Komplikationen (pleiotrope Wirkung von Statinen [siehe S. 80]) zu reduzieren.

Nitratderivate

■ Die Wirksamkeit von Nitratderivaten hat sich nicht bestätigt.

■ Das ist das Ergebnis von 2 großen Studien, **GISSI 3** und **ISIS 4**, in denen der positive Effekt von Nitratderivaten auf die Mortalität bis zur 5. Woche nicht bestätigt werden konnte. In der Studie **GISSI 3** wurde ein Nitratderivat an fast 19.000 Patienten getestet, die dieses ab dem 1. Tag des Infarkts über 24 Stunden i.v. erhielten und anschließend perkutan. In der Studie **ISIS 4** wurde ein Nitratderivat an 58.000 Patienten getestet, die dieses sofort *per os* erhielten.

■ Dazu lassen sich auch die Ergebnisse der **ESPRIM**-Studie an 4.000 Patienten nennen, in der Linsidomin i.v. gefolgt von Molsidomin *per os* die Mortalität und die kardiologischen Ereignisse während des Krankenhausaufenthalts und nach einem Jahr nicht beeinflusst hat.

■ Zwar sind diese drei Studien nicht ganz unumstritten, dennoch wird empfohlen, Nitratderivate i.v. in niedriger Dosierung, zur Schmerzlinderung sowie bei Myokardinfarkten mit der Komplikation Herzinsuffizienz oder ischämischer Rezidive zu verabreichen.

Kalziumkanalhemmer

■ Kalziumkanalhemmer sollten nicht systematisch eingesetzt werden.

◆ *Insgesamt haben Kalziumkanalhemmer keinerlei positive Wirkung gezeigt.*

■ Dies ist das Ergebnis der Metaanalyse von **Held** (1989) zu 22 Studien an insgesamt etwa 18.000 Patienten, die einige Stunden bis einige Tage nach Auftreten des akuten Myokardinfarkts randomisiert wurden. Im Vergleich zur Kontrollgruppe und in ihrer Gesamtheit gesehen haben Calciumantagonisten weder die Mortalität (9,8 % *vs.* 9,3 %; NS) noch die Inzidenz von Myokardinfarktrezidiven (4,2 % *vs.* 4,6 %; NS) verändert.

◆ *Bei den Dihydropyridinen der ersten Generation wurde sogar eine negative Tendenz festgestellt.*

■ Dies haben die Studien **TRENT** und **SPRINT II** ergeben, in denen Nifedipin mit kurzer Wirkdauer beurteilt wurde.
– Allerdings gibt es keine Studie zu den Dihydropyridinen der 3. Generation in der akuten Phase des Myokardinfarkts.

◆ *Die herzschlagverlangsamenden Kalziumkanalhemmer können nach den ersten Tagen nach dem Infarkt verordnet werden, falls es eine Kontraindikation gegen Betablocker gibt und keine LV- Dysfunktion vorliegt.*

■ Dies hat die **MDPIT**-Studie gezeigt, in der Diltiazem ab dem 3. bis 15. Tag an 2.466 Patienten getestet wurde, sowie auch die Studie **DAVIT II**, in der Verapamil ab dem 7. bis 15. Tag an 1.775 Patienten getestet wurde. Eine mehr oder weniger stark positive Auswirkung dieser Kalziumkanalhemmer auf die Mortalität und/oder die Myokardinfarkt-Rezidivrate konnte nur festgestellt werden, wenn keine Herzinsuffizienz bzw. keine LV-Dysfunktion vorlag. Andernfalls war die Wirkung entweder gleich null oder deletär.

■ In der **INTERCEPT**-Studie an 874 Patienten, die nach einem ersten Infarkt ohne LV- Dysfunktion eine Thrombolyse erhielten, zeigte Diltiazem LP 300 mg ab 36 bis 96 Stunden nach der Thrombolyse die Tendenz, innerhalb von 6 Monaten die kombinierte Rate der kardiologischen Todesfälle, der nicht tödlichen Infarktrezidive oder refraktärer Myokardischämien um 23,3 % (23 % *vs.* 30 %; p = 0,07; NS) zu senken, wobei sich die positive Wirkung allein auf die ischämischen Rezidive bezieht.

Andere Behandlungen

■ Lidocain sollte nicht systematisch zur Prävention gegen ventrikuläre Herzrhythmusstörungen in der Akutphase des Myokardinfarkts eingesetzt werden.

■ Dies ist das Ergebnis der Metaanalyse von **Mac Mahon** zu 14 Studien an insgesamt 7.165 Patienten. Lidocain war hier nämlich verantwortlich für einen signifikanten Anstieg der frühzeitigen Mortalität von 38 % (OR 1,38 [0,98-1,95]).

■ Der systematische Einsatz von Magnesium i.v. bringt keinen Nutzen.

■ Trotz des positiven Ergebnisses der Studie **LIMIT 2** haben zwei große Studien, **ISIS 4** und **MAGIC,** definitiv alle Hoffnungen zerstört, die aufgrund der potenziell positiven Wirkungen (antiischämisch, antiarrhythmisch sowie koronar und systemisch gefäßerweiternd) in Magnesium gesetzt wurden.

– In der Studie **ISIS 4** hat Magnesium i.v. bei 58.000 Patienten die Mortalität nach 5 Wochen und nach 1 Jahr nicht verändert, aber die Inzidenz von Herzinsuffizienz, schwerer arterieller Hypotonie sowie bradykarden Episoden signifikant erhöht.

– In der **MAGIC**-Studie an 6.213 Patienten mit hohem Risiko hat Magnesium in den verschiedenen Untergruppen der untersuchten Patienten weder eine positive noch eine deletäre Wirkung gezeigt.

TIMI-Klassifikation der Koronarperfusion
(*Circulation* 1987; *75:* 817-829)

- **Grad 0 (keine Perfusion)**: Kein antegrader Fluss des Kontrastmittels distal des Verschlusses.

- **Grad 1 (minimale Perfusion)**: Schwache Passage des Kontrastmittels an der Verschlussstelle ohne vollständige Anfärbung des distalen Gefäßbetts.

- **Grad 2 (partielle Perfusion)**: Passage des Kontrastmittels an der Verschlussstelle mit (im Vergleich zum proximalen Segment oder zu anderen, normalen Arterien) verzögerter, jedoch vollständiger Anfärbung des distalen Gefäßbetts.

- **Grad 3 (vollständige Perfusion)**: Normaler und nicht verzögerter Fluss an der Verschlussstelle

- Schematisch gesehen, entsprechen Grad 0 und 1 verschlossenen und Grad 2 und 3 durchlässigen Koronararterien, wobei aber nur Grad 3 eine optimale Perfusion darstellt.

Killip-Klassifikation der Herzinsuffizienz infolge eines akuten Myokardinfarkts
(*Am J Cardiol* 1967; *20:* 457-464)

- **Klasse 1** Keine krepitierenden Rasselgeräusche und kein diastolischer Galopp.

- **Klasse 2** Basale krepitierende Rasselgeräusche oder diastolischer Galopp.

- **Klasse 3** Krepitierende Rasselgeräusche über mehr als der Hälfte des Thorax.

- **Klasse 4** Schockzustand.

Nichtsteroidale Antirheumatika (NSAR) erhöhen das KV-Risiko
(BMJ 2011; 342: c 7086: 10. 1136)

- Dies hat die Metaanalyse von **Trelle** (BMJ 2011; 342: c 7086: 10.1136) zu 31 großen kontrollierten, randomisierten Studien an insgesamt 116.429 Patienten gezeigt, in denen ein NSAR mit einem Placebo oder einem anderen NSAR verglichen wurde (Naproxen [Apranax®, Naprosyne®], Ibuprofen [Advil®, Brufen®, Nurofen®], Diclofenac [Voltaren®], Celecoxib [Celebrex®], Etoricoxib [Arcoxia®], Rofecoxib und Lumiracoxib [nicht auf dem Markt]).
- Primärer Endpunkt: Auftreten eines Myokardinfarkts; sekundärer Endpunkt: Verbindung mit einem Schlaganfall, kardiovaskulärer Tod und Tod mit beliebiger Ursache.
- Mit einem Beobachtungszeitraum von über 115.000 Patienten/Jahr wurde Rofecoxib im Vergleich zum Placebo mit dem am stärksten erhöhten Infarktrisiko in Verbindung gebracht (HR: 2,12; 1,26 auf 3,56). 2004 wurde es vom Markt genommen. Das zweithöchste Infarktrisiko birgt Lumiracoxib (HR: 2,00; 0,71 auf 6,21). Ibuprofen wurde mit dem am stärksten erhöhten Schlaganfallrisiko in Verbindung gebracht (HR 3,36; 1,00 auf 11,6), gefolgt von Diclofenac (HR: 2,86; 1,09 auf 8,36). Etoricoxib (HR: 4,07; 1,23 auf 15,7) und Diclofenac (R: 3,98; 1,48 auf 12,7) wurden mit dem am stärksten erhöhten Risiko für kardiovaskulären Tod in Verbindung gebracht.

Wiederbelebungsmaßnahmen

Zur Wiederbelebung ist es nicht mehr nötig, zur Herzmassage auch eine Mund-zu-Mund-Beatmung zu machen.

- Dies haben 2 randomisierte Studien ergeben: die **DART**-Studie an 1.941 Patienten, die eine äußere Herzmassage mit oder ohne Mund-zu-Mund-Beatmung erhielten, und die schwedische Studie von **Svensson** an 1.276 Patienten. In den beiden Studien wurde kein signifikanter Unterschied zwischen den beiden Techniken festgestellt, was die Überlebensrate nach Verlassen des Krankenhauses betrifft (jeweils 11 % und 12,5 %; p = 0,31 in der DART-Studie und 7,0 % und 8,7 %; p = 0,29 in der Studie von Svensson).

KAPITEL 6

Post Myocard Infarkt

Die vier therapeutischen Grundklassen und die Kontrolle der KV-Risikofaktoren

■ Außer bei Kontraindikationen oder Unverträglichkeit, sollten 4 therapeutische Klassen sowie die Kontrolle der kardiovaskulären Risikofaktoren zur Therapie eines jeden Patienten nach einem Myokardinfarkt gehören und die sog. **BASIC** -Behandlung darstellen: **B** für Betablocker, **A** für Anti-Thrombozytenaggregation (Thrombozytenaggregationshemmer), **S** für Statine, **I** für Inhibition des Angiotensin-konvertierenden Enzyms (ACE-Hemmer), und **C** für Kontrolle (Control) der Risikofaktoren und hygienisch-diätetische Regeln.

■ Die Verschreibung der empfohlenen Medikamente zur sekundären KV-Prävention ist in Ländern mit sehr geringen Einkommen äußerst unzureichend, insbesondere in ländlichen Regionen.

■ Dies ergab sich aus der **PURE**-Studie, die zwischen 2003 und 2009 an 153.996 Erwachsenen zwischen 35 und 70 Jahren durchgeführt wurde, von denen 5.650 in den 4-5 Jahren zuvor ein koronares Ereignis und 2.292 einen Schlaganfall erlitten hatten. Die untersuchten Patienten kamen aus Ländern unterschiedlichen wirtschaftlichen Status (hohe, mittlere oder niedrige Einkommen). Allgemein wurden verschrieben: Statine: 14 % der Patienten, Thrombozytenaggregationshemmer: 25 %, Betablocker: 17,4 %, ACE-Hemmer/AT$_1$-Antagonisten: 19,5 %, Kalziumkanalhemmer: 13,4 %, Blutdrucksenker: 41,8 %. Die ungünstigsten Ergebnisse wurden in den Ländern mit den niedrigsten Einkommen festgestellt. Alle Therapieklassen zusammengenommen, erhielten in den Ländern mit hohen Einkommen nur 11 % der Patienten gar keine Therapie, während diese Gruppe in den Ländern mit mittleren Einkommen 70 % und mit niedrigen Einkommen 80 % der Patienten ausmachte, und dies vorrangig in ländlichen Gegenden.

Betablocker

■ Betablocker senken die Gesamtmortalität um 20 % und die plötzliche Mortalität sogar noch mehr.

■ In der Metaanalyse von **Freemantle** zu 82 Studien an 54.234 Patienten verringern in den 13 Studien, die sich mit der Todesart befassten, senkten Betablocker die Gesamtmortalität um 23 % (p < 0,01) und die plötzliche Mortalität um 43 % bis 51 %. Außerdem beugten sie dem Risiko von Myokardinfarktrezidiven signifikant vor.

■ Die positive Wirkung von Betablockern besteht auch noch heute, zur Zeit der modernen Therapien bei Myokardinfarkten.

■ In der Analyse von **Kernis** zu 2.442 Patienten, die mit primärer Koronarangioplastie behandelt wurden, haben Betablocker im Vergleich zur Therapie ohne Betablocker nach 6 Monaten die Mortalität um 57 % (p = 0,0016) verringert, wobei der Nutzen noch deutlicher wird, wenn eine LV-Dysfunktion oder eine koronarer Mehrgefäßerkrankung vorliegt.

■ Betablocker sind umso wirksamer sobald eine LV-Dysfunktion oder eine Herzinsuffizienz vorliegt.

■ Dies hat die **CAPRICORN**-Studie gezeigt (siehe S. 175) sowie Studien zur Herzinsuffizienz mit ischämischer oder anderer Ursache, d.h. die **US Carvedilol Heart Study** und die **COPERNICUS**-Studie, in denen Carvedilol untersucht wurde, die Studie

CIBIS II mit Bisoprolol und die Studie **MERIT-HF** mit Metoprolol (siehe S. 211).

Aspirin

■ Niedrig dosiertes Aspirin (160 mg/Tag) senkt die Gesamtmortalität und die KV-Mortalität nach einem Infarkt.

■ Dies ist das Ergebnis der Metaanalyse von **ATT** zu 12 Studien an insgesamt 18.788 Patienten, in der mit einem durchschnittlichen Beobachtungszeitraum von 2 Jahren Aspirin zu 75-150 mg/Tag die Gesamtmortalität um 11 % (p = 0,02) senkte, die kardiovaskuläre Mortalität um 15 % (p = 0,0006), die nicht tödlichen Myokardinfarktrezidive um 28 % (p < 0,0001) und die nicht tödlichen Schlaganfälle um 36 % (p = 0,002).

Statine

■ Statine verringern die Gesamtmortalität um etwa 20 %, und es wird empfohlen einen LDL-C-Wert von < 1 g/l (2,58 mmmol/l) zu erreichen.

■ In der Metaanalyse von **Larosa** zu den 5 Studien **WOSCOPS, AFCAPS/TexCAPS, 4S, CARE, LIPID** (siehe S. 63 und 66) an insgesamt 30.817 Patienten, mit einer durchschnittlichen Nachüberwachung von 5,4 Jahren, reduzierte Statin den Gesamtcholesterinwert um 20 % und die LDL-C-Wert um 28 %. Außerdem senkte es signifikant die Gesamtmortalität um 21 % (p < 0,001), das Risiko des Auftretens größerer koronarer Ereignisse um 31 % (p < 0,001) und die kardiovaskuläre Mortalität um 27 % (p < 0,001).

■ Die **HPS**-Studie (siehe S. 41 und 67) hat bestätigt, dass die positive Wirkung von Statinen vom anfänglichen Cholesterinwert unabhängig ist.

■ Die Verschreibung von Statinen ist systematisch, unabhängig vom Gesamtcholesterinwert und/oder dem LDL-C-Wert der Baseline.

■ Die Absenkung des LDL-C-Werts unter 1 g/l (2,58 mmol/l) durch hochdosierte Statine erscheint noch vorteilhafter.

■ Dies haben die Studien **ALLIANCE**, **TNT** und **IDEAL** gezeigt (siehe S. 70).

ACE-Hemmer

■ ACE-Hemmer senken die Gesamtmortalität, die KV-Mortalität sowie die plötzliche Mortalität bei LV-Dysfunktion um ca. 20 %.

■ In der Metaanalyse von **Domanski** zu 15 Studien (wovon die Hauptstudien **AIRE**, **SAVE** und **TRACE** waren, siehe S. 176) an insgesamt 15.104 Patienten haben ACE-Hemmer die Gesamtmortalität signifikant um 17 % gesenkt (OR 0,83 [0,71-0,97]), die kardiovaskuläre Mortalität um 18 % (OR 0,82 [0,69-0,97]) und die plötzliche Mortalität um 20 % (OR 0,80 [0,70-0,92]).

■ Außerdem hat die Metaanalyse von **Flather** gezeigt, dass ACE-Hemmer die Myokardinfarktrezidive um 20 % senken (OR 0,80 [0,69-0,94]) und die Rate der erneuten Krankenhausaufenthalte wegen Herzinsuffizienz um 27 % (OR 0,73 [0,63-0,85]).

■ Die zusätzlich zu einer optimalen Therapie mit Betablockern, Statinen und Aspirin verschriebenen ACE-Hemmer sind weiterhin hilfreich, falls keine LV-Dysfunktion vorliegt (siehe S. 121).

■ In der **HOPE**-Studie an 9.297 Patienten, die entweder eine ischämische Herzerkrankung hatten (80 % der Probanden, von denen 53 % einen Myokardinfarkt erlitten hatten) oder einen vorhergehenden Schlaganfall, eine periphere Arteriopathie, Diabetes und mindestens einen weiteren kardiovaskulären Risikofaktor, mit einem durchschnittlichen Beobachtungszeitraum von 5 Jahren , verringerte Ramipril im Vergleich zum Placebo die Gesamtmortalität um 16 % (p = 0,005), die kardiovaskuläre Mortalität um 26 % (p < 0,001), die Inzidenz der Myokardinfarkte um 20 % (p < 0,001) und die von Schlaganfällen um 32 % (p < 0,001).

■ In der Studie **EUROPA** an 13.655 stabilen Koronarpatienten (von denen 64 % einen vorausgegangenen Myokardinfarkt hatten), mit einem durchschnittlichen Beobachtungszeitraum von 4,2 Jahren, hat Perindopril im Vergleich zum Placebo die kombinierte Rate der kardiovaskulären Todesfälle, der Myokardinfarkte oder der Herzstillstände signifikant um 20 % gesenkt (p < 0,003) und das Risiko eines nicht tödlichen Myokardinfarkts um 22 % (p = 0,001). Außerdem zeigte sich eine Tendenz zur Senkung der Gesamtmortalität um 11 % (p = 0,1; NS) und der kardiovaskulären Mortalität um 14 % (p = 0,107; NS).

– Wie **Deckers** gezeigt hat, ist die Reduktion des allgemeinen kardiovaskulären Risikos um 20 % in der **EUROPA**-Studie konstant geblieben, unabhängig vom anfänglichen Risikoniveau beim Patienten (hoch, mittel, niedrig). Allerdings profitieren diejenigen Patienten, absolut gesehen, am stärksten von der Behandlung, die ein mittleres bis hohes Risiko tragen.

■ In der **PEACE**-Studie an 8.290 Koronarpatienten hatte Trandolapril im Vergleich zum Placebo keine positive Auswirkung auf das kardiovaskuläre Risiko (siehe S. 122).

■ In der **PREAMI**-Studie an 1.252 Patienten im Alter von ≥ 65 Jahren (im Durchschnitt 72,6 Jahre), deren kürzlich aufgetretener Myokardinfarkt keine Komplikationen einer LV- Dysfunktion mit sich brachte (EF ≥ 40 %, im Durchschnitt 58,9 %), verringerte die Beigabe von Perindopril zur optimalen Therapie, im Durchschnitt am 11. Tag, mit der Dosierung von 4 mg/Tag für einen Monat, dann 8 mg/Tag für ein Jahr, das Risiko einer linksventrikulären Remodellierung nach dem Infarkt, die per Echografie am linksventrikulären Volumenanstieg festgestellt wird (+ 0,7 ml *vs.* + 4,01 ml beim Placebo; p < 0,001), um 46 %, ohne dass diese positive Wirkung sich in einer Verringerung der Gesamtmortalität oder der Anzahl der Krankenhausaufenthalte wegen Herzinsuffizienz niederschlug, was wahrscheinlich an der zu kurzen Beobachtungszeit liegt.

– In der Untergruppe der **EUROPA**-Studie mit Patienten mit denselben Parametern wie denen in der **PREAMI**-Studie (d.h. Alter ≥ 65 Jahre, vorhergegangener Myokardinfarkt, EF ≥ 40 %), mit einem Beobachtungszeitraum von 4,2 Jahren hat Perindopril im Vergleich zum Placebo das Risiko größerer kardiologischer Ereignisse um 36 % reduziert (p = 0,03).

■ Die Metaanalysen von **Dagenais** und **Danchin** haben diese Daten bestätigt (siehe S. 122).

■ **Die Beigabe eines ACE-Hemmers (Perindopril) zum Kalziumkanalhemmer hat die Prognose der stabilen Koronarpatienten verbessert.**

■ Dies hat die retrospektive Analyse der **EUROPA**-Studie von **Bertrand** gezeigt (siehe S. 122).

Kontrolle der KV-Risikofaktoren und hygienisch-diätetische Regeln

■ Diätetische Maßnahmen verbessern die Prognose nach einem Infarkt.

■ In der Studie **GISSI-Prevenzione** an 11.324 Patienten, mit einem Beobachtungszeitraum von 3,5 Jahren, hat die Nahrungsergänzung durch mehrfach ungesättigte n-3-Fettsäuren im Vergleich zum Placebo die Gesamtmortalität um 20 % gesenkt (RR 0,80 [0,74-0,98]), die kardiovaskuläre Mortalität um 30 % (RR 0,70 [0,56-0,87]) und die plötzliche Mortalität um 45 % (RR 0,55 [0,40-0,76]).

■ In der **Lyon Diet Heart Study** an 605 Patienten mit einem Beobachtungszeitraum von 46 Monaten hat eine mediterrane Diät, reich an alpha-Linolensäure, im Vergleich zur okzidentalen Ernährung die kombinierte Rate der kardiovaskulären Todesfälle oder Myokardinfarkte um 72 % gesenkt (p < 0,0001) und die Gesamtmortalität um 66 % (p = 0,03).

■ Eine Rauchentwöhnung verbessert ebenso die Prognose.

■ In der Analyse von **Iestra** zu Koronarpatienten aus 9 Kohortenstudien und 10 randomisierten Untersuchungen wird die Rauchentwöhnung mit einer Verringerung der Gesamtmortalität um 36 % (RR 0,64 [0,58-0,71]) in Verbindung gebracht.

■ Moderater Alkoholkonsum sowie regelmäßige körperliche Aktivität senken die Gesamtmortalitätsrate.

■ In der Analyse von **Iestra** beträgt die Reduktion für die beiden Parameter jeweils 20 % (RR 0,80 [0,78-0,83]) und 24 % (RR 0,76 [0,59-0,98]).

■ Es wird empfohlen, täglich körperlichen Aktivitäten nachzugehen, die mindestens einem Spaziergang von 30 Minuten entsprechen.

■ Körperliche Aktivität, Gewichtsreduzierung und Rauchentwöhnung tragen zur Hebung des HDL-C-Werts bei.

■ Die Behandlung von Diabetikern sollte auf einen Hba1c-Wert < 6,5 % abzielen.

■ Während feststeht, dass eine strenge Blutzuckerkontrolle den mikrovaskulären Komplikationen des Diabetes vorbeugt, wurde deren positive Wirkung auf makrovaskuläre Komplikationen noch immer nicht klar bestimmt (siehe S. 85).

■ Die Beigabe eines Statins zur Diabetesbehandlung verringert das kardiovaskuläre Risiko signifikant, unabhängig vom anfänglichen LDL-C-Wert (siehe S. 105).

■ Die Beigabe eines ACE-Hemmers zur Diabetestherapie verbessert die kardiovaskuläre Prognose (siehe S. 91).

■ Bei arterieller Hypertonie muss versucht werden, einen BD < 140/90 mmHg zu erreichen, bzw. bei Diabetes oder chronischer Niereninsuffizienz < 130/80 mmHg.

■ Dies sind die Empfehlungen des **JNC-VII**.

■ Die blutdrucksenkende Therapie (meist 2 oder 3 Medikamente) sollte vorzugsweise einen ACE-Hemmer und einen Betablocker enthalten.

Andere Medikamente

Thrombozytenaggregationshemmer

Clopidogrel

■ Bei Patienten, die eine Angioplastie mit einem aktiven Stent bekommen haben, wird mindestens 1 Jahr lang Clopidogrel zusammen mit Aspirin gegeben.

■ Diese Empfehlung ist eine Schlussfolgerung aus den Studien an Patienten mit ACS ohne persistierende ST-Hebung (siehe S. 139).

■ Bei Intoleranz kann Clopidogrel auch anstelle des Aspirins verabreicht werden.

■ Dies ist das Ergebnis der **CAPRIE**-Studie an 19.185 Patienten, von denen 1/3 zuvor einen Myokardinfarkt erlitten hatte, 1/3 einen Schlaganfall und 1/3 eine Arteriopathie der unteren Extremitäten aufwiesen. Bei einem Beobachtungszeitraum von 1,9 Jahren senkte Clopidogrel im Vergleich zum Aspirin das Risiko eines erneuten kardiovaskulären Ereignisses um 8,7 % (p = 0,043), wobei die Wirksamkeit der beiden Medikationen in den Untergruppen von Patienten mit Myokardinfarkt ähnlich war.

■ Der langfristige Vorteil einer kombinierten Gabe von Clopidogrel und Aspirin ist noch zu bestätigen.

■ In der **CHARISMA**-Studie an 15.603 Patienten entweder mit einer offenkundigen KV- Erkrankung oder mit mehreren KV-Risikofaktoren veränderte die Kombination aus Clopidogrel und Aspirin bei einem durchschnittlichen Intervall von 28 Monaten im Vergleich zu Aspirin allein die kombinierte Rate von Myokardinfarkten, Schlaganfällen oder kardiovaskulären Todesfällen nicht (6,8 % *vs.* 7,3 %; p = 0,22; NS) (primärer Endpunkt).
– Während sich diese Kombination in der primären Präventionstherapie bei diesen Patienten als deletär erwiesen hat, zeigte sie sich in der sekundären Prävention bei den 9.478 Patienten als wirksam, die zuvor einen Myokardinfarkt oder Schlaganfall erlitten hatten oder eine symptomatische Arteriopathie der unteren Extremitäten aufwiesen, denn sie reduzierte den primären Endpunkt signifikant um 17 % (7,3 % *vs.* 8,8 %; p = 0,01), ohne die Rate schwerer Blutungen zu erhöhen (1,7 % *vs.* 1,5 %; p = 0,50; NS).

Gerinnungshemmer

■ Vitamin-K-Antagonisten verringern die KV-Morbimortalität.

■ Dies haben die **Sixty Plus Reinfarction Study**, die Studien **WARIS** und **ASPECT** sowie die Metaanalyse von **Anand und Yusuf** gezeigt. Letztere beruht auf 31 Untersuchungen an insgesamt 23.397 Patienten und zeigt, dass eine intensive orale gerinnungshemmende Therapie (INR: 2,4-4,8) das Todesrisiko signifikant um 22 % (OR 13 %-31 %) senkt, das Risiko eines

Myokardinfarkts um 42 % (OR 34 %-48 %) und das Risiko irgendeines thromboembolischen Ereignisses um 63 % (OR 53 %-71 %), wobei die Wirksamkeit mit einer moderaten oralen gerinnungshemmenden Therapie kaum geringer war (INR: 2-3). Allerdings erhöht die gerinnungshemmende Therapie das Risiko größerer Blutungen um den Faktor 6-7.

■ Eine intensive gerinnungshemmende Therapie (INR: 3-4) ist wirksamer als Aspirin allein und ebenso wirksam wie die Kombination aus Aspirin und einem schwachen Gerinnungshemmer (INR: 2-2,5).

■ Dies haben die Studien **ASPECT II** an 999 Patienten und **WARIS II** an 3.630 Patienten gezeigt.

♦ *Angesichts des Blutungsrisikos und dessen Folgen ist die Behandlung mit einem Gerinnungshemmer Patienten vorbehalten, die eine Unverträglichkeit gegen Aspirin oder einen Myokardinfarkt mit erhöhtem thromboembolischen Risiko (LV-Thrombus, parietale Ektasie, Vorhofflimmern, schwere Herzinsuffizienz) aufweisen.*

Aldosteron-Rezeptor-Antagonisten

■ Aldosteron-Rezeptor-Antagonisten verringern die Gesamtmortalität und die plötzliche Mortalität nach einem Infarkt mit der Komplikation einer Herzinsuffizienz.

■ Dies haben die Studien **RALES** und **EPHESUS** ergeben, in denen Spironolacton bzw. Eplerenon getestet wurden (siehe S. 209), jeweils in Kombination mit einem ACE-Hemmer und einem Betablocker.

■ Der Einsatz von Aldosteron-Rezeptor-Antagonisten ist kontraindiziert, wenn die Kaliämie bei > 5 mmol/l oder die Kreatinämie bei > 250 μmol/l (28,25 mg/l) liegt.

■ Im Falle einer Unverträglichkeit gegen ACE-Hemmer können die Aldosteron-Rezeptor-Antagonisten in Verbindung mit AT_1-Antagonisten gegeben werden unter denselben Vorsichtsmaßnahmen.

AT$_1$-Antagonisten

■ Die Verordnung von AT$_1$-Antagonisten ist im Falle einer Intoleranz gegen ACE-Hemmer zu erwägen (siehe S. 30).

■ Bestimmte AT$_1$-Antagonisten könne ACE-Hemmer beim Myokardinfarkt mit der Komplikation einer LV Dysfunktion und bei systolischer Herzinsuffizienz auch ersetzen (siehe S. 213).

■ In der **VALIANT**-Studie an 14.703 Patienten mit Myokardinfarkt und der Komplikation einer Herzinsuffizienz oder EF ≤ 35 % zeigte sich Valsartan bei einem durchschnittlichen Beobachtungszeitraum von 2 Jahren gegenüber Captopril gleichwertig, was die Gesamtmortalität und die KV-Mortalität betrifft.

■ In der Studie **CHARM-Alternative** an 2.028 Patienten mit chronischer Herzinsuffizienz zu 2/3 ischämischen Ursprungs (NYHA-Klasse II-III; EF 30 ± 7,2 %) und Unverträglichkeit eines ACE-Hemmers verringerte Candesartan bei einem durchschnittlichen Beobachtungszeitraum von 34 Monaten im Vergleich zum Placebo die kardiovaskuläre Mortalität sowie die Gesamtmortalität signifikant.

■ Bei einer chronischen Herzinsuffizienz ermöglicht es die Beigabe eines AT$_1$-Antagonisten zu einem ACE-Hemmer, die KV-Mortalität noch stärker zu senken.

■ Dies haben die Studien **VAL-HeFT** und **CHARM-Added** gezeigt (siehe S. 214).

■ Wie bei den ACE-Hemmern ist die Behandlung mit AT1-Antagonisten mit einer schwachen Dosierung (wenn möglich, nach Verringerung der Dosis der Diuretika) zu beginnen und nach und nach zu steigern, bis die optimale Dosis erreicht ist, die in den klinischen Studien zum Einsatz kam. Dabei sind regelmäßig die Kreatinämie und die Kaliämie zu überwachen. Ein Anstieg des Kreatinwerts um 10 bis 15 % ist tolerierbar.

■ Liegt keine Herzinsuffizienz vor, so ist Telmisartan (AT$_1$-Antagonist) Ramipril (ACE-Hemmer) nicht unterlegen, aber die Verbindung von Telmisartan und Ramipril wird nicht empfohlen.

■ Dies ist das Ergebnis der **ONTARGET**-Studie (siehe S. 28 und 30).

Nitratderivate

■ Die Langzeitwirkung von Nitratderivaten wurde nicht untersucht.

■ In den Studien **GISSI 3** und **ISIS 4** (siehe S. 176) haben sie bei Verabreichung über 5 bis 6 Wochen keine merkliche positive Wirkung gezeigt.

■ Allerdings sind sie weiterhin nützlich bei Residualangina und möglicherweise im Falle einer Herzinsuffizienz.

Kalziumkanalhemmer

■ Verapamil kann im Falle einer Unverträglichkeit von Betablockern verordnet werden, wenn keine Herzinsuffizienz vorliegt.

■ Dies ist das Ergebnis der Studien **DAVIT II** (siehe S. 151), **CRIS**, in der die positive Wirkung nicht signifikant war, und **INVEST** (siehe S. 48), die an 6.391 hypertonischen Koronarpatienten durchgeführt wurde, von denen 1/3 zuvor einen Myokardinfarkt erlitten hatten, und in der die Kombination Verapamil-SR und Trandolapril sich in der Prävention der kardiovaskulären Morbimortalität als ebenso wirksam erwiesen hat wie die Verbindung von Atenolol und Hydrochlorothiazidin.

■ Diltiazem und die Dihydropyridine der neuesten Generation können im Falle einer Restangina oder bei Hypertonie verordnet werden.

■ Wenn keine LV-Dysfunktion vorliegt, erschien Diltiazem in den Studien **MDPIT** und **INTERCEPT** als wirksam gegen ischämische Komplikationen (siehe S. 179).

■ Amlodipin und Felodipin, die nicht spezifisch an Patienten nach einem Myokardinfarkt getestet wurden, werden bei chronischer Herzinsuffizienz gut vertragen, wie die Studien **PRAISE 1** und **VHeFT III** gezeigt haben (siehe S. 221).

Antiarrhythmika (außer Betablocker)

■ Antiarrhythmika der Klasse I erhöhen die Mortalität und sind zu vermeiden, insbesondere bei LV-Dysfunktion.

■ Dies ist das Ergebnis der Studien **CAST I** und **CAST II** zu Encainid, Flecainid bzw. Moricizin sowie der Metaanalyse von **Teo**.

■ Amiodaron verringert die plötzliche Mortalität nach einem Infarkt und kann im Falle einer LV- Dysfunktion eingesetzt werden, allerdings hat es wenig oder gar keinen Effekt auf die Gesamtmortalität, und die nicht kardiologischen Nebenwirkungen beschränken den Langzeitgebrauch.

■ Dies hat die **EMIAT**-Studie an 1.486 Patienten mit Myokardinfarkt und der Komplikation einer Herzinsuffizienz gezeigt, wie auch die **CAMIAT**-Studie an 1.202 Patienten, deren Myokardinfarkt mit gefährlichen ventrikulären Extrasystolen einherging.

■ In der Metaanalyse **ATMA** zu 13 Studien an insgesamt 6.553 Patienten nach einem Myokardinfarkt oder mit Herzinsuffizienz hat Amiodaron im Vergleich zum Placebo die Gesamtmortalität um 13 % (p = 0,03) gesenkt und die plötzliche Mortalität um 29 % (p = 0,03).

■ Die Metaanalyse **ECMA** zu den Studien **EMIAT** und **CAMIAT** zeigt, dass die positive Wirkung von Amiodaron insbesondere bei Patienten deutlich wird, die bereits mit Betablockern behandelt wurden.

Automatischer implantierbarer Defibrillator (AID)

■ In der sekundären Prävention verbessert der AID die Prognose und ist Amiodaron vorzuziehen.

■ Die sekundäre Prävention ist für Patienten gedacht, die einen Herzstillstand mit ventrikulärer Tachykardie/Fibrillation überlebt haben, sowie für Patienten, die stark unter anhaltenden ventrikulären Herzrhythmusstörungen leiden.

■ Die Metaanalyse von **Connolly** zu den Studien **CASH**, **AVID** und **CIDS** zeigt bei einem durchschnittlichen Beobachtungszeitraum von 2,3 Jahren, dass der AID im Vergleich zu Amiodaron die Gesamtmortalität signifikant um 28 % senkt (p = 0,0006) und die plötzliche Mortalität um 50 % (p = 0,0001), allerdings nur bei einer LVEF ≤ 35 %.

■ **In der sekundären Prävention bei LV-Dysfunktion verzögert eine präventive Ablation gegen die VT vor der Implantation eines AID ein Rezidiv.**

■ Dies hat die **VTACH**-Studie an 107 Patienten gezeigt, die nach einem Infarkt eine Veränderung der LV-Funktion (LVEF ≤ 50 %) und eine stabile VT hatten. Bei einem durchschnittlichen Beobachtungszeitraum von 2 Jahren schien das erste Rezidiv der VT oder der VF (primärer Endpunkt) später aufzutreten, wenn eine präventive Ablation und dann eine AID-Implantation vorgenommen wurde, als bei der AID-Implantation allein (durchschnittlich 18,6 *vs.* 5,9 Monate). Die rezidivfreie Überlebensrate bei VT bzw. VF betrug in jeder der beiden Gruppen jeweils 47 % und 29 % (p = 0,045). Die Ergebnisse waren noch besser, wenn die LVEF > 30 % war.

■ **In der primären Prävention (keine potenziell tödlichen anhaltenden ventrikulären Herzrhythmusstörungen) senkt ein AID die Mortalität nach dem Infarkt um die Hälfte, wenn gleichzeitig eine LV Dysfunktion (LVEF < 40 %), nicht anhaltende, asymptomatische ventrikuläre Tachykardien sowie induzierbare ventrikuläre Tachykardie vorliegen.**

■ In der Studie **MADIT I** an 196 Patienten mit einem Beobachtungszeitraum von 27 Monaten verringerte die Implantation eines AID im Vergleich zur medikamentösen Behandlung das relative Risiko der Gesamtmortalität um 54 % (p = 0,009).

■ In der **MUSTT**-Studie an 704 Patienten mit einem Beobachtungszeitraum von 5 Jahren verringerte das Einsetzen eines AID im Vergleich zur Nicht-Implantation das relative Risiko eines Herzstillstands oder Todesfalls durch Rhythmusstörungen um 76 % (p < 0,001).

■ **In der primären Prävention (keine potenziell tödlichen, anhaltenden ventrikulären Herzrhythmusstörungen) reicht** eine schwere asymptomatische LV-Dysfunktion (LVEF ≤ 30 %) oder eine LVEF ≤ 35% mit Herzinsuffizienz der NYHA-Klasse II-III als Indikation für einen AID aus.

■ Dies hat die Studie **MADIT II** an 1.232 Patienten gezeigt, die mindestens einen Monat nach einem Myokardinfarkt eine LVEF ≤ 30 % hatten. Bei einem durchschnittlichen Beobachtungszeitraum von 20 Monaten hat der AID im Vergleich zur medikamentösen Behandlung die Gesamtmortalität um 31 % gesenkt (p = 0,016).

■ Die Studie **SCD-HeFT** an 2.521 Patienten mit Herzinsuffizienz der NYHA-Klasse II-III (in der Hälfte der Fälle mit ischämischer Ursache), deren LVEF ≤ 35 % war, hat dies bestätigt. Bei einem durchschnittlichen Beobachtungszeitraum von 45,5 Monaten verringerte der AID im Vergleich zum Placebo die Gesamtmortalität um 23 % (p = 0,007), wohingegen Amiodaron keine signifikante Wirkung zeigte.

■ Es ist allerdings zu beachten, dass in der **IRIS**-Studie die frühzeitige prophylaktische Implantation eines AID die Prognose des akuten Myokardinfarkts nicht verändert hat. Diese Studie wurde an 898 Patienten durchgeführt, die einen akuten Myokardinfarkt erlitten hatten und mindestens einen der folgenden 2 Endpunkte aufwiesen: 1. Endpunkt: initiale Herzfrequenz ≥ 90 bpm und LVEF ≤ 40 % zwischen dem 5. und dem 31. Tag nach dem Infarkt; 2. Endpunkt: nicht anhaltende VT (≥ 3 VES nacheinander im Holter-EKG bei einer Frequenz von ≥ 150 bpm zwischen dem 5. und dem 31. Tag). Bei einem durchschnittlichen Beobachtungszeitraum von 37 Monaten hat die frühzeitige Implantation eines AID (13 ± 7 Tage nach dem Infarkt) im Vergleich zur medikamentösen Behandlung die Gesamtmortalität nicht verändert (HR 1,04; p = 0,78) (weniger plötzliche Todesfälle [HR 0,55; p = 0,049] aber mehr nicht plötzliche kardiovaskuläre Todesfälle [HR 1,92; p = 0,001]).

■ **Die Fernüberwachung der automatischen implantierbaren Defibrillatoren ist eine zuverlässige Alternative zur Nachüberwachung des Patienten durch Konsultationen.**

■ Dies haben die Studien **ECOST** und **EVATEL** gezeigt.

– In der **ECOST**-Studie, einer prospektiven, randomisierten, multizentrischen Studie zur Nicht-Unterlegenheit an 433 Patienten mit AID und einem Beobachtungszeitraum von 27 Monaten ging die tägliche Fernüberwachung im Vergleich zur klassischen Überwachung bei Konsultationen alle 6 Monate mit einer Verringerung um 52 % der Zahl der Patienten einher, die unangemessene Schocks erhielten, einer Reduzierung der Krankenhausaufenthalte durch solche Schocks um 72 % sowie einer Verringerung der geladenen Schocks um 76 %, was die Langlebigkeit der Batterie erhöhte.

– In der **EVATEL**-Studie, einer prospektiven, multizentrischen Studie, wurde die konventionelle Beobachtung durch vierteljährliche Konsultationen mit der ebenfalls vierteljährlichen Kontrolle per Fernübertragung verglichen. Bei einem Beobachtungszeitraum von einem Jahr hat die Studie die Hypothese der Nicht-Unterlegenheit der Fernüberwachung im Vergleich zur konventionellen Kontrolle nicht bestätigt (p = 0,862; NS). Allerdings hat sie gezeigt, dass durch die Fernüberwachung die Anzahl unangemessener Behandlungen signifikant reduziert wurde. Sie hat aber keinen objektiven Unterschied zwischen den beiden Arten der Beobachtung nach dem Auftreten größerer KV-Ereignisse ergeben (30,2 % *vs.* 28,5 % bei der konventionellen Kontrolle; p = 0,710; NS), auch nicht, was die Überlebensrate betrifft.

**Antiarrhythmika
Vaughan-Williams-Klassifikation**
(*J Clin Pharmacol* 1984; *24:* 129-138)
[durch die neuen Moleküle ergänzt]

Klasse I **Hemmung des schnellen Natriumstroms**

- **Ia** intermediäre Kinetik und Hemmung des Kaliumstroms (Verlängerung des Aktionspotenzials): Chinidin, Procainamid, Disopyramid, Ajmalin

- **Ib** schnelle Kinetik:
Lidocain, Mexiletin, Diphenylhydantoin, Tocainid

- **Ic** langsame Kinetik:
Flecainid, Encainid, Propafenon, Lorcainid, Moricizin, Cibenzolin

Klasse II **Beta-Adrenozeptor-Antagonisten**: Betablocker

Klasse III **Hemmung des Kaliumstroms** (Verlängerung des Aktionspotenzials):

- Amiodaron, Dronedaron, Bretylium, Sotalol, Dofetilid, Ibutilid

Klasse IV **Hemmung des Kalziumstroms**: Verapamil, Diltiazem, Bepridil

Vernakalant besitzt Eigenschaften der Klassen I und III.

KAPITEL 7

Herzklappenerkrankungen

■ Die perkutane Behebung einer schweren Mitralklappeninsuffizienz ist sicherer und ebenso wirksam gegen die Symptome wie die operative Behebung.

■ Dies ist das Ergebnis der Studie **EVEREST II** an 279 Patienten mit schwerer Mitralklappeninsuffizienz (Grad 3+/4+).

– Nach einer Randomisierung 2:1 wurden die Patienten auf perkutanem Wege behandelt (Anbringung eines Clips mit einem Katheter, der über die Vena femoralis eingeführt und anschließend transseptal im Bereich der Klappe positioniert wird, damit die Koaleszenz der beiden Valvulae gewährleistet ist [*Circulation* 2004; *110*; 988-993]) oder mit einer konventionellen Operation (Reparatur der Klappe oder Anbringung einer Prothese).

– Nach einem Jahr war die Rate des primären Effizienzendpunkts (kein Tod, keine Mitralklappendysfunktion und kein Blutrückfluss an der Mitralklappe vom Grad 3+/4+) nach der chirurgischen Behandlung höher als nach der perkutanen Behandlung (73 % *vs.* 55 %; p = 0,007), allerdings war die Inzidenz jedes der Punkte des primären Effizienzendpunkts in beiden Gruppen ähnlich. Im Vergleich mit dem Zustand an der Baseline haben sich die LV- Größe, die NYHA-Klasse sowie die Lebensqualität in beiden Gruppen verbessert. Dazu muss angemerkt werden, dass am 30. Tag die Inzidenz größerer unerwünschter Ereignisse nach der perkutanen Behandlung geringer war (15 % *vs.* 48 % nach der operativen Behandlung; p < 0,001). Während die perkutane Behandlung den Blutrückfluss zwar deutlich reduziert, wird dieser durch die chirurgische Behandlung noch stärker verringert, wie in der Echografie ersichtlich. Die Daten zur Langzeitnachüberwachung dieser Patienten stehen noch aus.

■ **Bei Patienten mit hohem chirurgischem Risiko durch eine starke Aortenstenose bietet die kathetergestützte Aortenklappenimplantation eine Alternative zum standardmäßigen chirurgischen Klappenersatz.**

■ Dies ist das Ergebnis der multizentrischen Studie **PARTNER A** an 699 Patienten mit hohem chirurgischem Risiko durch eine starke Aortenstenose. Nach der Randomisierung erhielten die Patienten eine transfemorale oder transapikale (TAVI) kathetergestütze Aortenklappenimplantation (bovine Perikard-Bioprothese) oder einen standardmäßigen chirurgischen Aortenklappenersatz. Die Gesamtmortalität war in beiden Gruppen am 30. Tag vergleichbar (3,4 % vs. 6,5 % nach der Operation; p = 0,07; NS) und ebenso nach einem Jahr (primärer Endpunkt) (24,2 % vs. 26,8 %; p = 0,44; p = 0,001 für die Nicht-Unterlegenheit).

– Am 30. Tag war die Rate schwerere Schlaganfälle tendenziell nach der TAVI höher (3,8 % vs. 2,1 %; p = 0,20; NS), was sich auch nach einem Jahr nicht änderte (5,1 % vs. 2,4 %; p = 0,07; NS). Am 30. Tag war die Rate größerer vaskulärer Komplikationen nach der TAVI signifikant höher (11,0 % vs. 3,2 %; p < 0,001) als nach der Standardoperation. Die häufigsten unerwünschten Ereignisse waren größere Blutungen (19,5 % vs. 9,3 %; p < 0,001) und Vorhofflimmern (16,0 % vs. 8,6 %; p = 0,006).

– Die Studie **PARTNER A** bestätigt und ergänzt die Ergebnisse der Studie **PARTNER B** (*N Engl J Med* 2010; *363*: 1597-607), welche bei Patienten dieses Typs gezeigt hat, dass die TAVI nach einem Jahr im Vergleich zur medizinischen Standardtherapie eventuell mit perkutaner Aortenklappenvalvuloplastie die Gesamtmortalität signifikant verringert, und das trotz des erhöhten Risikos eines schweren Schlaganfalls und größerer vaskulärer Komplikationen.

KAPITEL 8

Perikarditis

■ Colchicin beugt effektiv Rückfällen bei rezidivierender Perikarditis vor.

■ Dies hat die multizentrische Studie **CORP** ergeben, die doppelblind an 120 Patienten mit einem ersten Perikarditisrezidiv durchgeführt wurde. Nach der Randomisierung erhielten die Patienten zusätzlich zur konventionellen Behandlung (1. Wahl: Aspirin 800-1000 mg [oder Ibuprofen 600 mg] 3x täglich für 7 bis 10 Tage; 2. Wahl: Prednison 0,2-0,5 mg/kg/Tag für 4 Tage) Colchicin 1 mg 2x täglich am 1. Tag, dann 0,5 mg 2x täglich für 6 Monate *vs.* Placebo.

– Bei einem Beobachtungszeitraum von 18 Monaten reduzierte Colchicin die Perikarditisrezidivrate (primärer Endpunkt) um 56 % (24 % *vs.* 55 % mit Placebo; p < 0,001). Es verringerte die Persistenz der Symptome bis zur 72. Stunde sowie die durchschnittliche Anzahl der Rezidive signifikant, es erhöhte die Remissionsrate nach einer Woche und verlängerte den Zeitraum bis zum Auftreten von Symptomen (sekundärer Endpunkt). Die Rate der Nebenwirkungen (7 %) sowie die Zahl der Abbrüche war in beiden Gruppen ähnlich (8 % *vs.* 7 % mit Placebo).

KAPITEL 9

Chronische Herzinsuffizienz

■ Die Herzinsuffizienz wird durch die Unfähigkeit des LV definiert, mit normaler Füllung eine ausreichende Blutmenge zu gewährleisten, um den Stoffwechselbedarf des Organismus bei Ruhe und bei Belastung abzudecken.

■ Die Indzidenz einer chronischen Herzinsuffizienz steigt mit der verlängerten Lebensdauer und hat beträchtliche wirtschaftliche Auswirkungen. Sie liegt bei: 3 ‰ auf 4 ‰ zwischen 55 und 65 Jahren; bei mehr als 50 ‰ nach 85 Jahren; sie tritt in einem durchschnittlichen Alter von 73,5 Jahren auf.

■ Man unterscheidet: die systolische Herzinsuffizienz (60 % der Fälle) und die diastolische Herzinsuffizienz, die auch Herzinsuffizienz mit erhaltener systolischer Funktion geannt wird (40 % der Fäle).

Präventive Behandlung

■ Das Auftreten einer Herzinsuffizienz lässt sich durch eine frühzeitige Behandlung der Erkrankungen verhindern oder aufschieben, in deren Folge diese als letztendliche Komplikation auftritt, insbesondere Hypertonie und koronare Erkrankungen.

■ In der Praxis läuft dies auf eine rigorose Durchführung der Behandlung bei Patienten mit hohem KV-Risiko hinaus.

Nicht pharmakologische Behandlung

Natriumrestriktion

■ Die strikte Einschränkung der Natriumzufuhr wird nur bei fortgeschrittener Herzinsuffizienz empfohlen.

■ Der eventuelle Einsatz von Ersatzsalzen muss vorsichtig erfolgen, da diese oft Kalium enthalten, welches bei starker Aufnahme zu Hyperkaliämie führt, insbesondere, wenn diese Salze in Verbindung mit einem ACE-Hemmer oder einem AT_1-Antagonisten und/oder einem Aldosteron-Rezeptor-Antagonisten genommen werden.

Körperliche Bewegung

■ Körperliche Bewegung ist bestimmt nicht kontraindiziert, sondern wird bei chronischer Herzinsuffizienz sogar empfohlen, insbesondere bei den Patienten mit den stärksten Ermüdungserscheinungen.

■ Es ist nämlich bekannt, dass Herzinsuffizienz zu einer progressiven Verschlechterung der funktionellen Kapazität führt, die durch mangelnde Bewegung entsteht.

■ Kontrollierte Studien haben die Vorteile regelmäßiger moderater körperlicher Bewegung gezeigt:

– Verbesserung der Symptome von Patienten mit mittelschwerer, stabiler chronischer Herzinsuffizienz (NYHA-Klasse II-III);

– Verbesserung der peripheren Zirkulation, Erhöhung der aeroben Kapazität, Verzögerung des Wechsels auf anaeroben Metabolismus, Reduzierung des Tonus des Sympathikus zu Gunsten des Vagus; (weniger gesicherte) Auswirkung auf die LVEF und die Morbimortalität.

■ Entsprechend der Metaanalyse **ExTra MATCH** zu 9 Studien an 801 Patienten mit einem Beobachtungszeitraum von 729 Tagen verringert körperliche Bewegung im Vergleich zur Kontrollgruppe die Mortalität um 35 % (p = 0,015).

■ Der Studie **HF-ACTION** zufolge verändert regelmäßige körperliche Aktivität die KV-Prognose von Patienten mit chronischer Herzinsuffizienz allerdings nicht.

– In dieser Studie an 2.331 Patienten im Alter von durchschnittlich 59 Jahren mit chronischer Herzinsuffizienz (NYHA-Klasse II-IV; durchschnittliche LVEF: 25 %), in 52 % der Fälle mit ischämischer Ursache, mit einem durchschnittlichen Beobachtungszeitraum von 2,5 Jahren, hat regelmäßige körperliche Bewegung (dreimal wöchentlich 30 Minuten, dann langsam bis zu fünfmal wöchentlich 40 Minuten) zusätzlich zur optimalen medizinischen Behandlung nur die Tendenz gezeigt, die Inzidenz des Auftretens des kombinierten primären Endpunkts Mortalität und Krankenhausaufenthalt aus beliebigem Grund um 7 % zu verringern (HR O,93; p = 0,1; NS). Das Ergebnis der Studie war auch negativ, was die sekundären Endpunkte betrifft, d.h. KV-Mortalität und Krankenhausaufenthalt wegen Herzinsuffizienz.

Pharmakologische Behandlung

ACE-Hemmer

■ ACE-Hemmer, arterielle und venöse Vasodilatoren, verbessern die Überlebensrate, die Symptome und die funktionelle Kapazität und sie verringern die Anzahl der Krankenhausaufenthalte in jedem Stadium des Fortschreitens der Herzinsuffizienz.

■ Dies hat erstmals die **CONSENSUS**-Studie zur schweren Herzinsuffizienz gezeigt (NYHA-Klasse IV; LVEF < 30 %). Im Vergleich zum Placebo hat die Beigabe von Enalapril (Zieldosierung: 40 mg/Tag) zur konventionellen Behandlung nach 6 und nach 12 Monaten das Todesrisiko jeweils um 40 % (p = 0,002) und um 31 % (p = 0,001) verringert.

■ Auch der Behandlungsarm der **SOLVD**-Studie hat dies ergeben, ebenso wie die Studie **VHeFT II**, in der ebenfalls Enalapril mit einem Placebo in der Behandlung von leichter bis mittelschwerer Herzinsuffizienz verglichen wurde (NYHA-Klasse II-III; LVEF jeweils ≤ 35 % und < 45 %).

■ Dies hat auch der Präventionsarm der **SOLVD**-Studie an 4.228 Patienten mit isolierter LV-Dysfunktion und ohne Anzeichen auf Herzinsuffizienz (NYHA-Klasse I-II; LVEF ≤ 35 %) ergeben, in der bei einem Beobachtungszeitraum von 37,4 Monaten Enalapril im Vergleich zum Placebo die Anzahl der Todesfälle oder Krankenhausaufenthalte wegen Herzinsuffizienz signifikant um 20 % gesenkt hat (p < 0,001).

■ Auch die **SAVE**-Studie an 2.231 Patienten nach einem akuten Myokardinfarkt, mit durchschnittlicher LVEF von 31 % und ohne klinische Anzeichen auf Herzinsuffizienz hat dies ergeben. Bei einem Beobachtungszeitraum von 42 Monaten hat Captopril (Zieldosis: 150 mg/Tag) im Vergleich zum Placebo die Gesamtmortalität signifikant um 19 % gesenkt (p = 0,019) und die KV-Mortalität um 21 % (p = 0,014).

■ ACE-Hemmer sind im Prinzip allen Patienten mit LV-Dysfunktion (LVEF < 40-45 %), ob symptomatisch oder nicht, als erste Behandlung zu verschreiben.

■ Die Metaanalysen von **Garg und Yusuf** und von **Shekelle** zeigen, dass die relative Verringerung der Mortalität und der Anzahl der Krankenhausaufenthalte wegen Herzinsuffizienz unabhängig vom Alter oder Geschlecht, der NYHA-Funktionsklasse und der Ätiologie der Kardiopathie zu beobachten ist.

■ Bei Patienten schwarzer Hautfarbe scheinen ACE-Hemmer allerdings weniger wirksam zu sein.

■ In der retrospektiven Analyse von **Exner** zu den **SOLVD**-Studien mit einem Beobachtungszeitraum von 34 Monaten hat Enalapril 2,5-20 mg/Tag im Vergleich zum Placebo das Risiko eines Krankenhausaufenthalts wegen Herzinsuffizienz bei hellhäutigen Patienten um 44 % verringert (p < 0,001), bei dunkelhäutigen Patienten allerdings nicht (p = 0,74).

■ ACE-Hemmer sind möglicherweise nicht gegeneinander austauschbar.

■ Nur 6 der 10 ACE-Hemmer, die in den USA erhältlich sind, verbesserten die Überlebensrate und verringerten die Morbidität der Patienten mit Herzinsuffizienz oder Myokardinfarkt signifikant: Captopril (Studie **ISIS 4**), Enalapril (Studien

CONSENSUS und SOLVD), Lisinopril (Studie GISSI 3), Ramipril (Studien AIRE und HOPE), Trandolapril (TRACE-Studie), Perindopril (EUROPA-Studie).

■ Es ist nicht bekannt, ob die 4 anderen ACE-Hemmer (Benazepril, Fosinopril, Moexipril, Quinapril) bei diesen Indikationen dieselbe Wirkung haben.

■ Perindopril verändert die Morbimortalität bei Herzinsuffizienz mit erhaltener systolischer Funktion nicht.

■ Dies hat die Studie PEP-CHF an 850 Patienten im Alter von durchschnittlich 75 Jahren mit Herzinsuffizienz mit erhaltener systolischer Funktion gezeigt (NYHA-Klasse I-II: 75 %; III-IV: 25 %; LVEF ≥ 40 %). Bei einem durchschnittlichen Beobachtungszeitraum von 2,1 Jahren führte die Beigabe von Perindopril 4 mg/Tag zur optimalen Behandlung im Vergleich zum Placebo zu einer signifikanten Reduktion des systolischen Lungenarteriendrucks (−3 mmHg; p = 0,03), aber die Inzidenz des Auftretens des kombinierten primären Endpunkts Gesamtmortalität und Krankenhausaufenthalt wegen Verschlimmerung der Herzinsuffizienz änderte sich nicht signifikant (HR 0,92; p = 0,545; NS). Nach einem Jahr hatte Perindopril allerdings eine signifikante positive Wirkung auf bestimmte sekundäre Endpunkte, d.h. Verringerung der Krankenhausaufenthalte wegen Herzinsuffizienz um 37 % (HR 0,63; p = 0,033), Verbesserung der NYHA-Funktionsklasse (p = 0,030) und des 6-Minuten-Gehtests (durchschnittlich + 14 Meter; p = 0,011).

Thiazid- und Schleifendiuretika

■ Diuretika stellen die wichtigste Behandlungsform bei kongestiver Herzinsuffizienz dar, die sich in einer Überbelastung der Lungen und/oder peripheren Ödemen niederschlägt.

■ Atemnot und die Belastbarkeit verbessern sich rasch. Allerdings hat bis jetzt keine randomisierte Studie die Auswirkung auf die Mortalität untersucht.

■ Schleifendiuretika werden am häufigsten eingesetzt, weil sie am wirksamsten sind.

■ Bei gleichwertiger Dosierung steigern alle Diuretika dieser Klasse die Diurese in vergleichbarem Maße.

■ Thiaziddiuretika sind bei dieser Indikation viel weniger wirksam als Schleifendiuretika.

■ Dies ist insbesondere der Fall, wenn die glomeruläre Filtrationsrate < 30 ml/Minute beträgt, was bei älteren Patienten mit Herzinsuffizienz häufig der Fall ist.

■ Thiaziddiuretika können bei schwerer Herzinsuffizienz mit Schleifendiuretika zusammen gegeben werden.

■ Die Wirkung dieser beiden Medikamentenklassen ist synergetisch. Der randomisierten **Channer**-Studie zufolge ist es wahrscheinlich, dass die Kombination eine stärkere Wirkung hat als eine Dosiserhöhung der Schleifendiuretika.

■ Die Langzeitverabreichung von Schleifendiuretika kann das Todesrisiko durch Herzrhythmusstörungen erhöhen.

■ Dies haben die retrospektiven Studien von **Cooper** zu den Daten der **SOLVD**-Studie und der von **Neuberg** ergeben, die sich wiederum auf die Daten der Studie **PRAISE 1** stützt.

◆ *Im Gegensatz dazu führen* **Cooper** *zufolge kaliumsparende Diuretika allein oder in Verbindung mit Hypokaliämie verursachenden Diuretika nicht zu einer signifikanten Erhöhung des relativen Risikos des Todes durch Herzrhythmusstörungen (RR 0,90; p = 0,6; NS).*

Aldosteron-Rezeptor-Antagonisten

■ Heute weiß man, dass Aldosteron deletäre Auswirkungen haben kann, weil es die Entstehung von Myokard- und Gefäßfibrosen, die Kalium- und Magnesiumdepletion, die Aktivierung des Sympathikus, die Hemmung des Parasympathikus sowie eine Dysfunktion der Barorezeptoren fördert. ACE-Hemmer reduzieren die Menge des zirkulierenden Aldosterons, allerdings nur unzureichend.

■ Aldosteron-Rezeptor-Antagonisten werden bei fortgeschrittener Herzinsuffizienz (NYHA-Klasse III-IV) in Verbindung mit

ACE-Hemmern, Betablockern und Diuretika empfohlen zur Verbesserung der Überlebensrate und der Morbidität.

■ **Spironolacton und Eplerenon in Verbindung mit ACE-Hemmern und Betablockern werden bei Herzinsuffizienz nach einem Infarkt empfohlen, da sie die Gesamt- und die KV-Morbidität verringern.**

■ Dies hat die **RALES**-Studie an 1.663 Patienten mit schwerer Herzinsuffizienz ergeben (NYHA-Klasse III-IV; LVEF ≤ 35 %). Mit einem durchschnittlichen Beobachtungszeitraum von 24 Monaten hat Spironolacton 25-50 mg/Tag (durchschnittliche Dosis: 26 mg/Tag) zusätzlich zur Standardtherapie (ACE-Hemmer, Furosemid und sogar Digitalisderivate) im Vergleich zum Placebo das relative Risiko der Gesamtmortalität signifikant um 30 % reduziert (p < 0,001), dank einer Reduktion des relativen Todesrisikos durch progressive Herzinsuffizienz um 36 % (p < 0,001) und des relativen Risikos des plötzlichen Todes mit kardiologischer Ursache um 29 % (p = 0,02).

■ Dies hat auch die **EPHESUS**-Studie an 6.632 Patienten mit einer LVEF ≤ 40 % und Anzeichen für Herzinsuffizienz gezeigt, die 3 bis 14 Tage nach dem akuten Myokardinfarkt aufgenommen wurden. Bei einem Beobachtungszeitraum von 16 Monaten hat die Beigabe von Eplerenon (im Durchschnitt 43 mg/Tag) im Vergleich zum Placebo die Gesamtmortalität um 15 % gesenkt (p = 0,008) und die kardiovaskuläre Mortalität um 17 % (p = 0,005).

■ **Eplerenon verbessert die Überlebensrate älterer Patienten mit leichter bis mittlerer Herzinsuffizienz.**

■ Dies hat die Studie **EMPHASIS-HF** an 2.737 älteren Patienten im Alter von durchschnittlich 69 Jahren gezeigt, die eine leichte oder mittelschwere Herzinsuffizienz (NYHA-Klasse II; LVEF ≤ 35 %) aufwiesen (bei 2/3 ischämische Kardiopathie), die sich seit fast 5 Jahren entwickelte. Bei einem durchschnittlichen Beobachtungszeitraum von 21 Monaten (die Studie wurde vorzeitig abgebrochen) hat die Beigabe von Eplerenon 25-50 mg/Tag zur optimalen medizinischen Behandlung im Vergleich zum Placebo die Inzidenz des primären Endpunkts (KV Tod oder Krankenhausaufenthalt wegen Herzinsuffizienz) signifikant um 37 % reduziert (18,3 % *vs.* 25,9 %; p < 0,0001).

Es verringerte auch die Gesamtmortalität um 24 % (12,5 % *vs.* 15,5 %; p = 0,008) und die KV-Mortalität ebenso um 24 % (10,8 % *vs.* 13,5 %; p = 0,01). Außerdem hat Eplerenon auch die Gesamtinzidenz der Krankenhausaufenthalte um 23 % verringert (29,9 % *vs.* 35,8 %; p = 0,008) und die der Krankenhausaufenthalte wegen Herzinsuffizienz um 42 % (12,0 % *vs.* 18,4 %; p < 0,001). Dieser positive Effekt wurde auch bei Hochrisikopatienten festgestellt (Alter ≥ 75 Jahre, Diabetes, glomeruläre Filtrationsrate < 60 ml/min/1,73², LVEF < 30 %, durchschnittlicher Lungenarteriendruck < 123 mmHg) (ergänzende Studie; ESC, 2011). Die Verträglichkeit von Eplerenon war gut. Es verursachte mehr Hyperkaliämie (8 % *vs.* 3,7 %; p < 0,001), aber die Inzidenz der Nebenwirkungen (Hyperkaliämie, Hypokaliämie, Niereninsuffizienz, arterielle Hypotonie) gegen Ende der Studie war gering (< 1 % für jede einzelne) und vergleichbar mit der beim Placebo.

– Die Studie **EMPHASIS-HF** dehnt die Indikation von Eplerenon, dessen Wirksamkeit bei schwerer Herzinsuffizienz (RALES, siehe S. 191) und bei Herzinsuffizienz nach einem Infarkt (EPHESUS, siehe S. 191) bereits gezeigt wurde, auf leichte Herzinsuffizienz aus.

Betablocker

■ Betablocker waren lange formell bei Herzinsuffizienz kontraindiziert, insbesondere wegen der negativ inotropen Wirkung.

■ Inzwischen weiß man aber, dass die LV-Dysfunktion die neurohormonellen Systeme stimuliert und somit auch das sympathische System, was auf lange Sicht eine deletäre Situation darstellt, die wiederum die Herzinsuffizienz verschlimmert.

■ Das Paradoxe beim Einsatz von Betablockern bei Herzinsuffizienz liegt daher auf der Hand. In der Praxis muss die Behandlung jedoch bei stabilisierten Patienten vorsichtig initiiert werden, d.h. mit zeitlichem Abstand zu einem Schub der Herzinsuffizienz, zunächst in niedriger Dosierung, die dann nach und nach erhöht wird (die sog. Titrationsphase).

■ Liegen keine Gegenanzeigen vor, sind Betablocker allen Patienten mit leichter bis schwerer chronischer Herzinsuffizienz zu verschreiben (NYHA-Klasse II-IV), unabhängig vom Stadium des Fortschreitens der Krankheit und ihrer Ätiologie (ischämisch oder nicht).

◆ *Betablocker in Kombination mit ACE-Hemmern und Diuretika verringern die Mortalität und die Häufigkeit der Krankenhausaufenthalte (insbesondere diejenige wegen Schüben der Herzinsuffizienz). Sie steigern die LVEF, verbessern die NYHA-Funktionsklasse und verlangsamen das Fortschreiten der Herzinsuffizienz.*

■ Diese positive Wirkung wurde regelmäßig beobachtet, unabhängig von Alter oder Geschlecht, Funktionsklasse, LVEF und Ätiologie der Kardiopathie.

■ Dies haben zu Beginn der 90er Jahre die Studien **MDC** und **CIBIS I** gezeigt, die es aber nicht schafften, eine Verringerung der Mortalität mit Betablockern zu zeigen.

■ Betablocker reduzieren signifikant die Mortalität bei chronischer Herzinsuffizienz.

◆ *Dies haben die Studien **CIBIS II** und **MERIT-HF** im Jahre 1999 gleichzeitig belegt.*

■ In der Studie **CIBIS II** an 2.647 Patienten mit chronischer Herzinsuffizienz (NYHA-Klasse III-IV; LVEF: 26,6 % ± 6 %) mit einem Beobachtungszeitraum von 1,3 Jahren hat die Beigabe von Bisoprolol (Zieldosis: 10 mg/Tag) zur konventionellen Behandlung im Vergleich zum Placebo das relative Risiko des Todes mit beliebiger Ursache um 34 % verringert (p = 0,0001) und die Rate plötzlicher Todesfälle um 44 % (p = 0,0011).

■ In der Studie **MERIT-HF** an 3.991 Patienten mit chronischer Herzinsuffizienz (NYHA-Klasse II-III; LVEF: 28 % ± 7 %) bei einem Beobachtungszeitraum von 1 Jahr hat die Beigabe von Metoprolol (Zieldosis: 200 mg/Tag) zur konventionellen Behandlung im Vergleich zum Placebo das relative Risiko der Mortalität insgesamt signifikant um 34 % verringert (p = 0,00009) und das des plötzlichen Todes um 41 % (p = 0,0002).

◆ *Diese Studien schließen sich der **US Carvedilol Heart Study** an.*

■ In diesen Studien wurden Carvedilol (Zieldosierung: 50 mg/Tag), Betablocker der neuen Generation mit alphablockierenden (d.h. gefäßerweiternden Eigenschaften), Antioxidantien und Antiproliferativa in der Behandlung von *leichter* Herzinsuffizienz, bei *leichter bis mittelschwerer* Herzinsuffizienz (Studien **MOCHA**, **PRECISE** und **ANZ-HeFT**) sowie bei *schwerer* Herzinsuffizienz untersucht. Letzteres bezieht sich auf die **COPERNICUS**-Studie an 2.289 Patienten (LVEF: 19,8 % ± 4,0 %).

■ In der **COMET**-Studie hat Carvedilol die Gesamtmortalität sogar noch stärker gesenkt als Metoprolol.

■ Die Behandlung mit Betablockern ist nach wie vor wirksam, auch bei älteren Patienten.

■ In der **SENIORS**-Studie mit 2.128 Patienten im Alter von > 70 Jahren (durchschnittliches Alter: 76 Jahre) und beliebiger LVEF (durchschnittlich 36 %), mit einem Beobachtungszeitraum von 21 Monaten, hat die Beigabe von Nebivolol 5-10 mg/Tag zur optimalen Behandlung im Vergleich zum Placebo die Inzidenz des kombinierten Endpunkts Gesamtmortalität und Krankenhausaufenthalte aus kardiovaskulären Gründen um 14 % reduziert (p = 0,039).

■ Betablocker sind die einzigen Antiarrhythmika, die die Gesamtmortalität und die plötzliche Mortalität bei Herzinsuffizienz signifikant senken.

■ Deshalb haben sie, sofern sie gut vertragen werden, eine positive Wirkung auf nicht anhaltende ventrikuläre Herzrhythmusstörungen.

– In der Studie **CIBIS II** verringerte Bisoprolol das relative Todesrisiko um 34 % (p < 0,0001), und dies dank einer Reduktion der plötzlichen Mortalität um 44 % (p < 0,0011).

– In der Studie **MERIT-HF** hat Metoprolol das relative Todesrisiko mit beliebiger Ursache signifikant um 34 % gesenkt (p = 0,0009) und das Risiko des plötzlichen Todes um 41 % (p = 0,0002). Die Studien, in denen Carvedilol getestet wurde, gehen allgemein in dieselbe Richtung.

■ Betablocker sind möglicherweise nicht gegeneinander austauschbar.

■ Folglich wird empfohlen, in der Behandlung chronischer Herzinsuffizienz nur Betablocker einzusetzen, deren Wirksamkeit in großen klinischen Studien belegt wurde, d.h. Bisoprolol, Carvedilol, Metoprolol (-succinat) und Nebivolol.

■ **Die Verordnung von Betablockern bei chronischer Herzinsuffizienz ist nach wie vor bei Weitem nicht ausreichend.**

■ Nach den Ergebnissen der **Euro Heart Failure** Survey an 11.304 Patienten mit chronischer Herzinsuffizienz, die während 6 Wochen in 115 Krankenhäusern in 24 Ländern evaluiert wurden, sind nur 36,9 % der Patienten mit einem Betablocker behandelt worden und nur 17,2 % davon erhielten die Tritherapie mit ein oder zwei Diuretika, einem ACE-Hemmer und einem Betablocker.

AT$_1$-Antagonisten

■ **AT$_1$-Antagonisten stellen bei Unverträglichkeit oder Kontraindikation gegen ACE-Hemmer eine wirksame therapeutische Alternative dar, die die kardiovaskuläre Morbimortalität reduziert.**

■ Dies hat die **VALIANT**-Studie ergeben (siehe S. 192).

■ Auch die Studie **CHARM-Alternative** an 2.028 Patienten mit leichter bis mittelschwerer chronischer Herzinsuffizienz (hauptsächlich NYHA-Klasse II-III; durchschnittliche EF: 30 %) und Unverträglichkeit gegen ACE-Hemmer hat dies gezeigt. Bei einem Beobachtungszeitraum von 33,7 Monaten verringerte die Beigabe von Candesartan 4-8 mg/Tag zur optimalen Behandlung im Vergleich zum Placebo das relative Risiko des Auftretens des kombinierten primären Endpunkts Tod mit kardiovaskulärer Ursache oder Krankenhausaufenthalt wegen Herzinsuffizienz um 23 % (p < 0,0001).

◆ *Die Verbesserung der Überlebensrate ist die Folge einer Verringerung der plötzlichen Todesfälle und der Todesfälle durch Herzinsuffizienz.*

■ Im **CHARM**-Programm mit den 3 Studien **CHARM-Alternative**, **CHARM-Added** und **CHARM-Preserved** an insgesamt 7.599 Patienten reduzierte Candesartan das Risiko des plötzlichen Todes um 15 % (p = 0,036) und das Risiko des Todes infolge einer Verschlimmerung der Herzinsuffizienz um 22 % (p = 0,008). Diese positive Wirkung war am stärksten bei einer LVEF ≤ 40 %.

■ **Solange der Patient symptomatisch ist, können ein AT_1-Antagonist und ein ACE-Hemmer dazu gegeben werden.**

■ Dies hat die Studie **VAL-HeFT** an 5.010 Patienten mit leichter bis mittelschwerer chronischer Herzinsuffizienz (hauptsächlich NYHA-Klasse II-III; LVEF < 40 %) ergeben, in der bei einem Beobachtungszeitraum von 23 Monaten die Beigabe von Valsartan 160 mg 2x täglich zur konventionellen Behandlung (in 93 % der Fälle mit ACE-Hemmer) die Gesamtmortalität (primärer Endpunkt) nicht verändert hat (19,7 % *vs.* 19,4 %; p = 0,8; NS) aber den anderen primären Endpunkt der Morbimortalität signifikant um 13,2 % reduzierte (28,8 % *vs.* 32,1 %; p = 0,009), insbesondere durch die signifikante Verringerung der Krankenhausaufenthalte wegen Herzinsuffizienz um 27,5 % (13,8 % *vs.* 18,2 %; p = 0,001).

– Die Beigabe von Valsartan wurde allgemein gut vertragen, aber im Vergleich zum Placebo hatte Valsartan signifikant mehr Nebenwirkungen, aufgrund derer die Studie unterbrochen werden musste: Lipothymie (1,6 % *vs.* 0,4 %; p < 0,001), Hypotonie (1,3 % *vs.* 0,8 %; p = 0,124; NS), Nierenfunktionsstörung (1,1 % *vs.* 0,2 %; p < 0,001).

■ Dies hat die Studie **CHARM-Added** an 2.548 Patienten mit leichter bis mittelschwerer chronischer Herzinsuffizienz (hauptsächlich NYHA-Klasse II-III; durchschnittliche LVEF: 28 %) bestätigt, in der bei einem Beobachtungszeitraum von 41 Monaten die Beigabe von Candesartan (Zieldosis: 32 mg/Tag) zur optimalen Behandlung, die in allen Fällen einen ACE-Hemmer enthielt, im Vergleich zum Placebo das relative Risiko des Auftretens des kombinierten primären Endpunkts Tod mit kardiovaskulärer Ursache und Krankenhausaufenthalt wegen Herzinsuffizienz um 15 % gesenkt hat (p = 0,010).

– Die Beigabe von Candesartan wurde allgemein gut vertragen, im Vergleich zum Placebo hatte sie aber signifikant mehr Nebenwirkungen, die den Abbruch der Studie erforderlich machten: Hypotonie (4,5 % *vs.* 3,1 %; p = 0,079; NS), Erhöhung der Kreatinämie (7,8 % *vs.* 4,1 %; p = 0,0001), Hyperkaliämie (3,4 % *vs.* 0,7 %; p < 0,0001).

■ AT$_1$-Antagonisten können mit Betablockern zusammen gegeben werden, in Verbindung mit einem ACE-Hemmer oder ohne.

■ Bestimmte Studien, wie z.B. **ELITE-II** und **VAL-HeFT** haben gezeigt, dass die Kombination von Losartan und Betablocker oder Valsartan und Betablocker die Tendenz hatte, die Inzidenz des kombinierten Endpunkts der Morbimortalität zu erhöhen. Dies wirft die Frage auf, ob die intensive Hemmung mehrerer neurohormoneller Systeme durch die gleichzeitige Einnahme eines AT$_1$-Antagonisten und eines Betablockers bei Patienten mit Herzinsuffizienz deletär sein könnte.

■ Man weiß inzwischen, dass dies nicht richtig ist, denn diese negative Interaktion wurde in drei neueren großen Studien nicht beobachtet, d.h. in der Studie **OPTIMAAL** an Patienten nach einem Infarkt mit der Kombination Losartan und Betablocker, in der Studie **CHARM-Added** zur chronischen Herzinsuffizienz mit der Kombination Candesartan und Betablocker sowie in der Studie **VALIANT** zum akuten Myokardinfarkt mit der Komplikation LV-Dysfunktion oder Herzinsuffizienz mit der Kombination Valsartan, Captopril und Betablocker.

■ Irbesartan verändert die Prognose bei Herzinsuffizienz mit erhaltener systolischer Funktion nicht.

■ Dies hat die Studie **I-PRESERVE** an 4.128 Patienten im Alter von ≥ 65 Jahren und symptomatischer Herzinsuffizienz mit erhaltener systolischer Funktion (NYHA-Klasse II-IV; LVEF ≥ 45 %) gezeigt. Bei einem durchschnittlichen Beobachtungszeitraum von 49,5 Monaten hat die Beigabe von Irbesartan (75 mg/Tag, alle 14 Tage erhöht, bis 150 und dann 300 mg/Tag erreicht sind) zur optimalen Behandlung (Schleifendiuretika in 83 % der Fälle, Betablocker: 59 %, Kalziumkanalhemmer: 40 %, Spironolacton: 15 %, ACE-Hemmer 25 %) den BD signifikant gesenkt (3,8/2,1 mmHg *vs.* 2/0,2 mmHg), die Inzidenz des Auftretens des primären Endpunkts aber nicht verändert (Gesamtmortalität, Krankenhausaufenthalt aus kardiovaskulären Gründen wie instabile Angina pectoris, Myokardinfarkt, Schlaganfall, ventrikuläre oder supraventrikuläre Rhythmusstörungen, Verschlimmerung der Herzinsuffizienz), die in 36 % der Fälle beobachtet wurde *vs.* 37 % beim Placebo (p = 0,35; NS). Dieses Ergebnis war unabhängig vom Alter und

Geschlecht, von der LVEF, der Einnahme von ACE-Hemmern und dem klinischen Zustand gleich. Auch die sekundären Endpunkte der Studie hat Irbesartan nicht verbessert, d.h. Tod mit kardiovaskulärer Ursache (HR: 1,01 [0,68-1,18]; NS), Tod oder Krankenhausaufenthalt wegen Herzinsuffizienz (HR: 0,96 [0,84-1,09]; NS), Tod mit kardiovaskulärer Ursache, durch Myokardinfarkt oder Schlaganfall (HR: 0,99 [0,86-1,13]; NS).

Inhibitor des If-Kanals des Sinusknotens (Ivabradin)

■ Bei Patienten mit chronischer Herzinsuffizienz durch systolische LV-Dysfunktion und Sinusfrequenz weiterhin bei ≥ 70 bpm verbessert die Beigabe von Ivabradin zur optimalen medizinischen Behandlung die KV-Prognose.

■ Dies ergab die **SHIFT**-Studie an 6.558 Patienten mit chronischer Herzinsuffizienz (NYHA-Klasse II-III [98 % der Fälle]; LVEF ≤ 35 %) mit intaktem Sinusrhythmus sowie LVEF ≥ 70 bpm bei optimaler Behandlung (davon Betablocker in 90 % der Fälle, ACE-Hemmer und/oder AT1-Antagonisten: 91 %, Aldosteron-Rezeptor-Antagonisten: 60 %). Bei einem durchschnittlichen Beobachtungszeitraum von 22,9 Monaten hat Ivabradin, ein spezifischer und selektiver Inhibitor des If-Kanals des Sinusknotens, der nur die HF verlangsamt (Anfangsdosis 5 mg 2x täglich, dann in den meisten Fällen gesteigert auf 7,5 mg 2x täglich, falls HF ≤ 60 bpm) die Inzidenz des primären Endpunkts (KV-Mortalität oder Krankenhausaufenthalt wegen Herzinsuffizienz) signifikant um 18 % gesenkt (p < 0,0001). Auch reduzierte es die Inzidenz der Krankenhausaufenthalte wegen Herzinsuffizienz um 26 % (p < 0,0001) und auch die Mortalität wegen Herzinsuffizienz um 26 % (p = 0,014). Dieses Ergebnis war unabhängig von Alter, Geschlecht, Ätiologie der Herzinsuffizienz, NYHA-Klasse, Gabe/Nichtgabe von Betablockern, Hypertonie und Diabetes. Ivabradin wurde gut vertragen und verursachte ebenso viele Nebenwirkungen wie das Placebo (75 % *vs.* 74 %; p = 0,303), ging aber mit mehr Fällen von symptomatischer oder asymptomatischer Bradykardie einher (5 % und 6 % *vs.* 1 %; p < 0,0001), deren Inzidenz aber letzten Endes niedrig blieb.

■ Bei Patienten mit chronischer Herzinsuffizienz wegen systolischer Dysfunktion kehrt Ivabradin die LV-Remodellierung um.

■ Dies ergab die **echokardiografische Substudie** der **SHIFT**-Studie an 411 Patienten der Erststudie, die bei der Aufnahme und nach 8 Monaten nach 2D Echokardiografie beurteilt wurden. Im Vergleich zum Placebo hat die Beigabe von Ivabradin (5 mg 2x täglich bzw. 7,5 mg 2x täglich oder 2,5 mg 2x täglich) zur konventionellen optimalen Behandlung im Vergleich zum Placebo das telesystolische LV-Volumen (primärer Endpunkt) signifikant reduziert (p < 0,001), und das unabhängig von der Gabe von Betablockern, der Ätiologie der Herzinsuffizienz und der anfänglichen LVEF. Auch das telediastolische LV-Volumen hat Ivabradin signifikant verringert (p < 0,001). Die stärkste Reduktion des telesystolischen LV-Volumens ging mit der stärksten Verringerung der Rate der KV-Ereignisse einher, d.h. Krankenhausaufenthalte wegen Herzinsuffizienz oder KV-Tod. Wahrscheinlich erklärt diese positive Wirkung die signifikante Verbesserung der Lebensqualität mit Ivabradin in der **Substudie zur Lebensqualität** der **SHIFT**-Studie.

Positiv inotrope Wirkstoffe

Digoxin

■ Digoxin verringert die Gesamtmortalität nicht, reduziert aber das kombinierte Risiko von Krankenhausaufenthalten und Tod durch Verschlimmerung der Herzinsuffizienz signifikant.

■ Dies zeigte die **DIG**-Studie an 6.800 Patienten mit chronischer leichter bis mittelschwerer Herzinsuffizienz (hauptsächlich NYHA-Klasse II-III) mit intaktem Sinusrhythmus. Bei einem durchschnittlichen Beobachtungszeitraum von 37 Monaten hat Digoxin 0,125-0,50 mg/Tag zusätzlich zur Behandlung mit ACE-Hemmern und Diuretika im Vergleich zum Placebo die Gesamtmortalität nicht verändert (p = 0,80), zeigte aber die Tendenz, das Todesrisiko durch Verschlimmerung der Herzinsuffizienz zu reduzieren (p = 0,06) und verringerte signifikant die Rate der Krankenhausaufenthalte wegen Herzinsuffizienz um 28 % (RR 0,72; p < 0,001) sowie das relative Risiko der kombinierten Rate von Tod und Krankenhausaufenthalten wegen Herzinsuffizienz um 25 % (p < 0,001).

♦ *In der Praxis ist es legitim, Digoxin bei chronischer Herzinsuffizienz mit intaktem Sinusrhythmus einzusetzen, wenn die Symptome trotz Behandlung weiter bestehen.*

■ Im Gegensatz zu dem, was lange Zeit empfohlen wurde, kann Digoxin in geringer Dosis verordnet werden, um eine Digoxinämie im Bereich 0,5 bis 0,9 ng/ml zu erreichen.

■ Dies geht aus der Studie von **Adams** hervor, die auf der Grundlage der Daten aus den Studien **PROVED** und **RADIANCE** sowie der retrospektiven Analyse von **Rathore** zu den Daten von 3.782 männlichen Patienten aus der **DIG**-Studie durchgeführt wurde.

♦ *Bei diesen geringen Konzentrationen überwiegt die neurohumorale Wirkung von Digoxin die hämodynamischen Effekte.*

■ Digoxin ist indiziert, wenn die Herzinsuffizienz mit anhaltendem oder permanentem Vorhofflimmern einhergeht.

■ In dieser Situation verlangsamte Digoxin die Herzfrequenz in Ruhe durch einen vagotonen Effekt am Atrioventrikularknoten, allerdings habe es eine geringere Wirkung auf die Herzfrequenz bei Belastung und keine Auswirkung auf die Kontrolle des paroxystischen Vorhofflimmerns.

– Bei dieser Indikation kann die Dosis Digoxin stärker sein, die Digoxinämie darf aber 2 ng/ml nicht übersteigen.

■ Nach **Farshi** hat nur die Verbindung aus Digoxin und Atenolol eine belegte Wirkung auf die Kontrolle der Herzfrequenz.

Andere positiv inotrope Wirkstoffe

■ Von der Verordnung anderer positiv inotroper Wirkstoffe auf lange Sicht wird abgeraten, denn sie erhöhen die Mortalität.

◆ *Dies gilt für die Langzeitgabe von Dobutamin per wöchentlicher i.v. Infusion.*

■ Wenn Dobutamin zur Behandlung der hämodynamischen Störungen eingesetzt wird, die mit den akuten Schüben der Herzinsuffizienz einhergehen, dann kann es zu Tachyphylaxie führen, zu einer Erhöhung der Herzfrequenz, zu schweren Rhythmusstörungen und/oder einer Myokardischämie (**DICE**-Studie).

■ Außerdem ist Dobutamin weniger wirksam bei gleichzeitiger Therapie mit Betablockern, denn es fungiert als Agonist bei der Stimulation der Beta-Adrenozeptoren.

◆ *Dies ist auch bei Sympathomimetika der Fall.*

■ Sympathomimetika aktivieren die Synthese von zyklischem AMP durch Stimulation der Beta-1-Rezeptoren des Myokards (Prenalterol, L-Dopa, Xamoterol, Ibopamin) oder der vaskulären Beta-2-Rezeptoren, die ebenfalls für eine arterielle Gefäßerweiterung verantwortlich sind (Salbutamol, Terbutalin, Pirbuterol).

■ In der Studie **PRIME II** an 1.906 Patienten mit schwerer Herzinsuffizienz (NYHA-Klasse III-IV) mit einem Beobachtungszeitraum von ca. 1 Jahr hat die Beigabe von Ibopamin 300 mg/Tag *per os* zur konventionellen optimalen Behandlung im Vergleich zum Placebo das relative Todesrisiko signifikant um 26 % (p = 0,017) erhöht.

◆ *Auch bei Phosphodiesterase-Hemmern ist dies der Fall.*

■ Phosphodiesterase-Hemmer (Amrinon, Enoximon, Milrinon, Pimobendan, Vesnarinon) verlängern die Wirkung von zyklischem AMP durch die Inhibition der Phosphodiesterase, des Enzyms, das für den Abbau zuständig ist. Außerdem wirken sie gleichzeitig inotrop und gefäßerweiternd.

■ Zwar können sie kurzfristig die Symptome und Anzeichen der Herzinsuffizienz verbessern (wie in der **WEST**-Studie belegt), aber die Verordnung auf lange Sicht wird nicht empfohlen, denn ihre Wirksamkeit schwindet mit der Zeit aufgrund der Desensibilisierung der Beta-Adrenozeptoren und sie erhöhen die Mortalität (wie die Studien **PROMISE**, **PICO** und **VEST** gezeigt haben, die jeweils mit Milrinon, Pimobendan und Vesnarinon *per os* durchgeführt wurden).

Vasodilatoren

■ Seit Erscheinen der Erststudie **VHeFT I** sind die Vasodilatoren ein integraler Bestandteil der Behandlung bei Herzinsuffizienz. Sie wirken insbesondere der peripheren Vasokonstriktion infolge der Hyperaktivität des sympathischen und des Renin-Angiotensin-Aldosteron-Systems entgegen, die bei einer LV-Dysfunktion konstant vorliegt.

■ Zu den direkt wirkenden Vasodilatoren gehören die venösen Vasodilatoren (Nitratderivate, Molsidomin) und die arteriellen Vasodilatoren (Dihydralazin, Dihydropyridine), die zu einer Entspannung der glatten Arterienmuskulatur und nebenbei auch der venösen Muskulatur führen, was den Widerstand gegen den LV-Auswurf verringert und die Kapazitanz des Venenreservoirs erhöht.

◆ *Direkt wirkende Vasodilatoren haben keine spezifische Rolle in der Behandlung von Herzinsuffizienz, aber sie können als adjuvante Therapie eingesetzt werden.*

■ Die Verbindung von Hydralazin und Nitratderivat ist gerechtfertigt, wenn eine Unverträglichkeit gegen ACE-Hemmer und AT_1-Antagonisten vorliegt.

■ In der Studie **VHeFT I** an 642 Patienten mit chronischer leichter bis mittelschwerer Herzinsuffizienz (NYHA-Klasse II-III; LVEF < 45 %) hat die Beigabe von Hydralazin 300 mg/Tag und von Isosorbiddinitrat 160 mg/Tag zu Digoxin und den Diuretika im Vergleich zum Placebo die Mortalität bis 2 Jahre signifikant um 34 % gesenkt (p < 0,028) und nur die Tendenz gezeigt, diese bis 3 Jahre um 36 % (p = NS) zu reduzieren, ohne die Inzidenz der Krankenhausaufenthalte wegen Herzinsuffizienz zu verändern.

■ In der Studie **AAHeFT** an 1.050 Patienten dunkler Hautfarbe mit leichter bis schwerer Herzinsuffizienz (NYHA-Klasse II-IV; LVEF < 30 %) mit einem Beobachtungszeitraum von 18 Monaten hat die Beigabe einer festen Dosis von einer, später 2 Kapseln Hydralazin 37,5 mg und Isosorbiddinitrat 20 mg 3× täglich zur optimalen Behandlung im Vergleich zum Placebo die Gesamtmortalität signifikant um 43 % reduziert (p = 0,01), die Anzahl der Krankenhausaufenthalte wegen Herzinsuffizienz um 33 % verringert (p = 0,001) und die Scores zur Lebensqualität verbessert (p = 0,02).

■ Nitratderivate können bei Angina pectoris oder bei anhaltender Kurzatmigkeit eingesetzt werden.

■ Bis heute zielte noch keine der zur Herzinsuffizienz durchgeführten therapeutischen Studien auf eine Beurteilung der Auswirkung von Nitratderivaten auf die Mortalität ab.

Kalziumkanalhemmer

■ Die Dihydropyridine der neuen Generation (Amlodipin und Felodipin) haben einen neutralen Effekt auf das Überleben.

■ Dies hat die kombinierte Analyse der Studien **PRAISE 1** und **2** zu Amlodipin ergeben.

■ Die Studie **VHeFT III** hat dies bestätigt, in der bei einem durchschnittlichen Beobachtungszeitraum von 18 Monaten die Beigabe von Felodipin 5-10 mg/Tag im Vergleich zum Placebo weder die Mortalität noch die Rate der Krankenhausaufenthalte verändert, aber der Verringerung der Belastbarkeit und der Lebensqualität vorgebeugt hat.

♦ *Dieses Wissen ist nicht unwichtig, wenn die Herzinsuffizienz mit Angina pectoris und/oder Hypertonie einhergeht und deshalb eine Behandlung mit dieser therapeutischen Klasse möglich ist.*

Antithrombotika

■ Eine gerinnungshemmende Behandlung ist formell indiziert, wenn die Herzinsuffizienz mit einem erhöhten thromboembolischen Risiko einhergeht.

■ Dies ist der Fall bei fortgeschrittener Herzinsuffizienz (beträchtliche Verringerung der LVEF und Herzdilatation), bei rheumatischer Valvulopathie, insbesondere der Mitralklappen, Vorhofflimmern, linksventrikulärem Thrombus, insbesondere, wenn dieser beweglich ist, sowie bei thromboembolischer Vorgeschichte.

■ Bei Gerinnungshemmern liegt das jährliche Blutungsrisiko bei 5-6 % und das Risiko tödlicher Blutungen bei etwa 0,8 %.

■ Das Blutungsrisiko steigt beträchtlich mit dem Alter, durch Begleiterkrankungen und medikamentöse Wechselwirkungen. Außerdem sind es gerade ältere Patienten mit hohem Embolierisiko, die bei der gerinnungshemmenden Behandlung am stärksten zu Unfällen mit Blutungen neigen.

■ Bei chronischer Herzinsuffizienz mit erhaltenem Sinusrhythmus ist Warfarin in der Prävention von KV-Ereignissen den Thrombozytenaggregationshemmern nicht überlegen.

■ Dies hat die **WATCH**-Studie an 1.587 Patienten mit chronischer symptomatischer Herzinsuffizienz mit erhaltenem Sinusrhythmus ergeben (NYHA-Klasse II-IV; LVEF ≤ 35 %). Bei einem durchschnittlichen Beobachtungszeitraum von 1,9 Jahren wurde kein signifikanter Unterschied zwischen Warfarin (INR-Zielwert: 2,5-3,0) und Aspirin 162 mg/Tag (HR 0,98; p = 0,77) auf der einen Seite und Clopidogrel 75 mg/Tag (HR 0,89; p = 0,39) und Aspirin (HR 1,08; p = 0,57) auf der anderen Seite festgestellt, was den Zeitraum bis zum Auftreten des primären Endpunkts betrifft (Tod, Myokardinfarkt, nicht tödlicher Schlaganfall). Warfarin geht *vs.* Aspirin mit einer nicht signifikanten Erhöhung der größeren Blutungen einher (5,2 % *vs.* 3,6 %; p = 0,22), *vs.* Clopidogrel dagegen mit einer signifikanten Erhöhung (5,2 % *vs.* 2,1 %; p = 0,007).

Antiarrhythmika

Antiarrhythmika der Klasse I

■ Bei Patienten mit chronischer Herzinsuffizienz kann der Einsatz von Antiarrhythmika der Klasse I kontraindiziert sein, da diese die Überlebensrate verringern.

■ Man weiß seit Veröffentlichung der Studien **CAST I** und **II**, dass die Antiarrhythmika der Klasse I (Encainid, Flecainid, Moricizin) aufgrund ihrer negativ inotropen und arrhythmogenen Wirkung die Gesamtmortalität und die plötzliche Mortalität erhöhen (sie können nämlich zu tödlichen ventrikulären Rhythmusstörungen führen).

Antiarrhythmika der Klasse II (Betablocker)

■ Betablocker sind die einzigen Antiarrhythmika, die die plötzliche Mortalität signifikant verringern.

■ Da sie auch gut verträglich sind, haben Betablocker also eine positive Wirkung bei Herzinsuffizienz mit nicht-anhaltenden ventrikulären Rhythmusstörungen.

■ In der Studie **CIBIS II** an 2.647 Patienten mit chronischer mittelschwerer bis schwerer Herzinsuffizienz (NYHA-Klasse III-IV; LVEF 26,6 % ± 6 %) mit einem Beobachtungszeitraum von 1,3 Jahren hat Bisoprolol 1,25-10 mg/Tag im Vergleich zum Placebo das relative Todesrisiko signifikant um 34 % verringert (p < 0,0001), und das dank einer Reduktion der plötzlichen Mortalität um 44 % (p = 0,0011).

■ In der Studie **MERIT-HF** an 3.991 Patienten mit chronischer leichter und mittelschwerer Herzinsuffizienz (NYHA-Klasse II-III; LVEF 28 % ± 7 %) mit einem Beobachtungszeitraum von 1,3 Jahren, hat im Vergleich zum Placebo Metoprolol CR/XL 12,5-200 mg/Tag das relative Todesrisiko mit beliebiger Ursache signifikant um 34 % (p = 0,0009) verringert und das Risiko des plötzlichen Todes um 41 % (p = 0,0002).

■ Die Studien, in denen Carvedilol getestet wurde, gehen allgemein in dieselbe Richtung.

Antiarrhythmika der Klasse III (Amiodaron, Dronedaron)

■ Amiodaron hilft wirksam bei den meisten supraventrikulären und ventrikulären Rhythmusstörungen.

■ Amiodaron kann den Sinusrhythmus bei Patienten mit Herzinsuffizienz, die durch Vorhofflimmern vollständig arrhythmisch sind, wiederherstellen und aufrechterhalten. Außerdem kann es die Erfolgsrate der Elektrokardioversion verbessern.

■ Amiodaron ist das einzige Antiarrhythmikum ohne klinisch nachweisbare negativ inotrope Wirkung.

■ **Allerdings ist die routinemäßige Verabreichung von Amiodaron nicht indiziert, da es die Gesamtmortalität nicht verringert und Nebenwirkungen hat.**

■ In der Studie **STAT-CHF** an 674 Patienten mit mittelschwerer bis schwerer chronischer Herzinsuffizienz (NYHA-Klasse III-IV; LVEF ≤ 40 %) und ventrikulären Rhythmusstörungen (mindestens 10 ventrikuläre Extrasystolen/Stunde, asymptomatisch) mit einem Beobachtungszeitraum von 45 Monaten hat Amiodaron 300 mg/Tag im Vergleich zum Placebo die Gesamtmortalität und die Rate plötzlicher Todesfälle nicht signifikant verändert.

■ In der Studie **SCD-HeFT** (siehe S. 196) an 2.521 Patienten mit leichter bis mittelschwerer Herzinsuffizienz (NYHA-Klasse II-III; LVEF ≤ 35 %) mit einem Beobachtungszeitraum von 46 Monaten hat Amiodaron 800 mg/Tag über eine Woche, dann 400, 300 oder 200 mg/Tag, je nach Gewicht des Patienten (> 90,9 kg, 68,2 bis 90,9 kg oder < 68,2 kg) im Vergleich zum Placebo die Mortalität nicht verändert und zeigte sich ebenso wirkungslos wie das Placebo, während der AID *vs.* Placebo die Gesamtmortalität um 23 % verringerte (p = 0,007).

■ **Dronedaron, ein Analogon zu Amiodaron mit geringerer Schilddrüsentoxizität, wurde an Patienten mit chronischer Herzinsuffizienz und Vorhofflimmern beurteilt.**

■ In der **ATHENA**-Studie hatte Dronedaron eine positive Wirkung auf die kardiovaskuläre Prognose.

■ In der **ANDROMEDA**-Studie hatte Dronedaron eine deletäre Wirkung auf die Prognose.

■ In der **PALLAS**-Studie erhöhte Dronedaron die Inzidenz größerer KV-Ereignisse (siehe S. 245).

Statine

■ **Statine verbessern die Überlebensrate von Patienten mit chronischer Herzinsuffizienz nicht signifikant.**

■ Dies hat die **CORONA**-Studie an 5.000 Patienten im Alter von durchschnittlich 72,6 ± 7,1 Jahren und systolischer Herzinsuffizienz mit ischämischer Ursache (durchschnittliche LVEF ≤ 31 %) gezeigt, in der bei einem Beobachtungszeitraum von 32,8 Monaten die Beigabe von Rosuvastatin 10 mg/Tag zur konventionellen Behandlung im Vergleich zum Placebo die Tendenz zeigte, die Inzidenz des primären Endpunkts KV-Mortalität, Myokardinfarkt oder nicht tödlicher Schlaganfall um 8 % zu senken (p = 0,12; NS), die Gesamtmortalität und die KV- Mortalität aber nicht veränderte. Im Gegensatz dazu verringerte es aber signifikant die Inzidenz der Krankenausaufenthalte aus beliebigem Grund (p = 0,007) und aus KV-Gründen (p < 0,001), insbesondere wegen Herzinsuffizienz (p < 0,01) (sekundärer Endpunkt).

■ Dies hat die Studie **GISSI HF** an 4.574 Patienten mit durchschnittlich 68 ± 11 Jahren mit chronischer Herzinsuffizienz (NYHA-Klasse II-IV) und beliebiger LVEF (Durchschnitt: 33,0 % ± 8,5 %) gezeigt. Bei einem durchschnittlichen Beobachtungszeitraum von 3,9 Jahren hat die Beigabe von Rosuvastatin 10 mg/Tag zur Behandlung der Herzinsuffizienz im Vergleich zum Placebo die Inzidenz des primären Endpunkts nicht verändert (Zeit bis zum Tod; Zeit bis zum Tod oder bis zur Einlieferung ins Krankenhaus aus KV-Gründen).

Omega-3-Fettsäuren

■ Die Nahrungsergänzung mit mehrfach ungesättigten Omega-3-Fettsäuren hat die Mortalität leicht verringert.

■ Dies hat die Studie **GISSI HF** an 6.975 Patienten im Alter von durchschnittlich 67 ± 11 Jahren mit chronischer Herzinsuffizienz (NYHA-Klasse II-IV) mit beliebiger Ursache und beliebiger LVEF (Durchschnitt: 33,0 % ± 8,5 %) gezeigt. Bei einem durchschnittlichen Beobachtungszeitraum von 3,9 Jahren hat die Beigabe von mehrfach ungesättigten n-3-Fettsäuren das relative Todesrisiko mit beliebiger Ursache um 9 % reduziert (p = 0,041) und das Risiko des Todes oder eines Krankenhausaufenthalts aus KV-Gründen um 8 % (p = 0,009).

Inhibitor des If-Kanals des Sinusknotens (Ivabradin)

■ Bei Patienten mit stabiler ischämischer Kardiopathie und systolischer LV-Dysfunktion hat Ivabradin die kardiologische Prognose nicht verändert, aber die Inzidenz koronarer Ereignisse bei Probanden mit einer Herzfrequenz von ≥ 70 bpm verringert.

■ In der Studie **BEAUTIFUL** an 19.917 Patienten im Alter von durchschnittlich 65 Jahren mit ischämischer Kardiopathie (90 % hatten bereits einen Myokardinfarkt erlitten) und veränderter LV-Funktion (durchschnittliche LVEF: 32 %) mit einem durchschnittlichen Beobachtungszeitraum von 19 Monaten hat die Beigabe von Ivabradin (spezifischer Inhibitor des If-Kanals des Sinusknotens, der nur die Herzfrequenz verlangsamt) 5 dann 7,5 mg 2× täglich (durchschnittlich 6,18 mg 2× täglich) zur Behandlung (in 87 % der Fälle inklusive Betablocker) die Herzfrequenz im Durchschnitt um 6 ± 0,2 bpm verlangsamt. Es wurde auch gut vertragen, veränderte allerdings nicht die Inzidenz des Auftretens des kombinierten primären Endpunkts Tod mit KV-Ursache und Krankenhausaufenthalt wegen Auftreten oder Verschlimmerung einer Herzinsuffizienz (22,5 % vs. 22,8 %; p = 0,70; NS). In der vordefinierten Patientengruppe mit Herzfrequenz ≥ 70 bpm hat Ivabradin die koronare Prognose signifikant verbessert, indem es das Risiko des Krankenhausaufenthalts wegen tödlichen oder nicht tödlichen Myokardinfarkts um 36 % reduzierte (p = 0,001) und die Notwendigkeit, auf eine Myokardrevaskularisierung zurückzugreifen, um 30 % (p = 0,016), ohne allerdings die Inzidenz des primären Endpunkts zu verändern.

Herzresynchronisierung

■ Bei etwa einem Drittel der Fälle mittelschwerer bis schwerer chronischer Herzinsuffizienz (NYHA-Klasse III-IV; LVEF < 35 %; telediastolischer LV-Durchmesser ≥ 55 mm) tritt die Komplikation einer Desynchronisation auf, d.h. dass die verschiedenen Abschnitte des Herzens während der Systole nicht mehr synchron kontrahieren.

■ Die Desynchronisation kann atrio-biventrikulär, interventrikulär oder intraventrikulär sein. Sie wird vor allem durch das Vorhandensein einer Erweiterung des QRS-Komplexes (> 120 ms) im Oberflächen-EKG identifiziert und durch die echokardiographischen Daten bestätigt.

■ Es ist heute belegt, dass die Desynchronisation die Symptome verschlimmert, das Fortschreiten der LV-Dysfunktion beschleunigt und das Risiko der Morbimortalität erhöht.

■ Die Desynchronisation des Herzens reagiert auf keine pharmakologische Therapie. Nur die Resynchronisation durch atrio-biventrikuläre Stimulation kann diese möglicherweise korrigieren.

■ Die Herzresynchronisation hat das Ziel, die Sequenzen der segmentären LV-Kontraktionen Zyklus für Zyklus besser zu organisieren, damit die Kontraktilität insgesamt erhöht wird.

◆ *In der Praxis ist die Herzresynchronisation geeignet für Patienten mit schwerer chronischer Herzinsuffizienz, die sich mit der optimalen medizinischen Behandlung nicht kontrollieren lässt, und Desynchronisation der Herzkontraktion, die durch eine QRS ≥ 120 ms belegt ist. Die Studien* **RETHINQ** *und* **PROSPECT** *haben gezeigt, dass die Resynchronisation bei Patienten mit QRS < 120 ms nicht hilfreich ist.*

■ **Die Herzresynchronisation durch Stimulation an mehreren Stellen verbessert die Symptome, die Lebensqualität sowie die Leistungsfähigkeit.**

■ Dies belegen die europäische **MUSTIC**-Studie sowie die amerikanischen Studien **MIRACLE** und **PATH-CHF II**, da sie eine Verbesserung der Symptome (Senkung der NYHA-Klasse) und der Scores zur Lebensqualität und Leistungsfähigkeit gezeigt haben. Allerdings erlaubt die sehr kurze Überlebensrate (3-6 Monate) keine Schlussfolgerung zur Auswirkung der Resynchronisation auf die Morbimortalität.

■ Diese positive Wirkung ist die Folge einer Reduktion des Herzvolumens und insbesondere des telediastolischen LV-Volumens, einer Verminderung der funktionellen Mitralklappeninsuffizienz sowie einer Erhöhung der LVEF, was sich in der Verminderung der Rate der Herzinsuffizienz-Marker widerspiegelt (BNP, NT-proBNP).

■ **Die Herzresynchronisation durch Stimulation an mehreren Stellen verringert die Mortalität.**

■ Dies hat die Studie **CARE-HF** gezeigt. Diese bestätigte somit die nicht signifikante Tendenz hinter der Metaanalyse von **Bradley** sowie der **COMPANION**-Studie.

– In der Studie **CARE-HF** an 813 Patienten mit Kardiopathie (einfach: 60 %, ischämisch: 40 %) mit Dilatation (telediastolisches LV Volumen bei ≥ 30 mm/m) und mittelschwerer bis schwerer Herzinsuffizienz (NYHA-Klasse III-IV; LVEF ≤ 35 %) mit erhaltenem Sinusrhythmus und QRS von > 150 ms oder > 120 (in letzterem Fall aber mit mindestens 2 echografischen Parametern für ventrikuläre Asynchronität) wurden alle Patienten optimal behandelt bei einem Beobachtungszeitraum von 29,4 Monaten. Im Vergleich zur alleinigen medikamentösen Behandlung hat die zusätzliche Stimulation an mehreren Stellen das relative Risiko des Auftretens eines der primären Endpunkte (Gesamtmortalität und ungeplante Krankenaufenthalte wegen größerer kardiovaskulärer Ereignisse) signifikant um 37 % gesenkt (p < 0,001), das relative Risiko der Gesamtmortalität um 36 % (p < 0,002). Das bedeutet eine Reduktion des absoluten Todesrisikos um 10 %.

■ Die **REVERSE**-Studie hat gezeigt, dass die Herzresynchronisation bei Patienten mit fortgeschrittener Herzinsuffizienz (NYHA-Klasse III-IV) eine vergleichbare positive Wirkung hat wie bei Patienten mit leichter symptomatischer oder asymptomatischer Herzinsuffizienz (NYHA-Klasse I-II).

Automatischer Implantierbarer Defibrillator (AID)

■ Die Implantation eines AID verbessert die Überlebensrate von Patienten, die einen Herzstillstand überlebt oder eine anhaltende ventrikuläre Rhythmusstörung erlitten haben, die entweder schlecht vertragen wurde oder mit einer Verringerung der systolischen LV Funktion einherging.

■ Dies haben die Studien **MADIT I** und **MUSTT** (siehe S. 195) an Koronarpatienten mit LV-Dysfunktion und schweren spontanen oder bei einer elektrophysiologischen Untersuchung induzierten ventrikulären Rhythmusstörungen gezeigt.

■ Der Einsatz eines AID (mit einem Abstand von mindestens 40 Tagen von einem eventuellen akuten Myokardinfarkt) ist eine vertretbare Option zur Reduktion der Inzidenz des plötzlichen Todes bei Patienten mit LVEF < 30-35 %, die mit der optimalen medizinischen Behandlung weiter symptomatisch bleiben.

■ Dies haben die Studien **MADIT II und SCD-HeFT** (siehe S. 196) ergeben, die **IRIS**-Studie allerdings nicht (siehe S. 196).

◆ *In der Praxis ist es noch immer nicht möglich, formell die Fälle von Herzinsuffizienz zu identifizieren, bei denen die Implantation eines AID zur primären Prävention wirklich hilfreich ist.*

Resynchronisation und AID

■ Bei kaum symptomatischen oder asymptomatischen Patienten verringert ein AID zusammen mit der Herzresynchronisation das Risiko von KV-Ereignissen stärker als der AID allein.

■ Dies hat die Studie **MADIT-CRT** an 1.820 Patienten mit ischämischer oder nicht ischämischer, wenig symptomatischer oder asymptomatischer Kardiopathie (NYHA-Klasse I-II; LVEF ≤ 30 %) und großem QRS ≥ 130 ms gezeigt. Bei einem Beobachtungszeitraum von 2,4 Jahren brachte die Verbindung von AID und Resynchronisation im Vergleich zum AID allein eine Reduktion der Inzidenz des primären Endpunkts (Tod mit beliebiger Ursache und nicht tödliches Ereignis infolge der Herzinsuffizienz) von 34 % (p = 0,001), egal bei welcher Ätiologie der Kardiopathie, ob ischämisch oder nicht. Die Überlegenheit der Verbindung aus AID und Resynchronisation (letztere verringerte signifikant das LV-Volumen und verbesserte die LVEF) hing mit einer Reduktion des Herzinsuffizienzrisikos um 41 % zusammen, insbesondere bei QRS $\geq$ 150 ms.

■ **Die Verbindung von Resynchronisation und automatischem Defibrillator verbessert die Prognose bei leichter bis mittelschwerer Herzinsuffizienz.**

■ Dies zeigte erstmals die **RAFT**-Studie an 1.798 Patienten mit chronischer Herzinsuffizienz (ischämische Kardiopathie: 65 %; NYHA-Klasse II: 80,8%; III: 19,2 %; durchschnittliche LVEF $\leq$ 30 %: 22,6 % ± 5,1) mit großem QRS ($\geq$ 120 ms bzw. $\geq$ 200 ms bei Stimulation). Bei einem durchschnittlichen Beobachtungszeitraum von 40 Monaten hat die Verbindung aus AID und Herzresynchronisationstherapie (CRT) im Vergleich zum automatischen implantierbaren Defibrillator (AID) allein die Inzidenz des kombinierten primären Endpunkts Tod mit beliebiger Ursache oder Krankenhausaufenthalt wegen Herzinsuffizienz signifikant um 25 % verringert (33,2 % *vs.* 40,3 % mit AID allein; p < 0,001). Auch reduzierte sie die Gesamtmortalität um 25 % (p < 0,003) und die Krankenhausaufenthalte wegen Herzinsuffizienz um 32 % (p < 0,001). In den 30 Tagen nach dem Verfahren wurden bei AID + CRT mehr Nebenwirkungen festgestellt (insbesondere Migration der LV-Sonde und Infektionen) als beim AID allein (Nebenwirkungen bei 124 *vs.* 58 Patienten; p < 0,001).

Chirurgische Behandlung

■ Immer wenn eine symptomatische Herzinsuffizienz mit chirurgisch zugängigen anatomischen Läsionen einhergeht, ist ein Eingriff zu erwägen.

Myokardrevaskularisierung

■ Bei ischämischer Herzinsuffizienz haben die medikamentöse Behandlung und ein aortokoronarer Bypass dieselbe Auswirkung auf die Gesamtmortalität.

■ Dies ist das Ergebnis der **STICH**-Studie an 1.212 Patienten mit NYHA-Klasse I-II (63 %) oder III (34 %), LVEF ≤ 35 % und für einen Bypass geeigneten Koronarstenosen. Nach der Randomisierung wurden die Patienten entweder der rein medikamentösen Behandlung zugeordnet oder der zusätzlichen Durchführung eines aortokoronaren Bypass.

Bei einem durchschnittlichen Beobachtungszeitraum von 56 Monaten war die Gesamtmortalität (primärer Endpunkt) in den beiden Gruppen nicht signifikant unterschiedlich (41 % *vs.* 36 % nach aortokoronarem Bypass; p = 0,12; NS). Die KV-Mortalität dagegen war bei der medikamentösen Behandlung allein höher (33 % *vs.* 28 %; p = 0,05), ebenso wie die Inzidenz des kombinierten Endpunkts Tod mit beliebiger Ursache und Krankenhausaufenthalt aus KV-Gründen (68 % *vs.* 58 %; p < 0,001) (sekundärer Endpunkt).

■ Die perkutane oder chirurgische Myokardrevaskularisierung ist nicht als Routine in der Behandlung von Herzinsuffizienz zu empfehlen.

■ Es liegen in der Tat auch keinerlei Daten aus großen multizentrischen Studien vor, die belegen, dass die Myokardrevaskularisierung die Symptome der Herzinsuffizienz lindert.

Mitralchirurgie

■ Die chirurgische Korrektur einer starken Mitralklappeninsuffizienz mit einer LV-Dilatation verbessert die Symptome von Patienten mit schwerer LV-Dysfunktion.

■ Dies haben Beobachtungsstudien mit einem Beobachtungszeitraum von bis zu 5 Jahren gezeigt, die an Patienten mit terminaler Herzinsuffizienz durchgeführt wurden.

Ventrikuläre Rekonstruktion

■ Diese zielt auf eine Reduktion des Ausmaßes der Kardiomegalie ab, die den parietalen Druck sowie den myokardialen Sauerstoffverbrauch erhöht.

Exzision eines LV-Aneurysmas

■ Die LV-Aneurysmektomie ist indiziert, wenn ein Aneurysma zu Herzinsuffizienz führt.

Kardiomyoplastie

■ Die Kardiomyoplastie ist nicht zur Behandlung von Herzinsuffizienz zu empfehlen.

■ Diese Technik wurde erst an einer begrenzten Patientenzahl durchgeführt und ist noch in der Erforschung.

Partielle Linksventrikelresektion nach Batista

■ Bei Koronarpatienten mit schwerer LV-Dysfunktion verändert die LV-Resektion zusätzlich zum aortoventrikulären Bypass die KV-Prognose nicht.

■ Dies hat die **STICH**-Studie (2009) an 1.000 Patienten ergeben, die für einen Bypass geeignete koronare Läsionen aufwiesen und eine LVEF < 35 % (durchschnittlich 28 %). Bei einem durchschnittlichen Beobachtungszeitraum von 4,0 Jahren hat die zusätzliche LV-Resektion das Anzeichen des telesystolischen LV-Volumens signifikant reduziert (−19 % *vs.* −6 % bei Bypass allein; p < 0,001), die Inzidenz des primären Endpunkts Tod mit beliebiger Ursache oder Krankenhausaufenthalt aus kardiologischem Grund aber nicht verändert (58 % der Fälle *vs.* 59 % bei Bypass allein; p = 0,90; NS) und auch nicht die Inzidenz jedes einzelnen der beiden Punkte.

■ Die partielle Linksventrikelresektion ist nicht zur Behandlung von Herzinsuffizienz zu empfehlen.

■ Die partielle Linksventrikelresektion mit oder ohne Mitralchirurgie, die noch vor ein paar Jahren zur Behandlung von terminaler Herzinsuffizienz empfohlen wurde, hatte viele Hoffnungen geweckt. Es stellte sich aber heraus, dass zahlreiche Fehlschläge das letztendliche Zurückgreifen auf eine Herztransplantation erforderlich machten.

Herztransplantation

■ Zwar war sie noch nie Thema einer großen kontrollierten klinischen Studie, aber die Herztransplantation gehört dennoch zu den Behandlungsoptionen bei terminaler Herzinsuffizienz.

■ Unter dem Vorbehalt einer angemessenen Patientenauswahl fördert die Herztransplantation die Überlebensrate, die Belastbarkeit, die Wiederaufnahme eines Berufs sowie die Lebensqualität signifikant.

■ Bei Behandlung mit Immunsuppressoren schätzt man heute eine Überlebensrate bis 5 Jahre von 70-80 %. In den besten Studienreihen haben 66 % der Patienten ab Ablauf des ersten Jahres ihre Arbeit in Voll- oder Teilzeit wieder aufgenommen.

■ Wenn man das große Problem des Spendermangels einmal ausklammert, dann ist das größte Hindernis bei der Transplantation die Abstoßung, die für einen Großteil der Todesfälle im ersten postoperativen Jahr verantwortlich ist. Auf längere Sicht kann die Prognose auch durch die Folgen der Immunsuppression (Infektionen, AHT, Niereninsuffizienz, Neoplasie) sowie durch das Auftreten koronarer Erkrankungen am transplantierten Herz beeinträchtigt sein.

Künstliches Herz und ventrikuläre Unterstützungssysteme (Ventricular Assist Devices – VAD)

■ Eine biventrikuläre Unterstützung ist aktuell mit Hilfe einer externen Pumpe möglich. Diese kann aber nur provisorisch sein (einige Monate), denn es besteht ein Infektionsrisiko.

■ Implantierbare Systeme werden immer öfter eingesetzt, aber die infektiösen und thromboembolischen Komplikationen schränken die Verbreitung bislang ein.

■ Solche Techniken sind im Allgemeinen für die Wartezeit vor einer Herztransplantation indiziert, wenn permanente hämodynamische Unterstützung erforderlich ist.

■ In der **REMATCH**-Studie an 129 Patienten mit terminaler Herzinsuffizienz (NYHA-Klasse IV; LVEF 17 ± 5 %), die für eine

Herztransplantation nicht in Frage kamen, hat bei einem Beobachtungzeitraum von 2 Jahren die Implantation eines künstlichen Herzen im Vergleich zur medikamentösen Behandlung das relative Risiko des Todes mit beliebiger Ursache um 48 % gesenkt (p = 0,001), dies allerdings zum Preis von 2,35 Mal mehr schwer deletären Ereignissen, insbesondere Infektionen, Blutungen und technisches Versagen.

Ultrafiltration

■ In bestimmten Fällen von schwerer kongestiver, gegen Diuretika refraktärer Herzinsuffizienz kann eine Dialyse herangezogen werden.

■ Leider ist in den meisten Fällen die beobachtete Verbesserung nur vorübergehender Natur und es wurde noch nicht belegt, dass sie die Prognose verbessert.

Verbesserung der Nachkontrolle

Behandlung der Anämie

■ Bei hospitalisierten Patienten mit chronischer Herzinsuffizienz liegt der durchschnittliche Hämoglobinwert meist bei etwa 12 g/dl, dem unteren Grenzwert für den Normbereich des Erwachsenen.

■ Die Ätiologie dieser Anämie hat mehrere Ursachen: Unterernährung, Hämodilution, Niereninsuffizienz in Verbindung mit Abfall des Erythropoetinwertes, Knochenmarkaplasie, Magen-Darm-Blutungen in Verbindung mit der Einnahme von Aspirin.

■ Diese Anämie muss behandelt werden, da sie häufig auftritt und einen zusätzlichen Risikofaktor bei chronischer Herzinsuffizienz darstellt.

■ Eine **retrospektive Studie** der Daten der **SOLVD**-Studie (siehe S. 206) hat gezeigt, dass ein um 1 % niedrigerer Hämatokritwert das Mortalitätsririko bereits erhöht.

■ In der in Kanada durchgeführten Inzidenz-Studie von **Ezekowitz**, bei der 12.065 Patienten (durchschnittliches Alter: 78 Jahre), die zwischen 1993 und 2001 wegen einer akuten Herzinsuffizienz hospitalisiert waren, untersucht wurden, diagnostizierte man in 17 % der Fälle eine Anämie, die mit einem höheren Mortalitätsririko einherging.

■ Die Behandlung einer, auch moderaten, Anämie verbessert signifikant die NYHA-Klassifikation und die LVEF bei chronischer Herzinsuffizienz

■ Dies hat die **Silverberg**-Grundstudie gezeigt, die an 32 Patienten im Alter von 73,5 Jahren mit mittlerer bis schwerer chronischer Herzinsuffizienz (NYHA-Klassifikation III-IV, LVEF ≤ 40 %) durchgeführt wurde und deren Hämoglobinwert zwischen 10,0 und 11,5 g/dl lag; in einem Beobachtungszeitraum von 8,2 ± 2,6 Monaten verbesserte die subkutane Verabreichung von Erythropoetin (EPO) (4.000 EH/Woche oder bei Bedarf 2 bis 3 Mal/Woche) und die intravenöse Verabreichung von Eisen (200 mg in 150 ml Kochsalzlösung im Zeitraum von 60 Minuten alle zwei Wochen, um den Hämoglobinwert auf mindestens 12,5 g/dl zu erhöhen) im Vergleich zur Standardbehandlungsmethode die NYHA-Klassifikation um 42,1 % (*vs.* einer Verbesserung von 11,4 %), erhöhte die LVEF um 5,5 % (*vs.* einer Senkung um 5,4 %) und senkte die Dauer des Krankenhausaufenthaltes um 79,0 % (*vs.* einer Steigerung von 57,6 %).

■ Die Auswirkung von EPO auf Morbidität und Mortalität von Patienten mit chronischer Herzinsuffizienz bei LVEF ≤ 35 % und Anämie muss noch nachgewiesen werden.

■ In der **RED-HF**-Studie wird derzeit daran geforscht.

Nachkontrolle mit Augenmerk auf dem BNP-Wert

■ Ein Therapieansatz, der systematisch darauf abzielt, den BNP-Wert deutlich zu senken, verringert Morbidität und Mortalität deutlicher als ein rein klinischer Ansatz.

■ Dies hat die **STARS BNP**-Studie gezeigt, die an 220 optimal behandelten Patienten mit chronischer Herzinsuffizienz

(NYHA-Klassifikation II-III) durchgeführt wurde; in einem Beobachtungszeitraum von 15 Monaten konnte eine intensivere Behandlung, die vor allem auf einer Erhöhung der Dosierung der ACE-Hemmer und Betablocker zum Erreichen eines BNP-Wertes < 100 g/ml basierte, im Vergleich zur Standardbehandlungsmethode die Inzidenz des Hauptkriteriums (Tod oder Hospitalisierung infolge von Herzinsuffizienz) um 53,8 % (24 % *vs.* 52 %; p < 0,001) senken.

■ Vielleicht trifft dies nicht auf Patienten im Alter von ≥ 75 Jahren zu.

■ In der **TIME-CHF**-Studie, die an 499 symptomatischen Patienten, die im Lauf des Jahres aufgrund eines Falles von Herzinsuffizienz hospitalisiert werden mussten, in einem Beobachtungszeitraum von 18 Monaten durchgeführt wurde, konnten durch eine striktere Behandlung auf Basis der Messung des BNP-Wertes im Vergleich zur Standardbehandlungsmethode, die auf den Symptomen basierte, Mortalität und Hospitalisierung aufgrund von Herzproblemen bei Patienten im Alter von 64 bis 75 Jahren (Durchschnittsalter: 69 Jahre) gesenkt werden; sie war jedoch bei Patienten im Alter von ≥ 75 Jahren (Durchschnittsalter: 82 Jahre) ohne Erfolg und beeinträchtigte sogar ihre Lebensqualität.

Globale multidisziplinare Maßnahmen

■ Nach der Entlassung aus dem Krankenhaus verbessern globale multidisziplinare Maßnahmen zur Behandlung von chronischer Herzinsuffizienz durch einen Ansatz, der medizinisches und paramedizinisches Personal miteinbezieht, die Lebensqualität und verringern die Häufigkeit von Rehospitalisierungen.

■ Dies haben die randomisierten Studien **AUCKLAND-HF**, **TEN-HMS** und **DIAL** gezeigt.

■ Die Auswirkungen dieses integrativen Ansatzes auf Morbidität und Mortalität sind noch nicht belegt.

■ In der **COACH**-Studie, die an mehr als 1.023 Patienten durchgeführt wurde, zeigte sich eine gesicherte Überwachung im

Rahmen eines Netzwerkes von Hausarzt und Krankenhaus mit einer speziell geschulten Krankenschwester in einem Beobachtungszeitraum von 18 Monaten im Vergleich zu einer klassischen Behandlung nicht erfolgreicher in der Reduktion von Morbidität und Mortalität.

Messung der linksventrikulären Ejektionsfraktion (LVEF)

• **Die LVEF wird mit folgender Formel berechnet:**

$$EF = \frac{V_{td} - V_{ts}}{V_{td}} \times 100 = \frac{VE_s}{V_{td}} \times 100$$

Der Normalwert liegt bei 60 %.

V_{td}: telediastolisches Volumen; V_{ts}: telesystolisches Volumen; VE_s: Volumen der systolischen Ejektion.

Funktionelle Anzeichen der Herzinsuffizienz
*(Klassifikation der New York Heart Association [NYHA])**

• **Klasse I**   Keine Einschränkung der körperlichen Leistungsfähigkeit, die keine Erschöpfung, Atemnot oder Palpitation verursacht.

• **Klasse II**   Leichte Einschränkung der körperlichen Leistungsfähigkeit, die Erschöpfung, Atemnot, Palpitation oder Angina pectoris verursacht.

• **Klasse III** Höhergradige Einschränkung der körperlichen Leistungsfähigkeit ohne Beschwerden in Ruhe.

• **Klasse IV** Unfähigkeit, jegliche körperliche Aktivität durchzuführen; die Symptome treten auch in Ruhe auf und verschlimmern sich bei Anstrengung.

* *Diseases of the Heart and Blood Vessels. Nomenclature and Criteria for Diagnosis. Boston, Little, Brown and Co., 1964, p 114.*

Herzinsuffizienz bei erhaltener systolischer Funktion (Diastolische Herzinsuffizienz)

• Herzinsuffizienz bei erhaltener systolischer Funktion (LVEF > 45-50 %) stellt 50 % der Fälle von Herzinsuffizienz dar und weist die gleiche jährliche Überlebensrate wie die Linksherzinsuffizienz auf.

• Aus pathophysiologischer Sicht geht sie mit einer telediastolischen Druckerhöhung im linken Ventrikel einher.

• Sie tritt vor allem bei älteren Patienten in Verbindung mit arterieller Hypertonie (AHT), Hypertrophie des linken Ventrikels (LVH) und hypertropher Kardiomyopathie auf.

• Die Diagnose beruht **(Société Européenne de Cardiologie,** *Eur Heart J* 1998; *19:* 990-003**)** auf dem Vorhandensein von 3 Kriterien: Symptome oder Anzeichen von Herzinsuffizienz; normale oder nur leicht beeinträchtigte systolische Funktion des linken Ventrikels; Anomalien in der Relaxation, der Füllung und der diastolischen Pumpleistung im linken Ventrikel.

• In seinem allgemeinen Bericht weist **de Groote** darauf hin *(Arch Cardiovasc Dis* 2008; *101*: 361-372), dass nur 3 klinische Studien den Einfluss der unterschiedlichen therapeutischen Klassen auf Morbidität und Mortalität genauer untersucht haben: **DIG** (Digoxin); **CHARM-preserved** (Angiotensin II-Antagonisten [Candesartan]), **PEP-CHF** (ACE [Perindopril]), **I-PRESERVE** (AT$_1$-Antagonisten [Irbesartan]). Die Resultate sind enttäuschend, da keine der untersuchten therapeutischen Klassen die Prognose der Erkrankung signifikant verbessert hat.

• In der Praxis ist bei der Behandlung von Herzinsuffizienz bei erhaltener systolischer Funktion in etwa die gleiche Medikation indiziert wie bei der systolischen Herzinsuffizienz, jedoch mit wenigen Abweichungen:
   – bedachtsamer Umgang mit Diuretika und Nitratderivaten, um das Risiko von Hypovolämie und arterieller Hypotonie auszuschließen;
   – Verzicht auf positiv inotrope Wirkstoffe wie Digoxin, wobei sie jedoch gelegentlich hilfreich sind, um die Herzfrequenz während einer Episode von Herzinsuffizienz zu verlangsamen.

KAPITEL 10

Vorhofflimmern

■ VHF ist die häufigste Herzrhythmusstörung. Seine Prävalenz in der allgemeinen Bevölkerung erhöht sich rapide mit dem Alter: 1 % nach 60 Jahren; 8 % ab 80 Jahren und mehr als 10 % ab 85 Jahren. Seit 20 Jahren haben sich die Hospitalisierungen wegen VHF um 66 % aufgrund des zunehmenden Alters der Bevölkerung und der wachsenden Zahl chronischer Kardiopathien erhöht.

■ VHF stellt ein doppeltes Risiko dar: hämodynamisch und thromboembolisch, vor allem zerebral. VHF ist für fast 20 % der CVA verantwortlich.

Kardioversion

■ Bei sehr rezentem VHF (≤ 48 Stunden) kehrt der Sinusrhythmus in der Hälfte der Fälle spontan wieder zurück und eine intravenöse Digoxingabe hat keinen nennenswerten Effekt auf die Reduktionsrate.

■ Dies hat die **DAAF**-Studie gezeigt, bei der 239 Patienten untersucht wurden, deren VHF nicht länger als 7 Tage (durchschnittlich 22 Stunden) zurücklag. Verglichen mit dem Placebo konnte Digoxin die Reduktionsrate in der 16. Stunde (51 % *vs.* 46 %; NS) nicht merklich beeinflussen, doch es verlangsamte die Frequenz des VHF ab der 2. Stunde signifikant.

■ Klassisch muss der pharmakologischen oder elektrischen Kardioversion eine wirksame Antikoagulation über mindestens 3 Wochen vorausgehen.

■ Auf diese fortdauernde Antikoagulation kann verzichtet werden, wenn das VHF sehr rezent aufgetreten ist oder wenn die transösophageale Echographie (TEE) gezeigt hat, dass keine Thrombosen im LV vorhanden sind.

■ Dies zeigte die **ACUTE**-Studie, die an 1.222 Patienten mit VHF seit mehr als 2 Tagen (durchschnittliche Dauer: 13 Tage) durchgeführt wurde. Verglichen mit der herkömmlichen Methode (Behandlung mit VKA über 3 Wochen vor externer Elektrodefibrillation (EED) und 4 Wochen nach Rückkehr zum Sinusrhythmus) konnte die TEE-Methode (kurze Antikoagulation vor Elektrodefibrillation bei Nichtvorhandensein von Thrombosen im LV, die 4 Wochen nach der Kardioversion fortgeführt wird) die Häufigkeit des Auftretens von Embolien nach 8 Wochen (0,81 % *vs.* 0,50 %; NS) nicht signifikant beeinflussen, jedoch konnte sie Komplikationen durch Hämorrhagien verringern und die Rückkehr zum Sinusrhythmus nach Elektrodefibrillation um 8,3 % beschleunigen (71,1 % *vs.* 65,2 %; p = 0,03).

■ Obwohl die EED in der Regel effizienter ist, kann eine pharmakologische Kardioversion bei VHF bis zu 7 Tagen versucht werden.

■ Mehrere kleine Studien haben die Wirkung von Amiodaron als Anfangsdosis und Antiarrythmika der Klasse Ic bei einem Kardioversionswert von bis zu 80 % gezeigt, wenn das VHF weniger als 48 Stunden anhielt.

■ In der Meta-Analyse von **Chevalier**, die zu 13 Studien an 1.174 Patienten mit VHF von weniger als 7 Tagen geführt hat, war der Kardioversionswert in der 24. Stunde bei Amiodarongabe vergleichbar mit dem bei Antiarrythmika der Klasse Ic, wo er wiederum signifikant höher war als beim Placebo.

■ Eine Antiarrythmikagabe erhöht die Chancen auf sofortigen Erfolg der EED und verringert das Risiko eines wiederholten VHF.

Rezidivprävention

■ Nicht jedes kurzfristige VHF spricht auf eine Langzeitbehandlung mit Antiarrythmika an.

■ Dies ist der Fall bei einer ersten Episode von VHF, die vom gesunden Herzen gut vertragen wurde, und bei Vorliegen eines Risikofaktors für Herz- und andere Erkrankungen, der eliminiert oder behandelt werden kann (fortgeschrittener Alkoholismus, Stromschlag, Hyperthyreose, akute Lungenerkrankung, akute Perikarditis, akuter Myokardinfarkt, akute Myokarditis, Herz-OP).

■ **Die Wirksamkeit von Betablockern und bradykardisierenden Kalziumkanalhemmern ist nicht eindeutig bewiesen.**

■ **Amiodaron ist wirksamer als Sotalol und Klasse I-Antiarrythmika.**

■ Dies haben die **CTAF**-Studie, eine im Voraus festgelegte Analyse der **AFFIRM**-Studie (siehe S. 246) und die **SAFE**-Studie gezeigt.

■ **Die Wahl des Antiarrythmikums hängt vom Risiko-Nutzen-Verhältnis ab, das im Hinblick auf Alter, Vorliegen und Grad oder Fehlen einer Kardiopathie, Stärke der Symptome und eventuelles Vorhandensein von Herzrhythmusstörungen auf dem EKG abgeschätzt werden muss.**

■ Amiodaron darf nicht systematisch als Erstbehandlung angewendet werden.
■ Bei Herzinsuffizienz wird ausschließlich Amiodaron empfohlen.
■ Bei stabiler ischämischer Kardiopathie ohne Herzinsuffizienz wird zur Gabe von Sotalol als Erstbehandlung und Amiodaron als Zweitbehandlung geraten, um Klasse I-Antiarrythmika zu vermeiden.
■ Bei AHT mit LVH sollte wegen des Risikos für Torsade de pointes auf Chinidin und Sotalol verzichtet werden.

■ **Bei Behandlung mit Antiarrythmika treten Rezidive von vollkommen asymptomatischem VHF sehr häufig auf.**

■ Dies hat die **PAFAC**-Studie gezeigt, die an 848 Patienten durchgeführt wurde, bei denen sich herausstellte, dass 70 % aller VHF-Rezidive vollkommen asymptomatisch waren (durch tägliche telefonische Übertragung des EKG aufgezeigt).

■ Im gleichen Bereich zeigte die **ASSERT**-Studie, die an 2.580 Hypertonikern im Alter von $\geq$ 65 Jahren ohne früherem VHF, denen kürzlich ein Schrittmacher oder ein implantierbarer Defibrillator eingesetzt worden war, durchgeführt wurde, die relative Frequenz (10,1 %) subklinischer Schübe von Vorhof-Tachyarrhythmie (Vorhoffrequenz 190 Schläge/Minute über mehr als 6 Minuten) innerhalb von 3 Monaten; in einem Beobachtungszeitraum von 2,5 Jahren wurde das Risiko eines VHF dadurch mehr als verfünffacht (HR 5,56; p < 0,001) und das Risiko eines Schlaganfalls oder einer systemischen Embolie verzweieinhalbfacht (HR 2,49; p = 0,007), dies unabhängig von anderen Schlaganfallfaktoren. Bei Patienten mit Herzschrittmacher konnte die andauernde Stimulation der Vorhöfe das VHF nicht verhindern.

■ **Die Effektivität von ACE-Hemmern und AT$_1$-Antagonisten in der Prävention des VHF wurde bewertet.**

■ In der Meta-Analyse von **Healey**, die zu 11 Studien an 56.308 Patienten auf der ganzen Welt geführt hat, konnten ACE-Hemmer und AT$_1$-Antagonisten das relative Risiko des Auftretens eines VHF um 28 % (p = 0,0002) verringern; diese beiden Medikamentenklassen zeigten eine ähnliche und sogar größere Wirkung (44 %; p = 0,007) bei Studien zur Herzinsuffizienz.

■ In der **GISSI-AF**-Studie, die an 1.442 Patienten mit Sinusrhythmus und Herz-Kreislauf-Erkrankung, die in den letzten 6 Monaten mindestens 2 Mal VHF oder in den letzten 2 Wochen ein durch Kardioversion behandeltes VHF gehabt hatten, durchgeführt wurde, konnte eine zusätzliche Verabreichung von Valsartan zur Basisbehandlung in einem Beobachtungszeitraum von einem Jahr im Vergleich zum Placebo das Auftreten von VHF-Rezidiven nicht verringern (51,4 % *vs.* 52,1 % beim Placebo; p = 0,73; NS).

■ In der **ANTIPAF**-Studie, die an 425 Patienten mit zahlreichen dokumentierten Episoden von VHF durchgeführt wurde, konnte in einem Beobachtungszeitraum von 12 Monaten kein signifikanter Unterschied zwischen der Placebo- und der Olmesartan-Gruppe (40 mg/Tag) verzeichnet werden (p = 0,7702), was das Hauptkriterium (Prozentsatz der Tage mit paroxysmalem VHF) betrifft.

■ **Ein Herzschrittmacher verhindert kein VHF.**

■ Dies hat die Studie **ASSERT** (siehe S. 242), eine Analyse von Patientengruppen, die einen Herzschrittmacher trugen, gezeigt.

■ Die endokavitäre Ablation des VHF per Radiofrequenz hat sich beträchtlich verbreitet.

■ Die beste Indikation ist das symptomatische, paroxysmale, häufig rezidivierende VHF, das mindestens gegenüber zwei Antiarrhythmetika resistent ist. Der technische Fortschritt ermöglicht, die Indikationen mit einer Erfolgsquote von ungefähr 70 % in einem Jahr auszuweiten.

Kontrolle der Herzfrequenz

■ Bei permanentem VHF zielt die strikte Kontrolle der Herzfrequenz darauf ab, 60-80 Schläge/Minute in Ruhe und 90-115 Schläge/Minute bei moderater Anstrengung zu erreichen.

■ Die Wahl der Medikamente zur Erreichung dieses Zieles hängt von der Art der zugrundeliegenden Kardiopathie ab:
– Betablocker, Digoxin im Fall einer Herzinsuffizienz,
– Betablocker, Tildiem, Verapamil bei Fehlen einer Kardiopathie oder bei AHT, koronarer Kardiopathie oder obstruktiver Broncho-Pneumonie (kardiospezifische Betablocker).

■ Bei permanentem VHF ist eine flexiblere Kontrolle der HF ebenso effektiv in der KV-Prävention wie eine strikte.

■ Dies zeigte die **RACE II**-Studie, die an 614 Patienten mit permanentem VHF durchgeführt wurde; in einem Beobachtungszeitraum von 3 Jahren war die geschätzte Häufigkeit des Hauptkriteriums (Tod durch Herz-Kreislaufversagen, Hospitalisierung wegen Herzinsuffizienz, Schlaganfall, systemische Embolie, Hämorrhagie, potenziell letale Arrhythmie) unter flexibler Kontrolle der HF (< 110 bpm in Ruhe) niedriger als unter strikter Kontrolle (< 80 bpm in Ruhe und < 110 bpm bei moderater Anstrengung) (12,9 % *vs.* 14,9 %; p < 0,001 für Nicht-Unterlegenheit). Die Häufigkeit der einzelnen Bereiche des Hauptkriteriums war in beiden Gruppen etwa gleich, doch die festgelegte HF wurde eher von Patienten unter flexibler

Kontrolle erreicht (97,7 % *vs.* 67,0 % unter strikter Kontrolle; p < 0,001).

Kontrolle des Sinusrhythmus *vs.* Kontrolle der HF

■ Die Aufrechterhaltung des Sinusrhythmus indiziert je nach zugrundeliegendem kardiologischem Zustand unterschiedliche Medikationen.

– Bei Fehlen einer Kardiopathie (oder bei leicht abweichender LVEF): Flecainid, Propafenon, Sotalol, auch Amiodaron.

– Bei ischämischer Kardiopathie Sotalol, auch Amiodaron; bei Herzinsuffizienz Amiodaron.

– In jedem Fall sollte diese Behandlung in Verbindung mit der Standardbehandlung der Erkrankung stattfinden (ACE-Hemmer/AT_1-Antagonisten, Statine, Betablocker).

■ Dronedaron, ein Derivat des Amiodarons mit geringerer thyreoidaler Toxizität, konnte die Erwartungen nicht erfüllen.

■ In der **ATHENA**-Studie hat Dronedaron jedoch die KV-Prognose signifikant verbessert.

– In dieser Studie, die an 4.628 Patienten mit VHF oder Vorhofflattern mit moderatem oder erhöhtem Risiko (siehe S. 224), von denen 29 % eine Herzinsuffizienz-Antezedenz hatten, durchgeführt wurde, hat die Verabreichung von Dronedaron 400 mg 2 Mal/Tag zusätzlich zur optimalen Basisbehandlung in einem Beobachtungszeitraum von 21 Monaten im Vergleich zum Placebo den Zeitraum zum ersten Auftreten eines Hauptkriteriums, das eine Hospitalisierung aufgrund einer Herz-Kreislauf-Erkrankung oder den Tod verursachte, um 24 % (p < 0,001) verlängert, die Mortalität durch Herz-Kreislauf-Erkrankung um 29 % (p = 0,034), die Hospitalisierung aufgrund einer Herz-Kreislauf-Erkrankung um 25 % (p < 0,001) und den Tod in Folge von Arrhythmien um 45 % (p = 0,01) verringert.

■ In der **ANDROMEDA**-Studie ging Dronedaron mit einer starken Inzidenz einer Herz- und Niereninsuffizienz einher.

– In dieser Studie, die an 627 Patienten mit schwerer chronischer Herzinsuffizienz (NYHA-Klassifikation III-IV; LVEF < 35 %), von denen 50 % eine chronische oder paroxysmale VHF-Antezedenz hatten (bei etwa 25 % der Patienten schon bei Aufnahme vorhanden), durchgeführt wurde, konnte die Verabreichung von Dronedaron 400 mg 2 Mal/Tag zusätzlich zur Basisbehandlung in einem durchschnittlichen Beobachtungszeitraum von 2 Monaten (die Studie wurde im 7. Monat abgebrochen), im Vergleich zum Placebo die Inzidenz des Hauptkriteriums nicht verändern, was den Tod und die Hospitalisierung aufgrund einer Verschlechterung der Herzinsuffizienz angeht (17,1 % vs. 12,6 % beim Placebo; HR 1,38; p = 0,12; NS), ging jedoch mit einer deutlich höheren Anzahl von Todesfällen durch Verschlimmerung der Herzinsuffizienz einher (25 Fälle vs. 12 beim Placebo; HR 2,13; p = 0,03). Das Risiko war umso höher, je niedriger die LVEF war. Das Einnehmen von Dronedaron ging meist mit bald eintretenden Nierenfehlfunktionen, einer Erhöhung der Kreatinämie (in 2,6 % der Fälle vs. 0 % beim Placebo; p = 0,01) und einer vorübergehenden Senkung der durchschnittlichen Glomeruläre Filtrationsrate auf geschätzte 7 ml/Minute/1,73 m^2 (p = 0,009) einher, was zur Absetzung der Studie führte.

■ In der **PALLAS**-Studie, die vorzeitig abgebrochen wurde, erhöhte Dronedaron die Inzidenz von KV-Ereignissen.

– In dieser internationalen Studie, die an 3.236 Patienten mit permanentem VHF seit ≥ 6 Monaten und mindestens einem größeren KV-Risikofaktor (unter anderem: Herzerkrankung, Antezedenzen von Schlaganfall/TIA, Arteriopathie der unteren Gliedmaßen, Herzinsuffizienz der NYHA-Klassifikation II-III, LVEF ≤ 40 %, Alter > 75 Jahre, AHT, Diabetes) durchgeführt wurde, erhöhte die Verabreichung von Dronedaron 400 mg 2 Mal/Tag als Zusatz zur optimalen Behandlungsmethode das Auftreten von Ereignissen des 1. primären Co-Endpunkts (Schlaganfall, Myokardinfarkt, systemische Embolien, KV-Tod) (HR 2,29; p = 0,002), des 2. primären Co-Endpunkts (Hospitalisierung wegen Herz-Kreislauf-Versagens oder Tod) (HR 1,95; p < 0,001), von Schlaganfall (HR 2,32; p = 0,02), KV-Tod (HR 2,11; p = 0,046) und Hospitalisierung wegen Herzinsuffizienz (HR 1,81; p = 0,02) in einem durchschnittlichen Beobachtungszeitraum von 3,5 Monaten (die Studie wurde nach Aufnahme von 3.236 Patienten abgebrochen) im Vergleich zum Placebo signifikant.

■ **Bei persistierendem VHF mit erhöhtem Rezidiv- und/ oder Schlaganfall-Risiko bringt die Strategie der Erhaltung des Sinusrhythmus um jeden Preis keine Vorteile gegenüber der Kontrolle der HF.**

■ Dies ist die Schlussfolgerung von 3 kleinen Studien über Morbidität und Mortalität (**PIAF**-, **RACE**-und **STAF**-Studie), und vor allem der **AFFIRM**-Mortalitätsstudie.

– Die **AFFIRM**-Studie untersuchte 4.060 Patienten im Alter von durchschnittlich 70 Jahren mit rezidivierendem VHF in 2/3 der Fälle und erhöhtem Schlaganfallsrisiko (88 % der Patienten litten an ischämischer Kardiopathie und/oder Hypertonie, 65 % an einer Erweiterung des linken Ventrikels und 26 % an einer systolischen Dysfunktion des linken Ventrikels):

– Nach 5 Jahren hatte die Gruppe, deren HF kontrolliert wurde, zu 34,6 % und die Gruppe, deren Sinusrhythmus kontrolliert wurde, zu 62,6 % einen Sinusrhythmus, wobei bei der letzteren bei Notwendigkeit eine oder mehrere Kardioversionen gemacht und Anti-Arrhythmika (bei 2/3 der Patienten Amiodaron) verabreicht wurden. Weiters war eine permanente Antikoagulation (INR: 2-3) in der Gruppe, deren HF kontrolliert wurde, obligatorisch und in der Gruppe, deren Sinusrhythmus kontrolliert wurde, sehr empfohlen, wo sie von etwa 70 % der Patienten angenommen wurde.

– Nach 5 Jahren war die Mortalität in der Gruppe, deren Sinusrhythmus kontrolliert wurde, etwas höher (23,8 % *vs.* 21,3 %; p = 0,08; NS). Der Anteil an ischämischen Schlaganfällen war gering und in beiden Gruppen identisch (1 % pro Jahr) und wurde durch das Nichtvorhandensein einer wirksamen Antikoagulation begünstigt. Die Strategie der Kontrolle des Sinusrhythmus hat Nebeneffekte durch Medikamenteneinnahme und Hospitalisierung mit sich gebracht, ohne die Lebensqualität der Patienten zu verbessern.

◆ *Dies trifft auf Herzinsuffizienz bei über 65-Jährigen zu.*

■ Dies ist die Schlussfolgerung der kürzlich randomisiert durchgeführten **AF-CHF**-Studie an 1.376 Patienten; in einem durchschnittlichen Beobachtungszeitraum von 37 Monaten konnte die Methode der Erhaltung des Sinusrhythmus *vs.* der Methode der Kontrolle der HF weder die Mortalität durch kardiovaskuläre Ereignisse (26,7 % *vs.* 25,2 %; p = 0,59; NS), noch die gesamte Mortalität (31,8 % *vs.* 32,9 %; p = 0,68; NS), noch den Anteil an Schlaganfällen (2,6 % *vs.* 3,6 %; p = 0,32; NS), noch den Anteil der Verschlimmerungen der Herzinsuffizienz (27,6 % *vs.* 30,8 %; p = 0,17; NS) beeinflussen.

■ In den meisten Fällen erlaubt der Erhalt des Sinusrhythmus nicht den Verzicht auf Antikoagulation.

■ In der **AFFIRM**-Studie war der Anteil an ischämischem Schlaganfall niedrig (1 % pro Jahr) und in der Gruppe, deren Sinusrhythmus kontrolliert wurde, und der Gruppe, deren HF kontrolliert wurde, gleich, doch ein Schlaganfall trat hauptsächlich bei fehlender Antikoagulation oder im Fall einer unzureichenden Antikoagulation auf.

Behandlung mit Thrombozytenfunktionshemmern

■ Paroxysmales VHF führt zum gleichen Schlaganfallsrisiko wie permanentes VHF und spricht deshalb auch auf eine Behandlung mit Thrombozytenfunktionshemmern an.

■ Dies ist das Ergebnis der **SPAF**-Studie.

Gerinnungshemmer

■ Aspirin kann nur 1 von 5 Schlaganfällen verhindern.

■ Zu diesem Ergebnis kamen die **AFASAK 1**-, **SPAF 1**- und **EAFT**-Studien und die Metaanalyse der **Atrial Fibrillation Investigators**.

■ Die Verbindung Clopidogrel-Aspirin ist weniger wirksam als VKA, jedoch wirksamer als Aspirin alleine.

■ In der **ACTIVE W**-Studie (6.706 Patienten), die vorzeitig abgebrochen wurde, wurde für die Verbindung Clopidogrel-Aspirin neben einer wirksamen Antikoagulation (INR: 2-3), ein deutlicher Anstieg von 29,8 % (5,60 % *vs.* 3,93 %; p = 0,0003) des jährlichen Risikos des Auftretens von Schlaganfall, systemischer nichtzerebraler Embolie, Myokardinfarkts oder Tod durch vaskuläre Ereignisse verzeichnet.

■ In der **ACTIVE A**-Studie (7.554 Patienten, Beobachtungszeitraum: 3,6 Jahre) konnte die Verbindung Clopidogrel 75 mg/Tag-Aspirin 100 mg/Tag *vs.* nur Aspirin 100 mg/Tag den primären Endpunkt (Schlaganfall, Infarkt, systemische Embolie, Tod durch vaskuläre Ereignisse) um 11 % (p = 0,014) senken.

Orale Gerinnungshemmer

■ Im Vergleich zum Placebo können VKA (INR: 2-3) 2 von 3 Schlaganfällen vermeiden.

■ Dies hat die Metaanalyse der **Hart**-Studie zu den **AFASAK 1**-, **SPAF 1**-, **SPAF 2**-, **BAATAF**-, **CAFA**-, **SPINAF**- und **EAFT**-Studien gezeigt, in denen insgesamt 2900 Patienten im Alter von durchschnittlich 69 Jahren mit AHT (in 45 % der Fälle) und bereits erfolgten Schlaganfällen (45 %) oder TIA (20 %) untersucht wurden.

– In einem durchschnittlichen Beobachtungszeitraum von 1,6 Jahren verringerte die Gerinnungshemmung das Risiko für einen Schlaganfall um 62 % (RR 48 %-72 %) (also eine Reduktion von 3,1 % pro Jahr als absoluter Wert) und das relative Risiko der Gesamtsterblichkeit um 26 % (also eine Reduktion von 1,6 % pro Jahr als absoluter Wert).

■ Im Vergleich zum Aspirin können VKA (INR: 2-3) das Risiko eines ischämischen Schlaganfalls um die Hälfte senken.

■ Dies ergab die Metaanalyse von **Van Walraven** zu den **AFASAK 1**und 2-, **PATAF**-, **EAFT**-, **SPAF 1, 2** und 3-Studien, in denen insgesamt 4.052 Patienten im Alter von durchschnittlich 71,7 Jahren untersucht wurden; in einem durchschnittlichen Beobachtungszeitraum von 1,9 Jahren verringerte die Gerinnungshemmung im Vergleich zum Aspirin deutlich das allgemeine Risiko eines

Schlaganfalls um 45 % (HR 0,55 [0,43-0,71]), das Risiko eines ischämischen Schlaganfalls um 52 % (HR 0,48 [0,37-0,63]) und das Risiko von Tod durch vaskuläre Ereignisse um 29 % (HR 0,71 [0,59-0,85]), ohne die Gesamtmortalität zu beeinflussen, jedoch auf Kosten einer Erhöhung der jährlichen Rate von schweren Blutungen um 40,9 % (2,2 % *vs.* 1,3 %; p = 0,02).

■ **Der Vorteil von VKA gegenüber Aspirin ist größer als das Risiko von Thrombosen und Embolien.**

■ Laut der Metaanalyse von **Hart**, von 16 Studien an 9.874 Patienten in einem durchschnittlichen Beobachtungszeitraum von 1,7 Jahren konnte die Gerinnungshemmung im Vergleich zum Aspirin 48 Schlaganfälle pro 1.000 Patienten in sekundärer Präventionsbehandlung (bereits erfolgter Schlaganfall), 24 in primärer Präventionsbehandlung bei erhöhtem Risiko, 14 bei moderatem Risiko und nur 4 bei geringem Risiko verhindern.

■ **Die Verbindung von schwacher Gerinnungshemmung (INR: 1,2-1,5) und Aspirin ist bei VHF mit erhöhtem Risiko unzureichend.**

■ Die **SPAF 3**-Studie mit 1.044 Patienten wurde vorzeitig abgebrochen, da bei der Verbindung von schwacher Gerinnungshemmung und Aspirin im Vergleich zur alleinigen moderaten Gerinnungshemmung eine Steigerung von 75 % (7,9 % *vs.* 1,9 %; p < 0,0001) der jährlichen Rate an Schlaganfällen und Embolien verzeichnet wurde.

■ **Das Risiko von Blutungen in Verbindung mit VKA steigt mit dem Alter und dem Antikoagulationswert.**

■ Ein INR-Wert zwischen 2 und 3 scheint der ideale Kompromiss zu sein, um das Auftreten eines Schlaganfalles zu vermeiden und das Blutungsrisiko zu senken.

■ Bei Patienten > 75 Jahre sehen die internationalen Empfehlungen eine etwas schwächere Gerinnungshemmung (INR: 1,6 bis 2,5) als akzeptabel an.

■ Das Blutungsrisiko kann anhand des **Beyth**-Scores (siehe S. 253) und des **HAS-BLED**-Scores (siehe S. 255) bewertet werden.

■ Laut den **ESC-Empfehlungen** (2010) hängt die Entscheidung für die antithrombotische Behandlung vom Schlaganfallrisiko ab.

■ Im Fall eines VHF in Verbindung mit einem Herzklappenfehler, vor allem Mitralklappenfehler, wird die Gabe von VKA empfohlen.

■ Im Fall einer VHF ohne Verbindung mit einem Herzklappenfehler hängt die Wahl der Therapie von den **CHADS2-** und **CHADS2DS2-VASc**-Scores ab (siehe S. 254).

– Score ≥ 2: Antikoagulantien; Score = 1: Antikoagulantien oder Aspirin (75-325 mg/Tag) Score = 0: keine Behandlung oder Aspirin.

– Der Score 0 stellt 0,7 % der Patientenpopulation beim VHF dar. Das jährliche CVA-Risiko ist sehr gering (0,65 %) und ändert sich nicht durch die Gabe von Antikoagulantien oder Aspirin, was oft den Verzicht auf eine Therapie rechtfertigt.

Direkte Thrombosehemmer

■ Dabigatran ist in der primären und sekundären Prävention von Schlaganfällen und systemischen Embolien mindestens genauso effizient wie Warfarin.

■ Dies hat die **RELY**-Studie gezeigt, die an 18.113 Patienten mit VHF bei hohem Schlaganfallsrisiko (siehe CHADS2-Score S. 254) durchgeführt wurde; in einem Beobachtungszeitraum von 2,0 Jahren zeigte Dabigatran (ein direkter Thrombosehemmer zur oralen Einnahme ohne Anpassung der Dosis oder Überwachung der Koagulation) in einer Dosierung von 110 mg 2 Mal/Tag keine Nachteile gegenüber Warfarin (festgelegte INR: 2 bis 3) in der Prävention des primären Endpunkts (Schlaganfall oder systemische Embolie) (p < 0,001 für Nicht-Unterlegenheit) und ging mit einer niedrigeren jährlichen Rate von schweren Blutungen einher (p = 0,003); jedoch erwies sich Dabigatran in einer Dosierung von 150 mg 2 Mal/Tag bei einer vergleichbaren jährlichen Rate von schweren Blutungen (3,11 % *vs.* 3,36 %; p = 0,31; NS) deutlich wirksamer als Warfarin (p < 0,001) für das gleiche Kriterium (p < 0,001 für Überlegenheit).

■ Direkte Inhibitor des Factor Xa

■ Apixaban ist in der Prävention von Schlaganfällen und systemischen Embolien weitaus wirksamer als Aspirin.

■ Dies hat die internationale randomisierte **AVERROES**-Studie ergeben, die an 5.600 Patienten mit einem Durchschnittsalter von 70 Jahren mit VHF durchgeführt wurde, die nicht mit VKA behandelt werden konnten oder wollten und ein Schlaganfallsrisiko aufwiesen (durchschnittlicher CHADS2-Score: 2,0).

– In einem Beobachtungszeitraum von 1,1 Jahren (die Studie wurde vorzeitig abgebrochen) erwies sich Apixaban, ein direkter Inhibitor des Faktor Xa (in den meisten Fällen 5 mg 2 Mal/Tag, geringere Dosis [2,5 mg 2 Mal/Tag] in 6 % der Fälle), als weitaus wirksamer als Aspirin (81 bis 324 mg/Tag); es reduzierte die jährliche Rate des primären Endpunkts (Schlaganfall oder systemische Embolien) deutlich um 55 % (1,6 % *vs.* 3,7 %; p < 0,001) und das jährliche Risiko des Auftretens einer Erst-hospitalisierung aufgrund eines kardiovaskulären Ereignisses (12,6 % *vs.* 15,9 %; p < 0,001); es konnte die jährliche Mortalität um 21 % (3,5 % *vs.* 4,4 %; p = 0,07; NS) senken. Dieses Resultat wurde in allen Untergruppen der Studie erreicht und beinhaltete eine vergleichbare Rate an schwereren Blutungen, genauer Hirnblutungen, in beiden Gruppen (1,4 % der Fälle bei Apixaban *vs.* 1,2 % bei Aspirin; p = 0,57; NS).

■ Rivaroxaban ist sicherer und dem Warfarin in der Prävention von Embolien nicht unterlegen.

■ Diesen Schluss zog man aus der internationalen **ROCKET AF**-Studie, die doppelblind an 14.987 Patienten im Alter von durchschnittlich 73 Jahren mit VHF, das nicht in Zusammenhang mit einem rheumatischen Herzklappenfehler stand, und erhöhtem Schlaganfallrisiko (CHADS2-Score ≥ 2) durchgeführt wurde.

– In einem durchschnittlichen Beobachtungszeitraum von 707 Tagen war Rivaroxaban, ein *per os* aktiver direkter Inhibitor des Faktor Xa, laut Analyse per Protokoll in einer Dosis von 20 mg/Tag (oder 15 mg/Tag bei Kreatinin-Clearance zwischen 30 und 49 ml/min) dem Warfarin nicht unterlegen (festgelegte INR: 2 bis 3), was die Prävention von Ereignissen des primären Endpunkts wie ischämischem oder hämorrhagischem Schlaganfall und systemischen Embolien betrifft (1,7 % pro Jahr *vs.* 2,2 % pro Jahr bei Warfarin; p < 0,001 für Nicht-Unterlegenheit). Dieses Ergebnis wurde auch bei der Analyse der beabsichtigten Behandlung erzielt (2,1 % pro Jahr *vs.* 2,4 % pro Jahr bei Warfarin; p = 0,12 für Überlegenheit; NS).

Die jährliche Frequenz von schwereren oder leichteren Blutungen war bei Rivaroxaban und Warfarin vergleichbar (14,9 % bzw. 14,5 %; p = 0,44; NS), jedoch war die Frequenz von Hirnblutungen (0,5 % *vs.* 0,7 %; p = 0,02) und letalen Blutungen (0,2 % *vs.* 0,5 %; p = 0,003) bei Rivaroxaban deutlich geringer.

■ Apixaban ist bei der Prävention von Schlaganfällen und systemischen Embolien im Zusammenhang mit VHF überlegen und sicherer als Warfarin.

■ Dies hat die **ARISTOTLE**-Studie gezeigt, die doppelblind an 18.201 Patienten mit nichtrheumatischem VHF und mindestens einem zusätzlichen Risikofaktor für einen Schlaganfall wie vorhergehender Schlaganfall/TIA oder systemische Embolie, Alter ≥ 75 Jahre, AHT (auch behandelt), Diabetes (auch behandelt), Herzinsuffizienz in den letzten 3 Monaten oder LVEF ≤ 40 % durchgeführt wurde.

– In einem durchschnittlichen Beobachtungszeitraum von 1,8 Jahren senkte Apixaban, ein Inhibitor des Faktor Xa, bei einer Dosis von 5 mg 2 Mal/Tag im Vergleich zu Warfarin (festgelegte INR: 2,0 bis 3,0), das jährliche Risiko des Auftretens eines Ereignisses des primären Endpunkts, nämlich ischämischen oder hämorrhagischen Schlaganfall und systemische Embolien, um 21 % (1,27 % *vs.* 1,60 % bei Warfarin; p < 0,001 für Nicht-Unterlegenheit; p = 0,01 für Überlegenheit); es reduzierte die jährliche Rate von schwereren Blutungen deutlich um 31 % (2,13 % *vs.* 3,09 % bei Warfarin; p < 0,001) und die gesamte Mortalität um 11 % (3,52 % *vs.* 3,94 %; p = 0,047). Schließlich reduzierte Apixaban im Vergleich mit Warfarin das jährliche Auftreten von hämorrhagischen Schlaganfällen um 49 % (0,24 % *vs.* 0,47 %; p < 0,001) und tendierte dazu, jenes von ischämisch oder anders bedingten Schlaganfällen zu reduzieren (0,97 % *vs.* 1,05 %; p = 0,42; NS).

Beyth-Score Risiko für Blutungen bei Einnahme oraler Gerinnungshemmer
(*Am J Med* 1998; *105:* 91-99)

- Alter > 65 Jahre   1 Punkt
- Erlebte Blutung im Verdauungstrakt   1 Punkt
- Erlebter Schlaganfall   1 Punkt
- Eine oder mehrere der folgenden
- Erkrankungen: 1 Punkt
  - kürzlicher Myokardinfarkt
  - Anämie (Hämatokritwert < 30 %)
  - Niereninsuffzienz
  - Diabetes

Risikowert	Auftreten von schwereren Blutungen in 4 Jahren
niedrig (Score = 0 Punkte)	3 %
moderat (Score = 1 2 Punkte)	12 %
Hoch (Score = 3 4 Punkte)	53 %

Die Hauptfaktoren als Ursache für schwerere Blutungen sind Überdosierung von VKA und gleichzeitige Einnahme von nichtsteroidalen entzündungshemmenden Medikamenten.

Einteilung des VHF
(*ESC Richtlinien, Eur Heart J* 2010; *22:* 1852-1923)

1: paroxysmal (spontanes Ende nach < 7 Tagen, of < 48 Stunden)

2: persistierend (> 7 Tage, Kardioversion erforderlich)

3: verlängert persistierend (mehrere Monate bis zuweilen mehr als ein Jahr), Versuch, den Zeitraum zu verkürzen)

4: permanent (Dauer > 1 oder 12 Monaten, Entscheidung, dies zu belassen, nachdem mehrere Kardioversionen fehlgeschlagen sind oder weil eine Rückkehr zum Sinusrhythmus nicht angestrebt wird).

Abschätzung des Embolierisikos bei VHF

Score	Jährliches Embolierisiko (%)
0	1,9 (1,2 bis 3)
1	2,8 (2,0 bis 3,8)
2	4,0 (3,1 bis 5,1)
3	5,9 (4,6 bis 7,3)
4	11,1 (6,3 bis 11,1)
5	17,5 (8,2 bis 17,5)
6	27,4 (10,5 bis 27,4)

(0: geringes Risiko; 1: moderates Risiko; ≥ hohes Risiko)

CHADS2- und CHADS2DS2-VASc-Scores
(Circulation 2004; 110: 2287-2292)
(Eur Heart J 2010; 22: 1852-1923)

Der **CHADS2**-Score ist ein klinischer Score, der das Schlaganfallsrisiko bei VHF, das nicht in Zusammenhang mit einem Herzklappenfehler steht, abschätzt und die Wahl der antithrombotischen Behandlung ermöglicht. Er wurde an 2580 Patienten, die mit Aspirin behandelt wurden und in den Studien AFASAK 1 und 2, EAFT, SPAF 2 und 3 aufgenommen waren, festgesetzt. Je höher der Score ist, desto größer ist das Schlaganfallsrisiko. Der Score wurde durch den **CHADS2DS2-VASc**-Score ersetzt, der 3 weitere Faktoren berücksichtigt.

CHADS2-Score

Kongestive Herzinsuffizienz (Congestive Heart Failure)	1
Hypertonie	1
Alter ≥ 75	1
Diabetes	1
Schlaganfall	2
	max. 6 Pkte.

→ **2 große Risikofaktoren:**
Alter ≥ 75 und **CVA** und zusätzlich 3 nicht große Risikofaktoren (VAS)

CHADS2-VASc-Score

Kongestive Herzinsuffizienz (Congestive Heart Failure)	1
Hypertonie	1
Alter ≥ 75	2
Diabetes	1
Schlaganfall	2
Gefäßerkrankung* (Vascular Disease)	1
Alter 65-74 Jahre (Age)	1
Geschlecht (F) (Sex [Female])	1
	max. 9 Pkte.

* Vorgeschichte von Myokardinfarkt, peripherer Arterienerkrankung, Aortenplaque

HAS-BLED-Score
(ESC Richtlinien, Eur Heart J 2010; *22:* 1852-1923)

Buchstabe	Klinische Charakteristik	Punktvergabe	
H	Hypertonie	1	
A	Abnormale Nieren- und Leber-funktion (jeweils 1 Punkt)	1 oder 2	HC-Zirrhose
S	Schlaganfall	1	Cr > 200
B	Blutung	1	
L	Labile INR	2	TTR < 60 %
E	älter (z.B. Alter > 65 Jahre) (Ederly)	2	
D	Drogen/Alkohol (je 1 Punkt)	2	

max, 9 Punkte

Score ≥ 3: hohes hämorrhagisches Risiko

KAPITEL 11

Phlebothrombose

■ Phlebothrombose tritt in 2 Hauptformen auf: der tiefen Venenthrombose (Phlebitis) und der Lungenembolie.

Tiefe Venenthrombose

Präventivbehandlung

■ Die Präventivbehandlung indiziert unfraktionierte Heparine (UFH), niedermolekulare, fraktionierte Heparine (LMWH) (nur Enoxaparin und Dalteparin sind hier zugelassen), Fondaparinux, synthetische Pentasaccharide, indirekte Inhibitoren des Faktor Xa und neue *per os* aktive Gerinnungshemmer, also direkte Inhibitoren des Faktor Xa-und des Thrombins.

Tiefe Venenthrombose in der Chirurgie

■ UFH wird perioperativ eingesetzt, um die Inzidenz von Venenthrombosen zu minimieren,

■ Dies hat die Metaanalyse von **Collins** (1988) zu 74 Studien mit insgesamt 15.598 Patienten gezeigt, bei der die Behandlung mit Heparin die Häufigkeit des Auftretens von durch markiertes Fibrinogen entdeckten asymptomatischen tiefen Venenthrombosen um 67 % ± 4 % (p < 0,001) und das Risiko des Auftretens einer letalen oder nicht letalen Lungenembolie um 64 % ± 15 % gesenkt hat.

■ Niedermolekulare, fraktionierte Heparine (LMWH) sind in der Primärprävention von tiefen Venenthrombosen ebenso wirksam und sicher wie UFH.

■ Dies haben die Metaanalysen von **Nurmohamed** und **Leizorovicz** gezeigt.

■ Dies haben weiters die Studie von **Hull** mit Logiparin, die **Kakkar**-Studie mit Dalteparin und die Studien von **Bergqvist** und **Geerts** mit Enoxaparin gezeigt.

■ SK verabreichtes Fondaparinux hat sich in der Primärprävention von thromboembolischen Ereignissen nach orthopädischer Chirurgie als wirksamer und ebenso sicher wie Enoxaparin erwiesen.

■ Dies haben die **PENTHIFRAS**-Studie an 1.711 Patienten, die **PENTAMAKS**-Studie an 724 Patienten, die **EPHESUS**-Studie an 2.309 Patienten und die **PENTATHLON**-Studie an 227 Patienten nachgewiesen.

■ Im Gegensatz zu Heparin wirkt Fondaparinux nicht auf die Thrombozyten, wodurch deren Anzahl nicht mehr überwacht werden muss.

■ Rivaroxaban, ein *per os* aktiver direkter Inhibitor des Faktor Xa, ist in der Prävention von thromboembolischen Ereignissen in der orthopädischen Chirurgie deutlich wirksamer und genauso sicher wie Enoxaparin.

■ Dies haben die **RECORD 1, 2** und **3**-Studien gezeigt, die an 4.541, 2.509 bzw. 2.531 Patienten mit Hüftgelenksprothese (**RECORD 1** und **2**) oder Kniegelenksprothese (**RECORD 3**) durchgeführt wurden. Im Vergleich mit Enoxaparin 40 mg/Tag als subkutane Einzeldosis 12 Stunden vor dem Eingriff und 6 bis 8 Stunden nach Wundverschluss konnte Rivaroxaban 10 mg/Tag *per os* 6 bis 8 Stunden nach Wundverschluss in allen drei Studien das Auftreten des primären Endpunkts (durch bilaterale Phlebografie nachgewiesene symptomatische oder asymptomatische tiefe Venenthrombose, nicht letale Lungenembolie, Tod) deutlich um 1,1 % *vs.* 3,7 % (p < 0,001), 2,0 % *vs.* 9,3 % (p < 0,0001) bzw. 9,6 % *vs.* 18 % (p < 0,001) und die Inzidenz des sekundären Endpunkts der größeren thromboembolischen Ereignisse (tiefe Venenthrombose, nicht letale

Lungenembolie, Tod aufgrund von Thromboembolie) um 0,2 % *vs.* 2,0 % (p < 0,001), 0,6 % *vs.* 5,1 % (p < 0,0001), bzw. 1,0 % *vs.* 2,6 % (p = 0,01) verringern. Die Inzidenz sämtlicher Blutungsereignisse (etwa 5 bis 6 %) und schwerer Blutungen (etwa 0,5 %) war bei Rivaroxaban und Enoxaparin vergleichbar.

■ In der **RECORD 4**-Studie (Kniegelenksprothese), die an 3.148 Patienten durchgeführt wurde, konnte Rivaroxaban 10 mg/Tag im Vergleich zu einer höheren Dosierung (30 mg 2 Mal/Tag) von Enoxaparin ebenfalls das thromboembolische Risiko deutlich um 31 % (p = 0,016) verringern.

■ Apixaban (ein direkter Inhibitor des Faktor Xa) erwies sich in der Prävention von thromboembolischen Ereignissen im orthopädischen Milieu als praktischer, wirksamer und sicherer als Enoxaparin.

■ Dies hat die **ADVANCE-2**-Studie gezeigt, die an 3.057 Patienten bei Einsetzen einer Kniegelenksprothese durchgeführt wurde; in einem Beobachtungszeitraum von 10 bis 14 Tagen ging Apixaban, ein *per os* aktiver direkter Inhibitor des Faktor Xa (2,5 mg 2 Mal/Tag *per os*, ab 12 bis 24 Stunden nach Wundverschluss) im Vergleich zu Enoxaparin (40 mg SK 1 Mal/Tag ab 12 Stunden vor dem Eingriff) bei einer vergleichbaren Rate an schwereren oder klinisch signifikanten Blutungen (4 % *vs.* 5 % bei Enoxaparin; NS) mit einer Verringerung der Inzidenz des primären Endpunkts (symptomatische oder asymptomatische tiefe Venenthrombose, nicht letale Lungenembolie, Tod) um 38 % (p < 0,0001) einher.

■ Dies hat in der Chirurgie die **ADVANCE-3**-Studie gezeigt, die mit dem gleichen Protokoll und dem gleichen primären Endpunkt wie die **ADVANCE-2**-Studie an 5.407 Patienten bei Einsetzen einer Hüftgelenksprothese durchgeführt wurde. Im Vergleich zu Enoxaparin reduzierte Apixaban die Inzidenz des primären Endpunkts (1,4 % *vs.* 3,9 %; p < 0,001 für Nicht-Unterlegenheit und für Überlegenheit) bei einer vergleichbaren Rate von Blutungen (4,18 % *vs.* 5,0 % bei Enoxaparin; NS).

– Dem war nicht so im medizinischen Bereich, wo Apixaban dem Enoxaparin nicht überlegen war und vermehrt mit schweren Blutungen einherging.

• Dies zeigte die **ADOPT**-Studie, die mit dem gleichen Protokoll und dem gleichen primären Endpunkt wie die **ADVANCE-2** und **-3**-Studien (siehe S. 259) an 4.495 Patienten, die wegen einer Herz- oder Lungeninsuffizienz oder einer anderen medizinischen Ursache hospitalisiert waren und mindestens einen anderen Risikofaktor für ein thromboembolisches Ereignis aufwiesen, durchgeführt wurde. In einem Beobachtungszeitraum von 30 Tagen wurde kein Unterschied zwischen den beiden Gruppen festgestellt, was die Inzidenz des Hauptkriteriums betrifft (2,71 % *vs.* 3,06 % bei Enoxaparin; p = 0,44; NS), doch Apixaban ging mit einer signifikant höheren Rate an schweren Blutungen einher (0,47 % *vs.* 0,19 % bei Enoxaparin; p = 0,04).

■ Dabigatran (direkter Thrombinhemmer) ist dem Enoxaparin nicht unterlegen.

■ Dies zeigte die **RE-NOVATE**-Studie, die an 3.494 Patienten, die vor Einsetzen einer Hüftgelenksprothese durchschnittlich 33 Tage zur Prävention eines thromboembolischen Ereignisses behandelt wurden, durchgeführt wurde; in einem Beobachtungszeitraum von 3 Monaten erwiesen sich 2 Dosen Dabigatran (einem *per os* aktiven direkten Thrombinhemmer) (150 oder 220 mg 1 Mal/Tag [die Hälfte der Dosis wurde 1 bis 4 Stunden nach dem Eingriff verabreicht]) nicht als dem Enoxaparin (40 mg/Tag SK ab 12 Stunden vor dem Eingriff) unterlegen, was die Inzidenz des Auftretens des primären Effizienzendpunkts (sämtliche thromboembolischen Ereignisse und gesamte Mortalität) (8,6 % und 6,0 % bei 2 Dosen Dabigatran *vs.* 6,7 % bei Enoxaparin; NS) betrifft. Bei Dabigatran blieb die Anzahl der Fälle des Anstiegs der hepatischen Transaminasen niedrig; ein Anstieg dieses Wertes um das > 3-Fache des Normalwerts war bei Enoxaparin etwas häufiger (5,3 % *vs.* 3,0 % bei 2 Dosen Dabigatran).

Tiefe Venenthrombose im medizinischen Umfeld

♦ *Laut den Empfehlungen der Afssaps-Richtlinien von 2009 ist eine Prävention von thromboembolischen Ereignissen bei Patienten > 40 Jahren, die mehr als 3 Tage wegen einer akuten Herz- oder Lungendekompensation oder einer schweren Infektion hospitalisiert sind und vor allem bei durchgemachten thromboembolischen Ereignissen ratsam*

■ Die Dauer der Präventivbehandlung beträgt zwischen 7 und 14 Tagen.

■ Kompressionsstrümpfe bieten eine effektive Prophylaxe.

■ In der randomisierten **LIFENOX**-Studie, die an 4.171 Patienten durchgeführt wurde, die wegen Herzdekompensation oder schwerer systemischer Infektion bei mindestens einem zusätzlichen Risikofaktor für venöse thromboembolische Ereignisse im medizinischen Umfeld hospitalisiert waren, ging die alleinige Anwendung der Kompressionstherapie im Vergleich zur Kompressionstherapie in Verbindung mit Enoxaparin 40 mg/Tag 10 ± 4 Tage lang subkutan verabreicht in einem Beobachtungszeitraum von 30 Tagen mit derselben Sterberate, nämlich 4,8 % *vs.* 4,9 %; p = 0,83; NS, einher.

Therapie und außergewöhnliche Situationen

■ Aspirin (75-150 mg/Tag) ist bei Patienten mit hohem kardiovaskulärem Risiko in der Prävention von thromboembolischen Ereignissen im medizinischen oder chirurgischen Umfeld weniger wirksam als Heparin.

■ In der Metaanalyse der **ATT** senkten Gerinnungshemmer das Risiko einer letalen oder nicht letalen Lungenembolie nur um etwa 25 % (0,46 % *vs.* 0,61 %; p < 0,01).

■ In der **PEP**-Studie, die an 13.356 Patienten durchgeführt wurde, die wegen einer Hüftfraktur operiert worden waren, senkte Aspirin 160 mg/Tag ab 5 Wochen vor dem Eingriff und wenn möglich 35 Tage nach dem Eingriff im Vergleich zum Placebo das Risiko einer Lungenembolie um 43 % (p = 0,002) und das Risiko einer symptomatischen Venenthrombose um 29 % (p = 0,03).

■ Bei scheinbar gesunden Probanden reduziert Rosuvastatin das venöse thromboembolische Risiko.

■ Das wird von einer neuen ergänzenden Studie zur **JUPITER**-Studie (siehe S. 60), mit einem durchschnittlichen Beobachtungszeitraum von 1,9 Jahren bewiesen; verglichen mit dem Placebo hat Rosuvastatin 20 mg/Tag die Rate von venösen thromboembolischen Ereignissen um 43 % (p = 0,007) reduziert, dies gilt auch in allen Untergruppen.

■ Vor einem Langstreckenflug (Flugzeit von 10 bis 15 Stunden) reduziert das Tragen von Kompressionsstrümpfen bei gefährdeten Personen in Verbindung mit einer subkutanen Injektion von Enoxaparin (1000 U oder 0,1 ml/10 kg Gewicht, 2 bis 4 Stunden vor dem Flug) deutlich das Risiko von tiefen Venenthrombosen.

   ■ Dies wurde in den Studien **LONFLIT II** und **III** gezeigt.

Heilbehandlung

LMWH und Fondaparinux

■ LMWH und Fondaparinux werden gegenüber UFH wegen ihrer Anwendungsfreundlichkeit und des reduzierten Risikos von induzierten Thrombozytopenien (vor allem unter Fondaparinux) bevorzugt.

■ LMWH sind mindestens genauso wirksam wie und sicherer als UFH in der kurativen Behandlung von venösen Thromboembolien.

   ■ Dies wurde in mehreren Metaanalysen und zahlreichen therapeutischen Studien an Patienten mit tiefer proximaler oder distaler Venenthrombose mit oder ohne Lungenembolie gezeigt.
   ■ Außer in Ausnahmefällen (Nierenversagen, Blutungen oder Fehlen von klinischen Reaktionen) erfordert die Behandlung mit LMWH keine routinemäßige Überwachung der Blutgerinnung.

Indirekter Inhibitor des Xa-Faktors

■ Fondaparinux ist in Bezug auf Wirksamkeit und Verträglichkeit gegenüber Enoxaparin nicht unterlegen.

- Dies wurde vor allem in der **MATISSE**-Studie (2004) gezeigt, die an 2205 Patienten mit akuter symptomatischer tiefer Venenthrombose durchgeführt wurde.

Direkter Inhibitor des Faktors Xa

■ Rivaroxaban ist in der kurativen Behandlung von tiefen Venenthrombosen genauso wirksam und sicher wie Enoxaparin.

- Dies ist das Fazit der **EINSTEIN-DVT**-Studie, die an 3.400 Patienten durchgeführt wurde, die mit akuter symptomatischer tiefer Venenthrombose ins Krankenhaus eingeliefert wurden; in einem Behandlungszeitraum von 3, 6 oder 12 Monaten nach der ersten Auswertung hat sich Rivaroxaban (15 mg × 2/Tag in den ersten drei Wochen, dann 20 mg 1 Mal/Tag) gegenüber Enoxaparin (bei einer dem Gewicht angepassten Dosis gefolgt von Warfarin oder Acenocoumarol nach INR) (p < 0,0001 für die Nicht-Inferiorität) in Bezug auf das Auftreten eines Ereignisses des primären Wirksamkeitsendpunkts nicht als unterlegen erwiesen (erneutes Auftreten einer tiefen Venenthrombose, einer letalen oder nicht letalen Lungenembolie) (2,1 % *vs.* 3,0 % mit Enoxaparin, p < 0,001). Die Verwendungssicherheit von Rivaroxaban war jener von Enoxaparin gleich.

Thrombolyse-Behandlung

■ Die Thrombolyse-Behandlung wird bei einer tiefen Venenthrombose nicht als Erstlinienbehandlung indiziert.

- Selbst wenn eine Thrombolyse effektiver als die herkömmliche Heparintherapie in Bezug auf die Rate der venösen Rekanalisation ist, erhöht sie deutlich das Risiko von schweren Blutungen und Lungenembolien.
- Dies wurde in der Studie von **Schweizer** gezeigt, die an 250 Patienten im Alter von 40 Jahren durchgeführt wurde, die an einer akuten tiefen Venenthrombose der unteren Extremität litten.
- Jedoch kann sich eine Thrombolyse in extremen Fällen als gerechtfertigt erweisen, in denen eine Thrombose direkt die Vitalität der unteren Extremität bedroht.

Elastische Kompression

■ Das Tragen von elastischen Kompressionssocken oder -strümpfen mit einem Druck von 30-40 mmHg am Knöchel wird ab Beginn der Antikoagulationstherapie für eine Mindestdauer von 2 Jahren oder bei anhaltenden Symptomen länger empfohlen.

Ambulante therapie

■ In Abwesenheit von Kontraindikationen (Kreatinin-Clearance < 30ml/min, Blutungsrisiko, psychosozialer oder ungünstiger geografischer Kontext), können tiefe Venenthrombosen jetzt im ambulanten Bereich oder nach einem kurzen Krankenhausaufenthalt mit LMWH behandelt werden.

Wechsel der Heiltherapie

■ Der Wechsel von parenteraler Antikoagulanzientherapie zu VKA kann ab dem 1. Tag gestartet werden.

■ UFH, LMWH oder Fondaparinux können nach 5 Tagen abgesetzt werden, wenn zwei aufeinanderfolgende INR in einem 24-Stunden-Intervall > 2 sind.

■ Die orale Antikoagulanzientherapie mit Vitamin K-Antagonisten ist bemerkenswert effektiv.

■ Die Dauer der oralen Antikoagulanzientherapie ist abhängig vom Risiko einer erneuten Thromboembolie, die wiederum vom klinischen Kontext abhängt. Sie beträgt mindestens 3 Monate.

■ Wenn die tiefe Venenthrombose mit einem transitorischen Faktor zusammenhängt (Operation oder Ruhigstellung ≥ 3 Tage), dauert die Behandlung 6 Monate.

■ Bei idiopathischer tiefer Venenthrombose wird die Behandlung für 1 bis 2 Jahre verlängert.

■ Nach einer proximalen Venenthrombose reduziert das Tragen von Kompressionsstrümpfen die Häufigkeit des Auftretens eines postphlebitischen Syndroms um etwa 50 % (p < 0,001).

■ Dies hat, in einem Beobachtungszeitraum von 76 Monaten, die randomisierte Studie von **Brandjes** gezeigt, die an 194 Patienten durchgeführt wurde, die wegen einer ersten Episode von proximaler tiefer Venenthrombose der unteren Extremität ins Krankenhaus eingeliefert wurden.

Lungenembolie

Fakten

■ Klassischerweise sind Lungenembolien dann lebensbedrohlich, wenn sie anatomisch massiv sind (Obstruktion > 50 % der Lungenarterien oder Okklusion von mindestens 2 Lobärarterien).

■ Mehr noch als der Grad der angiografischen Obstruktion ist die sekundäre hämodynamische Instabilität beim Versagen der rechten Herzkammer, die selbst von der Größe der Embolie und des zugrundeliegenden kardiopulmonalen Zustands abhängt, ein viel genauerer Indikator für die Schwere der Lungenembolie.

■ Somit wird eine anatomisch massive Lungenembolie nicht unbedingt von einem Schockzustand begleitet und kann eine gute Prognose haben, während eine anatomisch weniger wichtige Lungenembolie eine hämodynamische Instabilität nach sich ziehen oder zum Tod führen kann, wenn sie bei einem durch ein bereits bestehendes Leiden veränderten kardiorespiratorischen System auftritt.

■ Es sind also die klinischen Merkmale, die den Schweregrad einer Lungenembolie definieren.

♦ *Nach den* **Empfehlungen der European Society of Cardiology** *(Eur Heart J 2000; 21: 1301-1336):*

■ Eine Lungenembolie wird als massiv eingestuft, wenn sie von einem Schockzustand oder einer arteriellen Hypotonie begleitet wird (SBD ≤ 90 mmHg oder Abnahme des SBD ≥ 40 mmHg für mindestens 15 Minuten, die nicht durch ein rezentes Arrhythmieleiden, eine Hypovolämie oder eine Sepsis erklärt werden kann). Sie entspricht normalerweise einem Gefäßverschluss > 50 %.

■ Die Lungenembolie wird als submassiv bezeichnet, wenn sie von einem normalen Blutdruck (BD) und Zeichen von klinischem (juguläre Turgeszenz, hepatojugulärer Reflux), hämodynamischem (pulmonalarterieller Mitteldruck > 20 mmHg) oder echokardiografischem (Überlastung des rechten Ventrikels und/oder pulmonale AHT durch eine Trikuspidal-Regurgitationsgeschwindigkeit > 2,8 m/Sekunde definiert) Versagen der rechten Herzkammer begleitet ist. Die Ventrikeldilatation tritt bei einem Gefäßverschluss von ≥ 30 % auf.

■ Die Lungenembolie wird als gering bezeichnet, wenn sie von einem Anstieg des mittleren pulmonal-arteriellen Drucks < 20 mmHg ohne Anzeichen von Überlastung oder rechtsventrikulärer Dilatation beim Echokardiogramm begleitet wird. Sie entspricht einer pulmonal-vaskulären Obstruktion von ≤ 20 %.

Präventivbehandlung

Die Präventivbehandlung der Lungenembolie entspricht jener der tiefen Venenthrombose (siehe S. 257).

Heilbehandlung

■ LMWH und Fondaparinux werden dem UFH vorgezogen (siehe S. 262).

■ Patienten mit niedrigem Risiko können wirksam und sicher außerhalb des Krankenhauses behandelt werden.

■ Dies wurde durch die internationale, randomisierte, aber offene Studie von **Aujesky** (*Lancet* 2011; *378*: 41-48) bewiesen, die an 344 Patienten durchgeführt wurde, die wegen einer akuten symptomatischen Lungenembolie ins Krankenhaus noteingeliefert, als geringes Sterberisiko (Risikoklasse I bis II von **Aujesky** [siehe Tabelle 270]) eingestuft und ≥ 5 Tage SK mit Enoxaparin behandelt wurden, gefolgt von einer oralen Antikoagulation über ≥ 90 Tage außerhalb des Krankenhauses (Entlassung ≤ 24 Stunden) oder während des Krankenhausaufenthaltes. In einem Beobachtungszeitraum von 90 Tagen trat eine erneute Thromboembolie (primärerer Endpunkt) bei 0,6 % der Patienten auf, die außerhalb des Krankenhauses behandelt wurden, *vs.* 0 % bei jenen, die im Krankenhaus behandelt wurden (p = 0,011 für Nicht-Unterlegenheit [NI]). Ein Patient in jeder Gruppe (0,6 %) starb (p = 0,005 für NI).

■ Die LMWH können UFH bei der Behandlung von nicht-massiver Lungenembolie ersetzen.

■ Die vorläufigen Studien von **Théry** und **Meyer** wurden durch die **THÉSÉE**- und **ACTS**-Studie , die mit Tinzaparin durchgeführt wurden, und die **COLUMBUS**-Studie, die mit Reviparin durchgeführt wurde, bestätigt.

■ Fondaparinux ist genauso wirksam wie UFH bei der Erstbehandlung einer hämodynamischen stabilen Lungenembolie.

■ Dies hat die **MATISSE**-Studie (2003) gezeigt, die mit über 2.213 Patienten mit akuter Lungenembolie durchgeführt wurde.

■ Idrabiotaparinux mit wöchentlicher SK-Injektion unterliegt Warfarin nicht beim Abnehmen einer unmittelbaren akuten symptomatischen Lungenembolie.

■ Dies ist das Fazit der **CASSIOPEA**-Studie, die an 3.202 Patienten durchgeführt wurde, die wegen einer Lungenembolie ins Krankenhaus eingeliefert wurden. Idrabiotaparinux ist ein synthetisches Pentasaccharid mit einer langen Halbwertszeit (66 Tage), das mit Biotin ergänzt wird, was eine schnelle Neutralisation seiner gerinnungshemmenden Wirkung durch eine Infusion mit Avidin ermöglicht. Es könnte eine interessante Alternative zu Warfarin bei der langfristigen Behandlung (3 bis 6 Monate oder mehr) von Lungenembolien darstellen.

■ Die i.v. Thrombolyse oder unmittelbare Embolektomie sind derzeit der Behandlung massiver Lungenembolien mit Schockzustand vorbehalten.

■ Sie treten zusammen mit einer arteriellen Obstruktion > 50 % auf und die Mortalität überschreitet mit Heparin 30 %; die i.v. Thrombolyse (die 3 derzeit zugelassenen Thrombolytika sind Streptokinase, Urokinase und Alteplase oder tPA) sind ihm bei der Sicherstellung einer vorzeitigen Revaskularisierung der Lunge (relativer Gewinn von 40 bis 50 % in 12 bis 24 Stunden) und einer raschen Abnahme des pulmonalen arteriellen Widerstands (von 30 auf 40 % in weniger als 6 Stunden) überlegen.

■ Bei schlechter hämodynamischer Toleranz, Anzeichen von mechanischer Überlastung des rechten Ventrikels (Dilatation der rechten Hohlräume, erhöhte BNP) oder Myokardschäden (Erhöhung der Troponinrate) wird von einer systematischen Nutzung die fibrinolytischen Therapie abgeraten.

◆ *Allerdings bedeutet die thrombolytische Therapie ein erhöhtes Risiko für schwere Blutungen und nur eine große randomisierte, kontrollierte Studie würde endgültig ihre Nützlichkeit in dieser Indikation beweisen.*

Festgelegte Empfehlungen (Afssaps-Richtlinien von 2009)

– Bei fortgeschrittener Krebserkrankung sind VKA weniger wirksam und weniger verträglich. Eine längere Behandlung mit LMWH (Dalteparin, Tinzaparin, Enoxaparin) reduziert dann das Risiko für rezidivierende Thromboembolien auf Kosten erhöhter Toleranz signifikant.

– Ohne oberflächliche Venenthrombose werden Antikoagulantien in kurativen Dosen nicht empfohlen, NSAR haben eine schmerzstillende Wirkung bei oraler Verabreichung, in einer prophylaktischen Dosis können LMWH präventiv eingesetzt werden. Die elastische Kompression wird während der akuten Phase empfohlen.

– Ohne proximale tiefe Venenthrombose mit oder ohne Lungenembolie wird das Einsetzen eines Vena Cava-Filters im Falle einer Kontraindikation gegen Antikoagulatien, von Rezidiven unter korrekter Behandlung oder im Falle von Folgen einer Embolektomie angeraten.

Hauptanomalien der Hämostase, die eine Phlebothrombose begünstigen
(Sang Thromb Vaiss 2000; *12:* 619-625)

- **Erworbene Anomalien**
  - Zirkulierender Gerinnungshemmer des Typs Anti-Pro-throrombinase
  - Er kann bei manchen klinisch wenig symptomatischen Formen von Lupus nachgewiesen werden.

- **Konstitutionelle Anomalien**
  - Protein C-Mangel*
  - Protein S-Mangel*
  - Antithrombin III-Mangel**
  - Mutation des Leiden-Faktor V
  - Mutation des Prothrombin-Gens

* Die Plasmaspiegel von Protein C und S können sich unter Vitamin K-Antagonisten verringern, da diese Proteine Vitamin K-abhängig sind.
** Der Plasma-Antithrombin III-Spiegel kann sich unter Heparin um 15 bis 20 % verringern.

Diese Anomalien müssen vor Beginn der Antikoagulantientherapie mittels Blutabnahme erforscht werden.

Schwere einer Lungenembolie (Aujesky-Index)
(Eur Heart J 2006; 27: 476-81)

	Punkte
Alter	1 pro Lebensjahr
Mann	10
Krebs (geheilt oder in Behandlung)	30
Herzinsuffizienz	10
chronische Pneumopathie	10
Puls > 110/Min.	20
systolischer Blutdruck > 100 mmHg	30
Atemfrequenz > 30/Min.	20
Temperatur > 36°	20
Geistige Störungen (von Desorientierung bis Koma)	60
SaO_2 < 90 (mit oder ohne O_2-Gabe)	20

Der Gesamtscore wird durch das Lebensalter des Patienten plus der erzielten Punkte ermittelt.

Risikowert	Score
Klasse I (niedrigstes Risiko)	< 66
Klasse II	66-85
Klasse III	86-125
Klasse IV	106-125
Klasse V (höchstes Risiko)	> 125

Miller Index
Bewertung der Bedeutung einer Lungenembolie
(BMJ 1971; 2: 681-687)

- **Der Miller-Index ermöglicht es, die Bedeutung der Lungenembolie mittels Bewertung des Anteils der vaskulären Lungenobstruktion zu bewerten.**
  - Er wird durch Zuweisung eines peripheren Lungenperfusionskoeffizienten und eines arteriellen Lungenobstruktionskoeffizienten berechnet.

Der Koeffizient der peripheren Lungenperfusion wird jedem der 6 Lungengebiete gemäß folgender Notierung zugeordnet:
- normale Vaskularisierung = 0
- moderate Hypovaskularisierung = 1
- schwere Hypovaskularisierung = 2
- vollkommen fehlende Vaskularisierung = 3

Rechts und links variiert der Perfusionskoeffizient somit zwischen 0 und 9.

Der Koeffizient der arteriellen Lungenobstruktion ist entsprechend höher, wenn der Thrombus in einer Arterie großen Kalibers sitzt:
- Pulmonalarterienstamm = 16 rechte Pulmonalarterie = 9
- linke Pulmonalarterie = 7 rechter Oberlappen = 3
- Culmen = 2 Mittellappen = 2 Lingula = 2
- rechter Unterlappen = 4 linker Unterlappen = 3
- Segmentale = 1 (mit einer Anzahl von 9 rechts und 7 links)

Der maximale Obstruktionskoeffizient beträgt 9 auf der rechten und 7 auf der linken Seite.

Der Gesamtwert (Perfusionskoeffizient + Obstrukionskoeffizient) variiert somit rechts zwischen 0 und 18, links zwischen 0 und 16, maximal ist er gleich 34.

$$\text{Miller-Index (\%)} = \frac{\text{Perfusionskoeffizient} + \text{Obstruktionskoeffizient}}{34}$$

- **Der Miller-Index, der gemeinhin in Europa verwendet wird, kann das Ausmaß der Gefäßverengung bei massiven Lungenembolien überbewerten.**

◆ Der **Walsh**-Score *(Circulation 1973; 47 Suppl II: 1-108)*, der in den USA am häufigsten verwendet wird, berücksichtigt die Beeinträchtigung der peripheren Infusion nicht.

Lungenembolie: Grundkenntnisse
(ESC Richtlinien, Eur Heart J 2000; 21: 1301-1336)

- Etwa 25 % der vermuteten Lungenembolien sind keine.

- Eine normale D-Dimer-Rate (< 500 ng/ml), gemessen mittels ELISA-Methode, beseitigt die Diagnose einer Lungenembolie.

- Die Doppler-Sonographie der unteren Extremitäten objektiviert eine tiefe Venenthrombose in 50 % der nachgewiesenen Fälle von Lungenembolie, aber eine normale Untersuchung erlaubt es nicht, diese Diagnose auszuschließen.

- Die Lungenembolie muss mittels IV-Infusion von nicht fraktioniertem Heparin mit einer Dosierung behandelt werden, die je nach TCA angepasst wird, LMWH kann verwendet werden, wenn eine Lungenembolie nicht massiv ist.

- Die Behandlung mit Vitamin K-Antagonisten muss während den ersten 3 Tagen eingeleitet werden und für 4 bis 5 Tage mit der Heparin-Behandlung assoziiert werden, die bis zum festgelegten INR (2,0-3,0) fortgesetzt werden muss.

- Thrombolytika dürfen nur verwendet werden, wenn die Diagnose einer Lungenembolie bestätigt wurde. Sie werden bei massiver Lungenembolie indiziert. Ihre Verwendung ist bei submassiven Lungenembolien umstritten (siehe S. 247).

- Dobutamin und Dopamin können eingesetzt werden, wenn eine Lungenembolie in Verbindung mit einer niedrigen Herzfunktion mit Normotonie und, im Falle von arterieller Hypotonie, mit Vasopressoren auftritt.

Thromboembolien des rechten Herzens
(Chest 2002; 121: 806-814)

• Thromboembolien des rechten Herzes entsprechen oft Thromben im Transit zwischen den tiefen peripheren Venen und der Lungenarterie. Sie sitzen im Atrium oder rechten Ventrikel; oft beweglich, ziehen Blutgerinnsel Serpentinen, welche die Morphologie der Vene, aus denen sie stammen, nachbilden. Ihre Inzidenz könnte sich im Falle von vorzeitig untersuchten massiven Lungenembolien von 20 % nähern.

• In der retrospektiven Analyse von **Rose** mit über 95 Publikationen zwischen 1996 und 2000 und 177 Fällen von Thromboembolien des rechten Herzens, die in 98 % der Fälle mit einer Lungenembolie assoziiert wurden:

– wurde die Diagnose von Thromben des rechten Herzens durch transthorakale Echokardiographie (83,1 % der Fälle) oder transösophageale Echokardiographie (14,1 %) durchgeführt;

– bestand die eingesetzte Behandlung aus Antikoagulantien (19,8 % der Fälle), einer Thrombektomie (35,6 %), einer Thrombolyse (35 %);

– lag die Gesamtmortalität bei 27,1 % und betrug 28,6 %,. 23,8 % bzw 11,3 % bei den 3 Arten von Behandlung, sie lag unbehandelt bei 100 % , wie in 9 % der Fälle angegeben wurde.

• Der Einsatz von Thrombolysebehandlung *vs.* Antikoagulanzien oder Chirurgie ist signifikant ($p < 0,05$) mit einer verbesserten Überlebensrate assoziiert. Ihr Hauptnachteil liegt in Blutungskomplikationen, die eine Rate von bis zu 20 % erreichen können.

KAPITEL 12

Prävention von Schlaganfällen

Prävention eines ersten Schlaganfalls oder atherothrombotischen TIA

■ Schlaganfälle sind die dritthäufigste Todesursache weltweit nach Herz-Kreislauf-Erkrankungen und Krebs. In den USA werden jedes Jahr mehr als 700.000 Schlaganfälle gezählt, die für 150.000 Todesfälle verantwortlich sind. In Frankreich sind es 125.000 neue Fälle pro Jahr. Ihre Inzidenz steigt exponentiell mit dem Alter: 1/1.000 vor 50, 20/1.000 nach 80 Jahren.

Kontrolle von kardiovaskulären Risikofaktoren

■ Zehn Risikofaktoren sind mit 90 % der Schlaganfälle assoziiert.

■ Das geht aus der internationalen **INTERSTROKE**-Studie hervor, die auf dem **INTERHEART**-Prinzip basiert (siehe S. 155) und zwischen 2007 und 2010 unter 3.000 Patienten durchgeführt wurde, die einen 1. Schlaganfall erlitten hatten (ischämisch: 78 %; hämorrhagisch: 22 %) und die mit 3.000 Kontrollfällen verglichen wurden. Die Risikofaktoren für einen Schlaganfall waren: AHT (OR 2,64), kardiale Ursachen (OR 2,38), Verhältnis

Apolipoprotein B/ A1 (OR 1,89), Taille/Hüft-Ratio (OR 1,65), übermäßiger Alkoholkonsum (OR 1,51), Diabetes (OR 1,36), schlechte Ernährung (OR 1,35), Depression (OR 1,35), psychosozialer Stress (OR 1,30), Bewegungsmangel (regelmäßige körperliche Aktivität ist von Vorteil [OR 0,69]).

■ Die Kontrolle von AHT und Hypercholesterinämie stellen die beste Prävention gegen Schlaganfälle dar.

■ In Bezug auf AHT, siehe S. 11 und 48.

■ In Bezug auf Hypercholesterinämie zeigt die Metaanalyse von **Amarenco**, die sich über 10 große klinische Studien (**ASCOT-LLA, ALLHAT-LLT, PROSPER, HPS, GREACE, MIRACL, LIPID, CARE, WOSCOPS, 4S**) und einige kleinere Studien mit insgesamt fast 90.000 Patienten erstreckt, dass Statine das Risiko für Schlaganfälle signifikant um 21 % reduzieren (RR 0,79 [0,73 bis 0,85]) und dies vor allem, wenn die LDL-C-Rate um 35 mg/l (etwa 1 mmol/l) verringert war.

Behandlung mit Thrombozytenfunktionshemmern

Gerinnungshemmer

■ Bei scheinbar gesunden Versuchspersonen hat Aspirin keinen Einfluss auf die Prävention des ischämischen Schlaganfallrisikos, verringert aber deutlich das Risiko des nicht letalen Myokardinfarkts auf Kosten des erhöhten Blutungsrisikos.

■ Dies haben die Studien **BMD** und **PHS** gezeigt.

■ Dies haben die Metaanalysen von **Hennekens**, der **American Task Force** und von **Eidelman** bestätigt.

– In der Metaanalyse von **Eidelman**, die sich über 5 Studien mit insgesamt 55.580 Probanden in einem Beobachtungszeitraum von 3,6 bis 6 Jahren erstreckt, hat Aspirin 75 bis 500 mg/Tag im Vergleich zum Placebo das relative Risiko für einen ersten Myokardinfarkt signifikant um 32 % (RR 0,68 [0,59 bis 0,79]) und das eines vaskulären Ereignisses um 15 % (RR 0,85 [0,79 bis 0,93]) reduziert. Es hatte keine signifikante Wirkung auf das Risiko des Auftretens eines nicht letalen Schlaganfalls oder vaskulären Todes.

■ Im Gegensatz dazu reduzierte Aspirin bei Patienten mit hohem kardiovaskulärem Risiko signifikant die Häufigkeit von Herz-Kreislauf- und Schlaganfall-Ereignissen, aber immer auf Kosten eines global erhöhten Blutungsrisikos.

■ In der **ATT**-Metaanalyse, die sich über 287 Studien mit 212.000 Patienten mit hohem Risiko aufgrund einer neuen oder alten akuten Herz-Kreislauf-Erkrankung oder dem Vorhandensein von prädisponierenden Faktoren erstreckt, hat die Therapie mit Thrombozytenaggregationshemmern (hauptsächlich Aspirin 75-150 mg/Tag) im Vergleich zum Placebo die Inzidenz des Auftretens eines schweren vaskulären Ereignisses mit nicht-letalem Myokardinfarkt, eines nicht letalen Schlaganfalls oder kardiovaskulären Todes um ca. 25 % verringert; weiters reduzierte Aspirin jedes dieser Ereignisse um etwa 33 %, 25 % bzw. 17 %.

■ So muss für die primäre Prävention die Verschreibung von Aspirin nicht systematisch erfolgen.

■ Gemäß den **Europäischen Empfehlungen (2000)** stehen keine wissenschaftlichen Daten zur Verfügung, die eine systematische Verschreibung von Aspirin erlauben, um das Auftreten von Schlaganfällen bei asymptomatischen Probanden zu verhindern (in dieser Population kann es jedoch das Risiko von Herzinfarkten verringern). Die endgültige Entscheidung beruht auf der Einschätzung der Lage auf Grundlage von 3 erworbenen Gewissheiten, nämlich: Aspirin verringert das Risiko für koronare Ereignisse insbesondere bei Myokardinfarkt, und das, obwohl es Risikofaktoren gibt; es reduziert nicht das Risiko für einen ischämischen Schlaganfall; es erhöht das Risiko von Blutungen, insbesondere jenes des hämorrhagischen Schlaganfalls.

Primäre Prävention von embolischen Schlaganfällen (oder TIA)

■ Die Ursachen der zerebralen Embolien kardiovaskulärer Herkunft sind vielfältig (atrialer oder linksventrikulärer Thrombus, Mitralklappenerkrankung, künstliche Herzklappen, frischer

Myokardinfarkt, dilatative Kardiomyopathie, Endokarditis, offenes ovales Foramen, Vorhofseptumaneurysma, Herzrhythmusstörungen, Atherom der Aorta), aber das VHF, die häufigste Ursache, ist die einzige, die bereits Gegenstand von großen klinischen Studien war.

Orale Gerinnungshemmer

■ Bei den VHF-Patients reduzieren Antikoagulantien deutlich das Risiko von Thromboembolien, insbesondere dem Schlaganfall.

■ Dies gilt vor allem, wenn das VHF die Entwicklung der rheumatischen Herzkrankheit erschwert. Dies gilt auch, wenn das VHF nicht in Zusammenhang mit einem rheumatischen Herzklappenfehler steht.

■ Acht randomisierte Studien (**AFASAK 1**, **BAATAF**, **SPAF 1**, **CAFA**, **SPINAF**, **SPAF 2**, **SPAF 3** und **AFASAK 2**) haben die Wirksamkeit von Warfarin *vs.* Placebo für die primäre Prävention von thromboembolischen Schlaganfällen gezeigt.

Gerinnungshemmer

■ Bei VHF, das nicht im Zusammenhang mit rheumatischer Herzklappenerkrankung steht, ist Aspirin bei der Prävention eines ersten Schlaganfalls weniger wirksam als Antikoagulantien.

■ In der **AFASAK 1**-Studie, hat sich Aspirin 75 mg/Tag wie das Placebo verhalten und die Anzahl der thromboembolische Ereignisse (vor allem Schlaganfälle) und der vaskulären Todesfälle nicht signifikant verändert.

■ In der **SPAF 1**-Studie hat Aspirin 325 mg/Tag im Vergleich zum Placebo die Rate von Schlaganfällen, TIA und systemischen Embolien um 44 % (p < 0,01) verringert, während Warfarin sie um 67 % (p = 0,01) verringerte.

■ In der **SPAF 2**-Studie war es bei Patienten im Alter von ≤ 75 Jahren ebenso; verglichen mit Aspirin neigte Warfarin 325 mg/Tag dazu, das Risiko des Auftretens von Schlaganfällen und systemischen Embolien (primärer Endpunkt) um bis um 33 % zu reduzieren (1,3 % pro Jahr *vs.* 1,9 % pro Jahr, p = 0,24, NS). Bei Patienten im Alter > 75 Jahren betrug die Rate von Schlaganfällen (ischämisch oder hämorrhagisch) mit Folgeschäden 4,3 % pro Jahr mit Aspirin und 4,6 % pro Jahr mit Warfarin (RR: 1,1).

Prävention von erneutem atherothrombotischem Schlaganfall (oder TIA)

■ Sobald der Schlaganfall aufgetreten ist, ist das Risiko des Todes bei Frauen höher (1 von 6 Fällen) als bei Männern (1 von 11 Fällen) und etwa 1/3 der überlebenden Patienten stirbt innerhalb des darauf folgenden Jahres. Aufgrund der Bedeutung physischer oder psychischer Folgeschäden sind 25 bis 50 % von ihnen im Alltag mehr oder weniger von einer anderen Person abhängig. Das Risiko eines Rückfalls liegt bei etwa 30 % nach 5 Jahren und langfristig ist das Mortalitätsrisiko (vor allem kardialen Ursprungs) zweimal höher als bei der allgemeinen Bevölkerung gleichen Alters.

■ Die Prävention eines erneuten Schlaganfalles beruht auf der Korrektur von kardiovaskulären Risikofaktoren, der Institution der antithrombotischen Behandlung und der Heilung einer eventuellen engen Karotisstenose im Falle einer TIA oder eines leichten Schlaganfalls.

Kontrolle von KV-Risikofaktoren

■ Nach einem Schlaganfall reduziert die Kontrolle des Blutdrucks das Risiko eines Rückfalls signifikant.

■ Dies war aus den Daten aus der **INDANA**-Metaanalyse und der **PATS**-Studie herauszulesen, in der nicht alle Patienten hypertonisch waren.

■ Dies hat die **PROGRESS**-Studie (siehe S. 48) bestätigt.

■ In der **MOSES**-Studie, die als Sekundärprävention der Hypertonie an 1.405 Patienten mit einem Durchschnittsalter von 67,9 Jahren, die innerhalb der letzten 2 Jahre einen Schlaganfall oder eine TIA erlitten hatten, durchgeführt wurde, hat Eprosartan 600 mg/Tag in einem Beobachtungszeitraum von 2,5 Jahren im Vergleich zu Nitrendipin 10 mg/Tag den Blutdruck ähnlich unter 140/90 mmHg (in 75 % der Fälle in beiden Gruppen) gesenkt,. Weiters wurde die Inzidenz des primären Endpunkts aus kardiozerebrovaskulären Ereignissen und Tod gesenkt (um 21 %, p = 0,014); dieses Ergebnis ist die Folge einer nicht signifikanten Reduktion von 25 % (p = 0,06) der kardiovaskulären Ereignisse und einer signifikanten Reduktion von 25 % (p = 0,03) der zerebrovaskulären Ereignisse.

■ Im Gegensatz dazu steht die **PRoFESS**-Studie, die an 20.332 Patienten durchgeführt wurde, die im Durchschnitt 66 Jahre alt waren und innerhalb der letzten 90 Tage einen ischämischen Schlaganfall erlitten hatten (an der Studie teilnehmen konnten ebenfalls Patienten im Alter von 50 bis 54 Jahren oder Patienten mit einem ischämischem Schlaganfall, der 90-120 Tage zurücklag, wenn sie 2 der folgenden Risikofaktoren aufwiesen: Dyslipidämie, Diabetes, Bluthochdruck, Rauchen, Übergewicht [BMI > 30], Vorgeschichte einer Herz-Kreislauferkrankung [Herzinfarkt, periphere arterielle Verschlusskrankheit], eine viszerale Schädigung [Retinopathie, HLV, Mikroalbuminurie]); im Vergleich zum Placebo hat Telmisartan 80 mg/Tag mit einer einzigen Einnahme das erneute Auftreten von Schlaganfällen (Auftreten bei 9 % der Patienten in beiden Gruppen) trotz einer Verringerung des Blutdrucks um 4 mmHg (vs. Placebo) nicht verhindert.

■ **Die drastische Reduzierung des Cholesterinspiegels mit Statin reduziert das Risiko eines erneuten Schlaganfalls.**

■ Um dies zu beweisen, hatten wir bisher nur die Daten der **HPS**-Studie zur Verfügung, die an 20.536 Patienten mit hohem kardiovaskulären Risiko durchgeführt wurde, von denen 3.200 einen Schlaganfall erlitten hatten. In dieser Gruppe mit einem Beobachtungszeitraum von 5,5 Jahren hat Simvastatin 40 mg/Tag im Vergleich zum Placebo das Risiko des Auftretens eines größeren koronaren Ereignisses reduziert, was die **Empfehlungen** der **Afssaps** rechtfertigt, ein Statin für alle Patienten mit Schlaganfall zu verschreiben; das Statin hatte jedoch keinen signifikanten Einfluss auf das erneute Auftreten von Schlaganfällen bei 10,4 % der Fälle (vs. 10,5 % beim Placebo), und dies kann an der verspäteten Aufnahme der Patienten liegen (im Durchschnitt 4-6 Jahre nach dem ersten Schlaganfall).

■ Erst vor kurzem hat die **SPARCL**-Studie (siehe S. 71), die an 4.731 Patienten durchgeführt wurde, die innerhalb der letzten 6 Monate einen Schlaganfall oder eine TIA, jedoch keine koronare Herzkrankheit hatten, zum ersten Mal gezeigt, dass Atorvastatin 80 mg/Tag zusätzlich zur optimalen Behandlung einschließlich eines Thrombozytenaggregationshemmers (95 % der Fälle) und eines Antihypertonikums (68 %) in einem Behandlungszeitraum von 6 Jahren im Vergleich zum Placebo das Risiko des Auftretens eines neuen letalen oder nicht letalen Schlaganfalls um 16 % (p = 0,03) auf Kosten einer leichten, aber signifikanten Erhöhung des Risikos von hämorrhagischem Schlaganfall (RR 1,66; p = 0,02) reduziert. Bemerkenswert ist, dass auch Atorvastatin das Risiko für schwere koronare Ereignisse um 35 % (p = 0,003) und jenes der Entstehung eines kardiovaskulären Ereignisses um 26 % (p < 0,001) reduziert.

Anti-Thrombozytenaggregationshemmer-Monotherapie

■ Nach einem ersten Schlaganfall oder TIA reduziert die Verabreichung von Aspirin, Dipyridamol oder Thienopyridine das Risiko eines Rückfalls deutlich.

◆ *Aspirin verringert auch die Häufigkeit des Auftretens eines Myokardinfarkts und vaskulären Todes und dieser Nutzen überwiegt das Risiko von Blutungen.*

■ Dies haben die kanadische **CCS**-Studie und die **SALT**-Studie gezeigt, die an 585 bzw. 1.360 Patienten durchgeführt wurden, die bereits eine zerebrale oder okulare TIA hatten.

■ In der **ATT**-Metaanalyse, die 21 Studien mit insgesamt 18.270 Patienten mit durchgemachtem Schlaganfall oder TIA individualisiert, hat die Behandlung mit Thrombozytenaggregationshemmern (hauptsächlich Aspirin 50-325 mg/Tag isoliert verschrieben oder eventuell kombiniert mit Dipyridamol 200 mg 2 Mal/Tag), in einem durchschnittlichen Beobachtungszeitraum von 29 Monaten im Vergleich zum Placebo die Inzidenz schwerwiegender vaskulärer Ereignisse (vaskulärer Tod, nicht letaler Myokardinfarkt, nicht letaler rezidivierender Schlaganfall) signifikant um 36 ± 6 Fälle/1.000 Patienten reduziert, und dies vor allem dank einer 23 %-igen Reduktion (p < 0,0001) der Rate nicht letaler Schlaganfälle und eines Rückgangs der Mortalität jeglicher Ursache von 11,7 % (p = 0,002) sowie eines geringeren, aber immer noch signifikanten Rückganges der Rate letaler Myokardinfarkte (6 ± 2 Fälle/1.000 Patienten, p = 0,0009). Die vorteilhafte Wirkung von Aspirin hat das erhöhte Risiko von größeren extrakraniellen Blutungen bei etwa geschätzten 1 bis 2 zusätzlichen Fällen pro Jahr pro 1.000 Patienten bei weitem kompensiert.

■ In der Praxis wird Aspirin in niedrigen Dosen (50-325 mg/Tag) empfohlen, die genauso effektiv wie höhere Dosen sind und besser vom Magen vertragen werden.

■ Dies haben die Studien **UK-TIA**, **Dutch-TIA** und **ESPS 2** gezeigt.

■ Dipyridamol, allein oder in Kombination mit Aspirin verschrieben, verringert das Risiko eines erneuten Schlaganfalls oder einer TIA.

■ Dies hat die **ESPS 2**-Studie gezeigt, die an 6.602 Patienten mit einem Durchschnittsalter von 67 Jahren durchgeführt wurde, die innerhalb der letzten 3 Monate eine bestätigte TIA oder einen bestätigten ischämischem Schlaganfall erlitten hatten; in einem Beobachtungszeitraum von 2 Jahren hat Dipyridamol 400 mg/Tag im Vergleich zum Placebo das Risiko eines erneuten Auftretens eines Schlaganfalls um 16,3 % (p = 0,039), das kombinierte Risiko für das Auftreten von Schlaganfall oder Tod um 15,4 % (p = 0,015) und das Risiko des Auftretens einer TIA um 18,3 % (p < 0,01) reduziert.
– In der gleichen Studie hat die Kombination von Aspirin 25 mg und Dipyridamol 200 mg 2 Mal/Tag im Vergleich zum Placebo das Risiko eines Schlaganfalls um 37,0 % (p < 0,001), das kombinierte Risiko von Schlaganfall oder Tod um 24,4 % (p < 0,001) und das Risiko des Auftretens einer TIA um 35,9 % (p < 0,001) reduziert.

■ Ticlopidin und Clopidogrel haben ihre Wirksamkeit bei der Prävention des erneuten Auftretens von Schlaganfällen bewiesen.

■ In der **TASS**- und **CATS**-Studie, die an mehreren tausend Patienten mit atherothrombotischem Schlaganfall durchgeführt wurden, hat verabreichtes Ticlopidin 500 mg/Tag *vs.* Placebo (**CATS**-Studie) oder *vs.* Aspirin (**TASS**-Studie) das Risiko des Auftretens eines letalen oder nicht letalen Schlaganfalls um 21 bis 23 % (p = 0,02) reduziert.

■ In der **CAPRIE**-Studie, die an 19.185 Patienten mit durchgemachtem Schlaganfall, Myokardinfarkt oder peripherer arterieller Verschlusskrankheit durchgeführt wurde, hat Clopidogrel 75 mg/Tag verglichen mit Aspirin 325 mg/Tag, in einem Beobachtungszeitraum von 1,9 Jahren das relative Risiko des Auftretens des kombinierten Endpunkts aus Schlaganfall, Myokardinfarkt und vaskulärem Tod insgesamt um 8,7 % (p = 0,043) reduziert.

Kombination von Thrombozytenaggregationshemmern

■ Die Kombination von Aspirin und Dipyridamol ist wirksamer als Aspirin allein.

■ In der **ESPS 2**-Studie (siehe S. 282) hat die Kombination von Aspirin 25 mg-Dipyridamol 200 mg 2 Mal/Tag im Vergleich zur Aspirin-Monotherapie 25 mg 2 Mal/Tag das Risiko eines erneuten Auftretens des neurologischen Ereignisses um 18,1 % reduziert (p = 0,013).

■ In der **ESPRIT**-Studie, durchgeführt an 2.739 Patienten im Alter von 63 ± 11 Jahren, die in den letzten 6 Monaten einen Schlaganfall oder eine TIA ohne invalidierende Folgeschäden hatten, hat die Kombination von Aspirin 30 bis 325 mg und Dipyridamol 400 mg/Tag, in einem mittleren Beobachtungszeitraum von 3,5 Jahren im Vergleich zur Aspirin-Monotherapie von 30 bis 325 mg/Tag das relative Risiko von größeren Ereignissen des primären Endpunkts aus Tod vaskulären Ursprungs, Myokardinfarkt oder nicht letalem Schlaganfall und schweren Blutungsepisoden um 20 % reduziert (RR 0,80 [0,60-0,98]); schwere Blutungen traten in der Kombinationstherapie entgegen der Erwartungen seltener (35 *vs.* 53) auf.

■ Diese Resultate wurden von den Metaanalysen von **Leonardi-Bee** und **Thijs** bestätigt.

■ Die Kombination von Aspirin-Dipyridamol ist genauso effektiv wie Clopidogrel und diese positive Wirkung wird nicht durch Zusatz von Telmisartan modifiziert.

■ In der **PRoFESS**-Studie, durchgeführt an 20.332 Patienten in einem Alter von durchschnittlich 66 Jahren, die innerhalb der letzten 90 Tage einen ischämischen Schlaganfall hatten (siehe S. 280), wiesen Clopidogrel 75 mg/Tag und die Kombination von Aspirin 25 mg und Dipyridamol 200 mg 2 Mal/Tag in einem durchschnittlichen Beobachtungszeitraum von 2,4 Jahren die gleiche Wirkung auf das erneute Auftreten von Schlaganfällen bei 9 % der Fälle in beiden Behandlungsmethoden auf. Weiters hat bei diesen 2 Gruppen eine prophylaktische Verschreibung von Telmisartan 80 mg/Tag im Vergleich zum Placebo die Behinderung durch Folgeschäden und den kognitiven Verfall nicht wesentlich verändert.

■ **Die Kombination Aspirin-Clopidogrel ist nicht wirksamer als Aspirin oder Clopidogrel als Monotherapie, aber sie erhöht das Risiko von Blutungen signifikant.**

■ In der **MATCH**-Studie, durchgeführt an 7.599 Patienten mit Schlaganfall oder TIA hat die Kombination Aspirin 75 mg und Clopidogrel 75 mg/Tag, in einem Beobachtungszeitraum von 18 Monaten im Vergleich zu Clopidogrel 75 mg/Tag keinen Einfluss auf die Inzidenz des Auftretens des primären Endpunkts aus ischämischem Schlaganfall, Myokardinfarkt, vaskulärem Tod oder Rehospitalisierungen aufgrund einer akuten ischämischen Episode (15,7 % *vs.* 16,7 %, p = 0,24, NS), sie verdreifachte jedoch das Risiko schwerer Blutungen (1,9 % *vs.* 0,6 %, p < 0,0001) und verdoppelte jenes von lebensbedrohlichen Blutungen (2,6 % *vs.* 1,3 %, p < 0,0001).

■ In der **CHARISMA**-Studie, durchgeführt an 15.063 Patienten mit einem Durchschnittsalter von 64 Jahren und symptomatischen (80 % der Fälle) oder asymptomatischen (20 %) Herz-Kreislauf-Erkrankungen oder der Kombination mehrerer Risikofaktoren, hat die Kombination von Aspirin 75-162 mg und Clopidogrel 75 mg/Tag, in einem durchschnittlichen Beobachtungszeitraum von 28 Monaten im Vergleich zu Aspirin 75-162 mg/Tag die Häufigkeit des Auftretens des kombinierten Hauptkriteriums aus kardiovaskulärem Tod, Myokardinfarkt und Schlaganfall nicht wesentlich verringert (6,8 % *vs.* 7,3 %, p = 0,22, NS), sondern die Rate der schweren Blutungskomplikationen eher um 25 % (1,7 % *vs.* 1,3 %, p = 0,09, NS) und die Rate von mittleren Blutungskomplikationen signifikant um 38 % erhöht (2,1 % *vs.* 1,3 %, p < 0,001).

◆ *Zusammenfassend wurde zur Prävention eines erneuten arterothrombotischen Schlaganfalls die Wirksamkeit von Aspirin nachgewiesen; Ticlopidin und Clopidogrel sind nur geringfügig effektiver, wenn alle Elemente der vaskulären Prognose berücksichtigt werden; die schützende Wirkung von Dipyridamol scheint jenem des Aspirin hinzugefügt zu werden, aber die Überlegenheit dieser Kombination im Vergleich zur Aspirin-Monotherapie wurde nur durch die **ESPS 2**-Studie nachgewiesen. In der Praxis muss Aspirin für die Erstbehandlung allein verwendet werden; im Falle eines erneuten Schlaganfalls wird es normalerweise durch Clopidogrel ersetzt oder es wird Dipyridamol assoziiert. Clopidogrel wird auch im Falle einer Unverträglichkeit auf Aspirin verwendet.*

Orale Gerinnungshemmer

■ Es gibt keinen Beweis dafür, dass orale Antikoagulantien bei der Verhinderung rezidivierender atherothrombotischer Schlaganfälle (nicht in Verbindung mit einer Embolie kardialen Ursprungs) wirksamer als Aspirin sind.

■ In der **WARSS**-Studie, durchgeführt an 2.206 Patienten, die innerhalb der letzten 3 Tage einen ischämischen Schlaganfall hatten, der nicht in Zusammenhang mit einer Embolie kardialen Ursprungs steht, wurde in einem Beobachtungszeitraum von 10,2 ± 7,5 Monaten kein signifikanter Unterschied bei Warfarin (INR: 1,4-2,8) *vs.* Aspirin 325 mg/Tag in Bezug auf den primären Endpunkt (ischämischer Schlaganfall oder Tod jeglicher Ursache) und das Risiko schwerer Blutungen, das gering geblieben ist, nachgewiesen.

Carotis-Stent-Angioplastie

■ Eine frühzeitige Angioplastie während der Entwicklung von ischämischem Schlaganfall/TIA zu engen intrakraniellen Stenosen verschlechtert die kurzfristige Prognose.

■ Dies ist das Fazit der **SAMMPRIS**-Studie, durchgeführt an Patienten, die vor kurzem (< 30 Tage) einen ischämischen Schlaganfall/TIA mit einer durch Arteriographie sichtbaren schweren Stenose (70-99 %) der intrakraniellen Hauptschlagader hatten. Die Patienten wurden randomisiert einer alleinigen intensivmedizinischen Behandlung (Aspirin: 325 mg/Tag und Clopidogrel: 75 mg/Tag während 90 Tagen nach der Inklusion) oder einer intensiven medikamentösen Behandlung kombiniert mit einer autoexpansiven Stent-Angioplastie zugeteilt. Nach 30 Tagen war die kombinierte Rate von Schlaganfällen und Todesfällen (primärer Endpunkt) signifikant höher nach der Stent-Angioplastie (14,7 % [nicht letaler Schlaganfall: 12,5 %; letaler Schlaganfall: 2,2 %] *vs.* 5,8 % [nicht letaler Schlaganfall: 5,3 %; Tod ohne Zusammenhang mit dem Schlaganfall: 0,4 %], p = 0,002), was zu einem vorzeitigen Abbruch der Studie nach der Aufnahme von 451 Patienten führte.

■ Die erhöhte Rate von Schlaganfall oder Tod in der Stent-Angioplastie-Gruppe könnte auf die frühzeitige Umsetzung des Verfahrens (< 30 Tage nach Symptombeginn) oder auf einen Zeitpunkt, zu dem die Plaque-Instabilität das Risiko von distalen Embolien während der Angioplastie erhöht, zurückzuführen sein. Es ist auch möglich, dass die niedrige Rate an Schlaganfällen, die während der medizinischen Behandlung erfasst wurden, die Folge der größeren Wirksamkeit der Kombination von Aspirin und Clopidogrel ist (*vs.* Aspirin allein), von der die **CLAIR**-Studie (*Lancet Neurol* 2010; *9:* 489-497) dank dem transkraniellen Doppler gezeigt hat, dass sie die Häufigkeit der ipsilateralen Mikroembolien zu einer engen symptomatischen Stenose reduziert.

Prävention von erneutem embolischem Schlaganfall (oder TIA)

Antikoagulantien

■ Die Fortsetzung oder Einleitung einer oralen Antikoagulantienbehandlung reduziert das Risiko von erneutem Schlaganfall embolischen Ursprungs deutlich.

■ In der **EAFT**-Studie, durchgeführt an 1.007 Patienten mit VHF ohne Zusammenhang mit rheumatischen Herzklappenerkrankungen, die in den letzten 3 Monaten einen leichten Schlaganfall oder eine leichte TIA hatten, hat eine Senkung der gerinnungshemmenden Behandlung die jährliche Rate von schweren Ereignissen im Vergleich zum Placebo einschließlich vaskulärem Tod, nicht letalem Schlaganfall, nicht letalem Myokardinfarkt oder systemischen Embolien um 47 % (p = 0,001) und die jährliche Rate von letalen oder nicht letalen Schlaganfällen um 66 % (p < 0,001) reduziert. Die Antikoagulantien haben sich bei der Verhinderung von schweren Ereignissen, die sie um 40 % (p = 0,008) reduziert haben, vor allem dank einer Reduzierung von 62 % der letalen oder nicht-letalen Schlaganfälle (p < 0,001) ebenfalls als signifikant wirksamer als Aspirin erwiesen.

Behandlung einer symptomatischen Carotisstenose

■ Wenn eine Revaskularisierung entschieden wird, bleibt die Chirurgie die Referenztechnik.

■ In der Tat wurde die Nicht-Unterlegenheit der Stent-Angioplastie (*vs.* Chirurgie), in Bezug auf Mortalität und Schlaganfall nicht in den europäischen Studien **SPACE** und **EVA-3S** nachgewiesen.

■ Die Endarteriektomie ist hochwirksam bei symptomatischer und sehr enger Carotisstenose (≥ 85 % laut der europäischen Einschätzung oder ≥ 70 % laut US-Einschätzung), weil sie das Risiko eines ipsilateralen Schlaganfalls dann deutlich verringert.

■ Die Endarteriektomie ist noch wirksam, aber in geringerem Maße, wenn die symptomatische Carotisstenose mäßig eng ist (70-85 %, laut der europäischen Einschätzung, oder 40-70 % laut der US-Einschätzung).

■ Die Endarteriektomie wird nicht indiziert, wenn die symptomatische Carotisstenose nicht eng ist, da der erwartete Nutzen das operative Risiko nicht aufwiegt.

■ Dies sind die 3 Schlussfolgerungen, zu denen die Studien **NASCET** und **ECST** gekommen sind.

◆ *Laut **Rothwell** ist der Vorteil des chirurgischen Eingriffs größer bei älteren Patienten > 75 Jahre (vs. < 65 Jahre), besonders bei Männern, und wenn das Verfahren innerhalb von 2 Wochen nach der TIA durchgeführt wurde. Laut **Bond** wird das operative Risiko (Schlaganfall oder Tod) der symptomatischen Carotisstenose auf 5,1 % geschätzt.*

■ **Die Carotis-Angioplastie mit Stent-Implantation kann eine Alternative zur Endarteriektomie darstellen.**

■ Dies ist der Fall, wenn chirurgische Kontraindikationen mit den klinischen (einschließlich kardiorespiratorischen) oder anatomischen (Tracheotomie, unzugängliche Stenose, strahleninduzierte Stenose, Restenose nach Operation) Zustand verbunden sind.

■ All diese Grundkenntnisse entwickeln sich vor allem aufgrund der Fortschritte der Technologie weiter.

■ Die jüngste Metaanalyse von **Gurm**, die sich über 5 Studien mit insgesamt 2.122 Patienten erstreckt, kann zwischen der Endarteriektomie und Carotis-Angioplastie mit Stent am 30. Tag keinen Unterschied in Bezug auf die Mortalität oder das Risiko, einen Schlaganfall zu erleiden, finden.

■ In der **SAPPHIRE**-Studie, durchgeführt an 334 Patienten mit hohem Operationsrisiko und enger Carotisstenose, erzielte die Angioplastie mit Stent und nachgelagertem Schutz in einem Beobachtungszeitraum von 3 Jahren vergleichbare Ergebnisse mit jenen der Endarteriektomie in Bezug auf das Auftreten des primären Endpunkts aus Tod, Schlaganfall und Myokardinfarkt.

■ In der **CREST**-Studie, durchgeführt an 2.502 symptomatischen oder asymptomatischen Patienten (Vorgeschichte einer TIA, Amaurosis fugax oder leichter Schlaganfall innerhalb der letzten 180 Tage), die eine enge Carotisstenose aufwiesen, wurde in einem durchschnittlichen Beobachtungszeitraum von 2,5 Jahren kein signifikanter Unterschied zwischen dem Stenting und der Carotis-Endarteriektomie für das geschätzte Auftreten des primären Endpunkts nach 4 Jahren nachgewiesen (Schlaganfall, Myokardinfarkt oder Tod jeglicher Ursache während der perioperativen Periode, homolateraler Schlaganfall innerhalb von 4 Jahren) (jeweils 7,2 % bzw. 6,8 %, p = 0,51). Während der perioperativen Periode hat das Stenting mehr Schlaganfälle (4,1 % *vs.* 2,3 %, p = 0,01) und weniger Myokardinfarkte (1,1 % *vs.* 2,3 %, p = 0,03) hervorgerufen. Nach diesem Zeitpunkt blieb das spätere Auftreten von homolateralen Schlaganfällen niedrig und ähnlich bei Stenting und Endarteriektomie (2,0 % bzw. 2,4 %, p = 0,85).

■ In der Sicherheitszwischenanalyse der **ICSS**-Studie, durchgeführt an 1.713 Patienten mit enger symptomatischer Carotisstenose (> 50 % laut NASCET), die sich sowohl für Stenting als auch Endarteriektomie eignete, wurde das Stenting von einer höheren Inzidenz des primären Endpunkts (Schlaganfall, Tod oder Myokardinfarkt im Zusammenhang mit der Behandlung traten innerhalb von 120 Tagen nach der Randomisierung auf) begleitet als die Endarteriektomie (8,5 % *vs.* 5,2 %, p = 0,006). Der primäre Wirksamkeitsendpunkt der Studie (letaler oder invalidierender Schlaganfall) in einem Beobachtungszeitraum von 3 Jahren wurde noch nicht analysiert. Laut dieser Studie ist die Endarteriektomie bei enger symptomatischer Carotisstenose sicherer als Stenting und muss diesem vorgezogen werden, bis das Gegenteil bewiesen ist.

Behandlung einer asymptomatischen Carotisstenose

■ Wenn eine asymptomatische Carotisstenose laut europäischer Einschätzung bei ≥ 60 % liegt (≥ 25-30 % laut US-Einschätzung), wird das jährliche Risiko des Auftretens eines ipsilateralen Schlaganfalls auf 2 % geschätzt.

■ Der Vorteil der Carotis-Endarteriektomie ist in dieser Situation relativ gering.

■ In der **ACST**-Studie hat die Endarteriektomie im Vergleich zur medizinischen Behandlung das jährliche Risiko eines Schlaganfalls nur um 1 % reduziert.

- Dieser geringe Nutzen wird nur erzielt, wenn dem Patienten ein niedriges chirurgisches Risiko (Tod und Schlaganfall) (< 3 %) garantiert werden kann.

- Die Indikation für die Carotis-Endarteriektomie muss also mit Vorsicht ausgesprochen werden und das Alter des Patienten sowie den Grad der Stenose und die Erfahrung des Chirurgen berücksichtigen.

- Derzeit hat die Stent-Angioplastie keine bewiesene Indikation bei der Behandlung von asymptomatischer Karotisstenose ergeben.

Index 1

Index 2

Graphic design:
Patrick Leleux PAO
14123 Fleury-sur-Orne (F)

Printed in Slovenia (EU)
by DZS Graphic
in june 2012